# The Lips — リップス
口唇の美容治療のための
注入テクニック 45

**Publisher's address:**
KVM – Der Medizinverlag
Dr. Kolster Verlags-GmbH
Ifenpfad 2–4
12107 Berlin

**Authors' addresses:**
Regine Reymond
Urs Graf-Strasse 1
4052 Basel, Switzerland
hello@regine-reymond.ch
www.regine-reymond.ch
www.easinject.ch

Dr. med. Christian Köhler
PREVENTION-CENTER AG
UTOSCHLOSS
Utoquai 31
8008 Zürich, Switzerland
c.koehler@prevention-center.ch
www.prevention-center.com

© KVM – Der Medizinverlag Dr. Kolster Verlags-GmbH,
ein Unternehmen der Quintessenz-Verlagsgruppe
www.kvm-medizinverlag.de
1st edition, 2021

**Die Lippe**
45 Injektionstechniken zur ästhetischen Lippenbehandlung
ISBN 978-3-86867-402-6
**By Reymond, Regine / Köhler, Christian**
Copyright© 2021 by KVM – Der Medizinverlag Dr. Kolster Verlags-GmbH,
Berlin, Germany, ein Unternehmen der Quintessenz-Verlagsgruppe.
All Rights reserved.

Japanese language translation rights arranged with KVM – Der Medizinverlag
Dr. Kolster Verlags-GmbH, Berlin, Germany, ein Unternehmen der Quintessenz-
Verlagsgruppe.

All rights reserved. This book or any part thereof may not be reproduced, stored in a retrieval system, or transmitted in any form or by any means, electronic, mechanical, photocopying, or otherwise, without prior written permission of the publisher.

---

**Important notes:**

Like every other science, medicine is subject to constant development. Research and clinical experience widen our knowledge base. For all the treatment recommendations covered in this book, the reader can be confident that the authors, editors, and publishers have taken great care to ensure that the information provided is in line with the latest knowledge available at the time of publication.

Furthermore, the publisher cannot give guarantees for any information regarding administration methods, techniques, and frequencies. All users are requested to take great care to check the package insert leaflets of the products used and to establish, if necessary by consulting a specialist, whether the dosage recommendations or details of contraindications given therein differ in any way from the information given in this book. This type of check is particularly important with rare indications and locations as well as with rarely used or recently launched products.

Every treatment takes place at the user's own risk. The authors and publisher appeal to all users to inform them if they spot any obvious inaccuracies.

This book, including all its parts, is protected by copyright. Any use of this book outside the specific limitations of copyright law, without permission from the publisher, is prohibited and constitutes an offence. This applies in particular to duplication, translation, microfilming, and storage and processing in electronic systems.

Protected or registered product names (trademarks) are not specifically identified in this book. Therefore, the absence of such an indication cannot be taken to mean that a trademarked name is not involved.

# The Lips ― リップス
## 口唇の美容治療のための注入テクニック 45

[著]
Regine Reymond
Christian Köhler

[監訳]
五十嵐　一
森本太一朗
近藤尚知
森　弘樹

クインテッセンス出版株式会社　2025

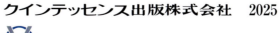

Berlin | Chicago | Tokyo
Barcelona | London | Milan | Paris | Prague | Seoul | Warsaw
Beijing | Istanbul | Sao Paulo | Sydney | Zagreb

## 著者について

Regine Reymond は、代替医療従事者、医薬情報担当者、「easinject」社の共同所有者であり、またヒアルロン酸フィラーを使用した審美的な口唇治療の分野の専門家である。彼女は約 20 年間にわたる専門分野での活動に基づく低侵襲な注入テクニックに関して実証することができる。大学医学部を一部修了後、国際的な製薬会社でマーケティングマネージャーとして数年間働いていた。それ以来、彼女はフィラー技術をテーマに 150 を超えるワークショップ、セミナー、シンポジウムを企画したり、個人的に主催したりしてきた。

Christian Köhler は、医学博士で美容外科手術、非外科的手技、および美容レーザー治療の専門家である。彼は 10 年以上にわたり、スイスのチューリッヒ（Zürich）、ツーク（Zug）、シャーン（Schaan）にある予防センターを率いてきた。専門分野には、豊胸手術、まぶたの引き締め、フェイスリフトなどの処置が含まれる。また、一般外科、血管外科、再建外科、形成外科の分野では 18 年以上の実務経験を有している。また、これまでにボツリヌス毒素やフィラーを使用した非外科的治療を 50,000 件以上行っている。

## 監訳者の序

歯科医療において歯を失うことは咀嚼が困難となり、顔面表情筋の退化を招くことを意味する。咀嚼筋は他の筋肉とは違う。例えば上腕筋は外側が伸び、内側が収縮することで力を発揮する。咬筋などは歯の存在を感じ、歯の存在によって咬筋、側頭筋が収縮することで、咀嚼筋を動かす。もし臼歯などを失い、固有の臼歯の垂直顎間距離が義歯やインプラントで確保されていないなら顎間距離は短くなり、顔面表情筋や、咀嚼筋に大きな変化をもたらす。通常、舌を乾かさないために舌の先端は口蓋のニュートラルゾーンに接触している。舌は顎間距離が短縮することで舌尖は、下顎の前歯に向かい、舌の表面は乾燥する。咬筋の後ろに存在する耳下腺からの唾液量は少なくなり、舌の動作は、緩慢になり顎下腺、舌下腺からの唾液量も減少する。また、口角は下がり、口輪筋はいびつな形になりオトガイ筋にシワができ、舌骨は下がり、二重顎になっていく。口唇（リップス）は、乾燥しやすくなり内転し、退化のプロセスをたどる。これらの複雑な要因が重なるため、歯の治療のみでは口元の変化に対応するには限界があると思われる。

本書ではヒアルロン酸フィラーによる口唇の治療方法、注入テクニックなど美容医療における口唇・口腔への治療を詳しく解説している。歯科医師も顔面表情筋の加齢の過程を学び、医科領域で口元にどのような治療が行われているかを知ることで、歯科医療美容分野での発展につながっていくと考える。今回、東京科学大学医学部 形成・再建外科学分野　森　弘樹教授および愛知学院大学歯学部 冠橋義歯・口腔インプラント学講座　近藤尚知教授の多大な協力により翻訳完成に至りました。また翻訳、監訳を担当していただいた先生方、出版の支援をしていただいたクインテッセンス出版株式会社 北峯康充代表取締役、山形篤史取締役、桐生智子様、深く感謝いたします。

医療法人 五十嵐歯科医院 理事長
五十嵐　一

# 翻訳者一覧

## [監訳]

五十嵐　一
　医療法人 五十嵐歯科医院（京都府）理事長

森本太一朗
　医療法人 口福会 森本歯科（福岡県）理事長

近藤尚知
　愛知学院大学歯学部 冠橋義歯・口腔インプラント学講座 教授

森　弘樹
　東京科学大学医学部 形成・再建外科学分野 教授

## [翻訳統括]

長尾龍典
　ながお歯科クリニック（京都府）院長

脇田雅文
　医療法人 みやび会 わきた歯科医院（神奈川県）理事長

今　一裕
　岩手医科大学歯学部 歯科補綴学講座 冠橋義歯・口腔インプラント学分野 准教授

## [翻訳]（50音順）

今井　遊　　医療法人 DXD 友デンタルクリニック（福岡県）理事長
落合久彦　　医療法人社団 雄久会 恵比寿南橋デンタルクリニック（東京都）理事長
上妻　渉　　医療法人 健勝会 ローズ歯科医院リュクス（鹿児島）院長
大黒英莉　　愛知学院大学歯学部 冠橋義歯・口腔インプラント学講座
髙藤恭子　　愛知学院大学歯学部 冠橋義歯・口腔インプラント学講座
中島航輝　　明海大学歯学部 機能保存回復学講座 クラウンブリッジ補綴学分野／医療法人社団 世航会 理事長
野尻俊樹　　岩手医科大学歯学部 歯科補綴学講座 冠橋義歯・口腔インプラント学分野
三浦　基　　三浦歯科（愛知県）院長
毛利国安　　医療法人社団 雄久会 恵比寿南橋デンタルクリニック（東京都）

# はじめに

## 親愛なる読者の皆様

軟らかくふっくらと健康的な赤みを帯びた、完璧な美しい形の口は、実際に存在する。それは子どもの口である。口唇をとがらせた子どもらしい口は、大人に対して直感的に無邪気な印象を与え、防衛本能を刺激する。

成人の顔では、このタイプの口は官能的なものとなり、低侵襲手術によるあらゆる口唇の治療で望まれる効果である。

美しい口というものは、むしろ魅力的な性質がある。顔の比率は完全に調和していなくても、個人の外見と特性にプラスの影響を与えることもある。

それにもかかわらず、すべての口は個人特有の自然な形をしており、この形は個々の活動にかなり影響されていく。年齢を重ねるにつれて、この活動は口唇だけでなく顔全体の表情にも影響を及ぼし、生涯の感情の痕跡が人の顔から読み取ることができるといわれている。

口唇は絶えず三次元的に動いており、その形状が変化して顔全体の表情に影響を与えるため、フィラー注入で口唇を整形したり大きくしたりするのは大変なことである。ここでミスが起きる可能性があり、ほんのわずかなずれや非対称なことでもそれが明らかになる。

口唇の形を変えるには、複数の注入テクニックが必要になる。特定の場所に特定の材料をどれだけ注入する必要があるかを正確に把握できたとしても、個人ごとに異なる結果が生じることは間違いない。万人に共通の治療計画はない。代わりに、複数のテクニックを利用できるが、必ず徹底的な分析と患者との良好なコミュニケーションを事前に行う必要がある。

これらの要素がうまく相互に作用すればするほど、結果として成功する可能性が高くなる。

2001年に筆者が美容医療の専門家として働き始めた頃、口唇への注入には2つのテクニックが使用されていた。まずいつも輪郭を治療し、次に口角から絶妙に線状の注入を行っていた。当時はふっくらとした口唇は流行っておらず、この改善すべき特徴はまだ修正されていなかった。これらのテクニックが長年にわたって急速に進化し、このトレンドが現在の治療に対する膨大な需要を生み出していることは驚くべきことである。

しかし、これはまた、美容医療の仕事が重要で変化する性質をもっていることを示し、熱心で経験豊富な術者が、革新的な技術を取り入れたり、新しく細かな改良点を学んだり遂行させたりすることを決してやめないことを示している。

口唇への治療はミスが許されないため、なかでも注射治療は経験豊富な術者にとっても依然として難しい課題である。口唇は血流が豊富なため、腫れやすく、併発症を引き起こす可能性がある。口唇の治療において、患者の希望はさらなる課題となるため、決して軽視してはいけない。残念ながら、患者の希望は非現実的な期待や極端なファッショントレンドに影響を受けることがよくある。そのため、術者として、道徳的な葛藤や患者の不満に悩まされ、仕事の喜びが損なわれてしまうこともある。

過去20年間にわたってワークショップ、国際的なトレーニングイベント、学会、オンラインの専門能力養成コースで蓄積した知識を、約2年前に文書化し、同僚と共有するというアイデアが浮かんだ。注射治療における著名な先生との数多くの情報交換、広範囲にわたる研究、友人や家族の積極的なサポート、そして出版社であるKVMからの動機付けにより、筆者のアイデアを行動に移す勇気を与えてくれた。ここで紹介するテクニックは筆者が発明したものでも変更したものでもない。

美容医療に携わるさまざまな専門家、教育者、講演者、医師から得た知識は、さまざまなアプローチと方向性を示している。筆者は、共著者のChristian Köhler先生とつねに対話し、緊密に協力しながら、本書で紹介されているすべてのテクニックを整理し、品質と実現可能性の観点から分類し、一部を最適に活用できるようにした。本書の目的は、必要性または好みに応じて適応できる、口唇領域で使用する注射テクニックに関する実用的なマニュアルを作成することであった。

# はじめに

　さまざまな問題解決へのアプローチが本書の焦点であり、口唇にフィラーを注入する際に最も活用しやすいように細かいところまで記載した。これらすべてを現実的に遂行する観点で説明している。

　この点に関して、美容クリニックで最も一般的にみられる症状と推奨テクニックを一致させるガイドとして使用できるマトリックスを作成した。ただし、これは術者が自分の技術をこのマトリックスに対して下げて合わせる必要があるという意味ではない。逆に、ここで示されているさまざまなアプローチにより、術者は自分の治療範囲を広げ、細かな点を創造的に詳しく説明し、場合によってはテクニックの一部をさらに開発することもできる。注入するフィラーの量に関する推奨事項は、中央ヨーロッパの平均的な診療ベースの数値に基づいている。これらの値は、地域の美容への好みや傾向によって異なる。

　基本的に治療前後の画像の使用は控えている。治療対象の個々の顔に必ずしも関連しない期待を抱かせてしまう可能性があるためである。

　Christian Köhler 先生は、モデルへの施術を実演した動画の収録を行った。これらは、本文に記載されているさまざまな注入テクニックに関する情報の貴重な補足情報となり、本書内の二次元コードを介して視覚的な補助材料として追加的に利用できる。Köhler 先生とそのチームの素晴らしく非常に前向きな協力と、説明されている注射手順のすぐれた品質に心から感謝する。

　ここで紹介され本書の核となっている 45 種類のフィラー注入テクニックについてさらに詳しく説明する。これらのテクニックのそれぞれについて、口唇の治療手順の画像と動画、テクニックの詳細、針の刺入方向、皮膚層、材料と量、注射針の種類、麻酔について補足されている。

　これらの詳細はすべて、われわれの推奨と経験に基づいたものであるが、絶対的な要件として見なすべきではない。さらに、各テクニックの要点をまとめた「治療プロトコル」ボックスと、各治療テクニックで起こりうる望ましくない副作用も記載された「重要事項」ボックスが含まれている。

　これらは、ほとんどの口唇への注入手順で、さまざまな程度で発生する可能性があり、留意する必要がある。おもな副作用には、非対称、炎症、血腫、結節、壊死、発赤、痛み、腫れ、および過注入などがある。本書内で繰り返し含まれるこれらの 2 つのテキストボックスは、各テクニックの口唇への治療に関するすべての重要な側面を思い出すのに役立つはずである。

　本書は、フィラー注入治療の経験がある医師や認定施術者を対象としている。ここで紹介するテクニックの承認と使用は、治療を行う施術者個人の責任となる。口唇はそれぞれ異なり、完全な公式は存在しないことを覚えておくことが重要である。紹介するテクニックを使用する前に、施術者が患者と合意したうえで、特定のテクニックをいつ、どの程度まで患者に使用できるかを評価し、決定する必要がある。

**謝辞**

**謝辞**

多くの人々が、研究や出版物という形で、筆者に規模の大小を問わず種々の支援をしてくれた。

この点に関しては、Tom van Eijk 先生、Daniel Brusco 先生、Niklas Iblher 先生、Vincenzo Penna 先生、Björn G. Stark 先生、Petra Becker-Wegerich 先生、Philippe Snozzi 先生、James Bouzoukis 先生、Phillip Chang 先生、Anil Rajani 先生、Polsak Worakrai 先生、そして Zita Hesse 氏、に特に感謝の意を表したい。また、画像の公開を快く許可してくださった皆様にも心より感謝申し上げる。

本書で使われているグラフィック表現は特に称賛に値する。KVM の David Kühn 氏は、大変忍耐強く細部に至るまですぐれた描写を提供してくれた。これにより、本書で説明されているさまざまなポイントをわかりやすく図解することが可能になった。Martin Frick 氏の写真と Andreas Grabherr 氏による動画も、テキストの説明を鮮明に視覚化し、文章で解説しきれないギャップを埋めている。この仕事に心から感謝する！

最後になったが、筆者の愛する夫である Jean François Reymond（医学博士）にも感謝する。彼は冷静な判断力と建設的な批判力をもち、厳しいながらも貴重な指導者であり、経験の浅い術者でも手順を理解できるように助けてくれた。

読者の皆様、本書を読んで、専門的かつ実用的な利益を得るだけでなく、楽しんでいただければと思う。さらに、この書籍が皆様の慣れ親しんだ確立された方法に疑問をもち、新しい方法を試すきっかけとなり、それによって皆様の継続的で専門的な能力の開発の手助けとなることを願う。そうすることで、皆様も筆者と同じ経験をし、本書の印刷締め切り後に 3 つの関連テクニックを発見するかもしれない。皆様のフィードバックをお待ちしている。本書には記載されていなくて皆様が気に入ったテクニックがあれば、いったん試した後に次の版に喜んで掲載する。

バーゼルにて　2021 年 10 月
Regine Reymond

# 目次

## 1 口唇の基礎 ... 1

- 1.1 美 ... 2
- 1.2 機能 ... 3
- 1.3 解剖学 ... 3
- 1.4 口腔領域の加齢の過程 ... 20
- 1.5 口唇の形と表情 ... 24
- 1.6 口唇領域の分析 ... 27
- 1.7 Merzスケール ... 43

## 2 コンサルテーション ... 47

- 2.1 患者の希望 ... 48
- 2.2 医療歴と診察 ... 50
- 2.3 禁忌事項 ... 50
- 2.4 分析と所見 ... 51
- 2.5 資料取り ... 51
- 2.6 カウンセリング、インフォメーションセッション（インフォームドコンセント、術前説明等） ... 51
- 2.7 予算管理 ... 51
- 2.8 治療計画 ... 52

## 3 資料取り ... 59

- 3.1 患者資料 ... 60
- 3.2 写真資料撮り ... 60

## 4 皮膚用フィラー材とヒアルロン酸について ... 65

- 4.1 口唇の治療におけるヒアルロン酸の条件 ... 66
- 4.2 ヒアルロン酸フィラーの性質と特性 ... 66
- 4.3 皮膚用フィラー材について ... 67
- 4.4 口唇および口元（唇周囲）の治療に使用するHAフィラー材 ... 68
- 4.5 再活性化および保湿に使われるHAフィラー材 ... 70
- 4.6 中深部の増大に使われるHAフィラー材 ... 72
- 4.7 深部の増大に使われるHAフィラー材 ... 73
- 4.8 最深部の増大に使われるHAフィラー材 ... 74
- 4.9 フィラー選択ガイド ... 75

## 5 麻酔方法について ... 77

- 5.1 口唇を最大限につまむ方法 ... 78
- 5.2 冷刺激の応用について ... 78
- 5.3 表面麻酔について ... 78
- 5.4 リドカインの直接塗布について ... 79
- 5.5 麻酔注射の際にみられる膨疹形成について ... 80
- 5.6 粘膜ブロックまたはマイクロ神経ブロックテクニックによる神経ブロックについて ... 80
- 5.7 伝達麻酔について ... 82
- 5.8 局所麻酔による併発症について ... 84

## 6 併発症、副作用、経過観察での評価 ... 85

- 6.1 変色 ... 86
- 6.2 浮腫形成 ... 86
- 6.3 感染 ... 86
- 6.4 結節形成 ... 87
- 6.5 血管系への併発症 ... 87
- 6.6 術後経過観察での評価 ... 87

## 7 診療室の内装および設備、材料と患者管理 ... 89

- 7.1 クリニックの雰囲気 ... 90
- 7.2 診療室の内装 ... 90
- 7.3 診療室の衛生管理 ... 92
- 7.4 術前および術後ケアに使用する機材・材料 ... 92
- 7.5 施術中の患者管理 ... 98

## 8 注入テクニック ... 107

- 8.1 はじめに ... 108
- 8.2 皮膚層に応じた注入 ... 108
- 8.3 注入テクニックと効果－鋭針 ... 110
- 8.4 注入テクニックと効果－鈍カニューレ ... 118

| | | |
|---|---|---|
| 8.5 | テクニック集、経験に基づく観察、実用的なヒント集 ......... 122 | |

## 9　口唇治療のための45のテクニック ......... 127

### 9.1　保湿と再活性化 ......... 128
- テクニック1：保湿と再活性化 - 口唇周囲皮膚部（鋭針の使用） ......... 128
- テクニック2：保湿 - 口唇周囲皮膚部（鈍カニューレの使用） ......... 132
- テクニック3：赤唇部の保湿（鈍カニューレの使用） ..... 136
- テクニック4：Patrick Trevidicによる赤唇部の再活性化（鋭針の使用） ......... 140

### 9.2　アクセント ......... 144
- テクニック5：フレッシュアップ（鋭針の使用） ......... 144
- テクニック6：輪郭形成および強調（鋭針の使用） ......... 148
- テクニック7：輪郭形成（鈍カニューレの使用） ......... 152
- テクニック8：キューピッドの弓の輪郭形成／再形成（鋭針の使用） ......... 156
- テクニック9：人中の輪郭形成（鋭針の使用） ......... 160
- テクニック10：人中およびキューピッドの弓の輪郭形成（鋭針の使用） ......... 164

### 9.3　口元のシワ ......... 168
- テクニック11：口元のシワに対する線状テクニックおよびフィッシュボーンテクニック（鋭針の使用） ......... 168
- テクニック12：口腔周囲ポイントテクニック、皮膚の伸展および圧迫による調整（鋭針の使用） ..... 172
- テクニック13：口腔周囲蒼白化（blanching）テクニック（鋭針の使用） ......... 178
- テクニック14：Tom van Eijkによる「シダ様テクニック」（鋭針の使用） ......... 182

### 9.4　口唇のボリューム ......... 186
- テクニック15：最小限の4ポイントボリューム移動（鋭針の使用） ......... 186
- テクニック16：わずかなボリューム移動（鋭針の使用） ......... 190
- テクニック17：わずかな口唇増大術（鋭針の使用） ..... 194
- テクニック18：典型的な増大術（鋭針の使用） ......... 198
- テクニック19：中程度の増大術（鈍カニューレの使用） ......... 202
- テクニック20：典型的な増大術から強力なテクニックへ（鈍カニューレの使用） ......... 206
- テクニック21：極端な増大術 - 急速注入と扇形テクニック（鋭針の使用） ......... 210
- テクニック22：ドライ／ウェットラインからの増大術（鋭針の使用） ......... 214
- テクニック23：粘膜からの増大術（鋭針の使用） ..... 218
- テクニック24：結節強調の有無にかかわらないボリュームアップ（鋭針の使用） ......... 222
- テクニック25：ボリュームアップ - 急速注入テクニック（鋭針の使用） ......... 226
- テクニック26：ボリュームアップ - 口唇の皮膚部分のテクニック（鋭針の使用） ......... 230
- テクニック27：極端なボリュームアップとシェイピング - 多量注入テクニック（鋭針の使用） ..... 234
- テクニック28：ボリュームアップとシェイピング - Tom van Eijkによる「リップテンティングテクニック」（鋭針の使用） ......... 238

### 9.5　口唇周囲のボリューム ......... 242
- テクニック29：ボリュームアップ - オトガイ唇溝（鋭針の使用） ......... 242
- テクニック30：増大 - オトガイ領域（鋭針の使用） ..... 246
- テクニック31：評価 - 垂直注入テクニック（鋭針の使用） ......... 250
- テクニック32：ボリュームアップ - ファインマリオネットラインI（鋭針の使用） ......... 254
- テクニック33：ボリュームアップ - ファインマリオネットラインII（鋭針の使用） ......... 258
- テクニック34：増大 - マリオネットライン（鋭針の使用） ......... 262
- テクニック35：増大 - マリオネットライン（鈍カニューレの使用） ......... 266
- テクニック36：増大術 - 風車（windmill）テクニック：マリオネットライン、口唇、口腔周囲領域（鈍カニューレの使用） ......... 270

### 9.6　シェイピングと美化 ......... 274
- テクニック37：わずかな口角挙上（鋭針の使用） ......... 274
- テクニック38：従来の口角挙上（鋭針の使用） ......... 278

- テクニック39 わずかなボリューム増大 -
  結節の明確化（鋭針の使用） ................................. 282
- テクニック40：Phillip Changによる
  口腔周囲ラインの輪郭形成（鋭針の使用） .......... 286
- テクニック41：口唇中央のくぼみ（鋭針の使用） ....... 290
- テクニック42：下口唇のアーチを広げる
  （鋭針の使用） ................................................. 294
- テクニック43：既治療の口唇を修正する
  （鋭針の使用） ................................................. 298
- テクニック44：非対称部位の修正
  （鋭針／鈍カニューレの使用） ........................ 302
- テクニック45：Anil Rajaniによる上口唇の増大 -
  「ピラーテクニック」（鋭針の使用） ......................... 306

## 10　45種類の口唇治療テクニック：概要 ........ 311

　45種類の口唇治療テクニック　概要リスト ............... 312

## 11　症例 ................................................. 319

| 11.1 | 口元のシワ、萎縮した口元 ................................. 321 |

| 11.2 | 口唇が薄い高齢者の口元 ................................. 322 |
| 11.3 | 治療歴のある口唇 ............................................. 323 |
| 11.4 | 口角ライン、薄い下口唇、軽度の非対称性、
        乾燥した上口唇 ................................................. 324 |
| 11.5 | 口元の影と非対称部位 ..................................... 325 |
| 11.6 | 非対称な口元 ................................................... 326 |
| 11.7 | 若く豊かな口元の美化 ..................................... 327 |
| 11.8 | 輪郭がはっきりしない薄い口唇 ........................ 328 |
| 11.9 | 内側結節が目立つ小さな口元 ........................ 329 |
| 11.10 | 寂しく、若い口元 .............................................. 330 |
| 11.11 | 乾燥した口唇 ................................................... 331 |

## 12　付録 ................................................. 333

参考文献一覧 ................................................................. 334
動画・資料データリンク先一覧 ..................................... 336
参照Webサイト一覧 ..................................................... 339
画像資料 ......................................................................... 339
索引 ................................................................................. 340

# 略語

## 本書で使用する略語一覧

**医学略語**

| | |
|---|---|
| 🔴 | 鋭針 |
| 🔵 | 鈍カニューレ |
| ▲ | 粘性がある・ストロング（HA素材の硬さ） |
| ● | 軟らかい・ソフト（HA素材の硬さ） |
| Ala | 鼻翼の付着点 |
| AN | 鼻の先端（鼻尖） |
| B' | 軟組織B点（下口唇下部〈口唇オトガイ溝〉の最深点） |
| BDDE | ブタンジオールジグリシジルエーテル |
| C | 頸点（オトガイの接合部。顎下と首の輪郭の接合部、首と喉の接合部） |
| Cm | 鼻柱（鼻中隔の軟骨性外側末端） |
| CPM | 凝集性高密度マトリックス |
| DCLT | 動的架橋技術 |
| DN | 鼻背（鼻筋） |
| Gl | 眉間（眉毛の間の皮膚） |
| HA | ヒアルロン酸 |
| Li | 下唇点（下口唇の最前縁） |
| LL | 下口唇 |
| Ls | 上唇点（上口唇の最前縁） |
| Me' | 軟組織上のメントン（オトガイの軟組織上の最下点） |
| N' | 軟組織上ナジオン（鼻の付け根の最深点） |
| NASHA | 非動物性安定化ヒアルロン酸 |
| Or' | 軟組織上オルビターレ（眼窩縁の湾曲の最深点） |
| Pg' | 軟組織上ポゴニオン |
| Ph | 人中 |
| PL | 下唇の口唇周囲部 |
| Pn | 前鼻 |
| Por | ポリオン（外耳道） |
| PU | 上口唇の口唇周囲部 |
| RHA | 弾力性のあるヒアルロン酸 |
| S.M.A.R.T. | 高度な一相性および網状化技術 |
| SMAS | 表在性筋膜 |
| Sn | 鼻下点 |
| St | ストミオン（閉口時正中口裂点） |
| Trg | トラガス（耳珠） |
| Tri | トリキオン（生え際）、額の頭髪の生え際と正中矢状面との交点 |
| TWN | 薄壁針・薄肉針 |
| UL | 上口唇 |
| UTWN | 極薄肉針・極薄壁針 |

**編集上の略語**

| | |
|---|---|
| et al. | 他（その他） |
| etc. | その他（など） |
| f. | 次のページへ |
| ff. | 次の複数ページへ |
| Fig. | 図 |
| No. | 番号 |
| p/pp | ページ／ページ中 |
| Tab. | 表 |

**測定単位**

| | |
|---|---|
| % | パーセント |
| ° | 度（角度） |
| G | ゲージ（針の太さ） |
| g | グラム |
| mg | ミリグラム |
| mL | ミリリットル |

**ヒアルロン酸の粒子サイズ**

| | |
|---|---|
| XL | 強いリフトアップ機能をもつとても厚みのある素材 |
| L | リフトアップ機能をもつ厚みのある素材 |
| M | リフトアップ機能を持つ中間の厚みをもつ素材 |
| S | リフトアップ機能が弱い素材 |
| XS | リフトアップ機能をもたない薄い素材 |

Illustrated Guide "リップス"

# 1 口唇の基礎

| | | |
|---|---|---:|
| 1.1 | 美 | 2 |
| 1.2 | 機能 | 3 |
| 1.3 | 解剖学 | 3 |
| 1.4 | 口腔領域の加齢の過程 | 20 |
| 1.5 | 口唇の形と表情 | 24 |
| 1.6 | 口唇領域の分析 | 27 |
| 1.7 | Merz スケール | 43 |

# 1 口唇の基礎

## 1.1 美

　時代や文化に関係なく、口唇はつねに美しさの特徴として重要な役割を果たしている。ふっくらとして可動性があり、潤いのある赤い口唇は、若々しさ、健康的、官能的、そしてそれにともなう性的な魅力がある。ふっくらとした口は一般的に美しさの理想とみなされ、注目を集める。これは太古の昔からそうであった。

　そうなると、流行に左右されない口唇の美しさの中立的な評価はどうなるのかという疑問が生じてくる。Natalie Popenko（カリフォルニア大学アーバイン校）率いる外科チームによる「JAMA顔面形成外科」研究で、関連する調査が報告された。この研究では、米国の研究者が580名の被験者に色白の女性の肖像画を見せた。これらの肖像画では、口唇の形、上口唇と下口唇の比率（UL：LL）、顔の下1/3に対する口唇の表面積の大きさが変更されていた。UL：LL比率が1：2の場合が最も魅力的と評価され、平均と「最も魅力的」な順位の割合が最も高かったが、UL：LL比率が2：1の場合は最も魅力が低いと評価された。

　しかし、特に、何百万もの人が自撮り写真を撮り、はっきりとした口角を上げてインスタグラムに投稿する現代においては、口唇の形が顔に調和しているかどうかに関係なく、極端な口唇の増大が重要視されるようになっている。

　過去2年間で、セレブやインフルエンサーも影響を受けて従来の口唇に対する美しさが変化し、今では形を変えて不釣り合いに大きくなった上唇が魅力的だと見なされるようになった。これにより多くの場合、不自然な結果を生じる。一部では、厚くて「蜂に刺されたような」（または「ディンギー："ゴムボートあるいは小舟"の意」のような）口唇をもつことは、特定のデザイナーブランドを着用することと同じであると考えられている。

　対称性、つまり口唇と顔の残りの部分とのバランスは意図的に無視され、顔の特徴の調和に顕著な乱れが生じてしまう。人工的な口唇は誇らしげに見せられ、身体の芸術作品のように受け止められている。

　もう1つの側面に、口唇の形と性格の関連性も議論されている。このテーマはあまり研究されていないが、これについては多くの議論があり、一般的な科学的解釈がある（Bunte.de Redaktion magazine website 2018）。

例：
・調和のとれた口唇は、穏やかさと静けさを表す。
・薄い口唇は、厳しさ、情熱の欠如、ひたむきさ、忍耐力を表す。
・大きな下口唇は、衝動性を表す。
・片側が歪んだ口唇は、愛情深く信頼できる性質を表す。

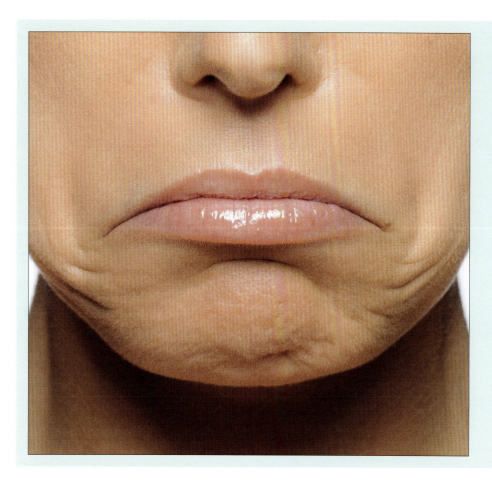

**Fig1.1** 表情は感情を表し、口唇の形を変えて視覚的に識別可能な感情を作り出す。口角が下がっているのは悲しみや嫌悪感の表れである。

しかしながら、感情の表現として顔の筋肉が引き起こす話すときや食べるときの動き、口唇の筋肉の緊張、などの形の変化（→ **Fig1.1**）は、口を美しくしたり特別にしたりすることもできたり、否定的な態度を表現することもできる。これらはすべて、解剖学的構造や遺伝的に決定された口唇の形とは無関係である。これらの動きは、それ自体が対称的で調和している場合もあれば、非対称で曲がっている場合もあり、全体的な外観に個人的な特徴を与える。リラックスしたときの口唇の形とは関係なく、これらの影響により、口唇は官能的、カリスマ的、エロチック、やつれている、上品ではない、好色などに見えることがある。口唇の表現から個人の性格が推論される。つまり、この人は口が不安定、知的な、愚かな、攻撃的な口をしている、などと推察される。

## 1.2 機能

口唇は、美しさを演出する役割をはるかに超えた重要な機能をもっている。食物を摂取するためのもので、その筋肉組織はとても可動性があり食物をつかんで口の中に運ぶことができる。口唇を閉じると気密性が高まり、食物と唾液が口の中に保持され、不要な異物が入り込むのを防ぐ。この気密性は、食物を吸引して摂取するときにも重要で、さらに口唇の閉じ方と形は、話す・歌う・口笛を吹く、または管楽器を演奏して音を出すときに非常に重要といえる（→ **Fig1.2**）。

口唇には多数の神経終末があるため、体の中で最も敏感な部位の1つを構成している。口唇の薄い皮膚は心地よく軟らかく、温度、触覚、痛みなどの外部刺激に非常に敏感に反応する。口唇は乳児にとって触覚器官として機能し、キスなどの性行為の際の性感帯として非常に敏感な機能を果たす。つまり美しい口唇は人の性的魅力を高めることができる。

## 1.3 解剖学

口唇は顔面の下部前方に形成される軟組織のひだで、口腔を外界から遮断する。口唇は本来可動性があり、頬（頬骨）とともに口の前庭（口腔前庭）を形成する。口唇は口腔と顎の領域に位置し、その中心を形成している（Doc-Check Flexikon 2019）。本書では、おもにこの領域に焦点を当て、鼻唇領域の治療は省略している。この領域を完全に治療すると、顔の上半分の治療にも影響するためである。ここで線引きをする必要があった。また解剖学的描写では選択的なアプローチを採用し、上顎など口唇領域の注入治療とは無関係な領域については、加齢の過程で発生する外観の変化に重要な構造であっても解説を控えている。

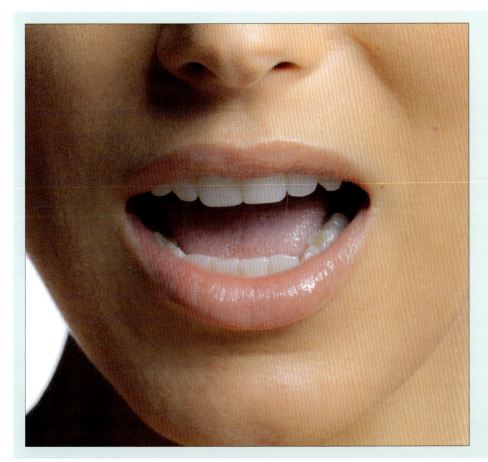

**Fig1.2** 歌唱時の口唇の形の例。

### 1.3.1 口腔領域

口の外側の部分、つまり口腔外領域は、口腔とは区別される。鼻と口の開口部の間の部分は上口唇とよばれ、口の開口部からオトガイ唇溝までの部分は下口唇とよばれる。したがって、赤唇は口唇の一部にすぎない。

**口腔領域の組織解剖学**（→ Fig1.3〜1.18）

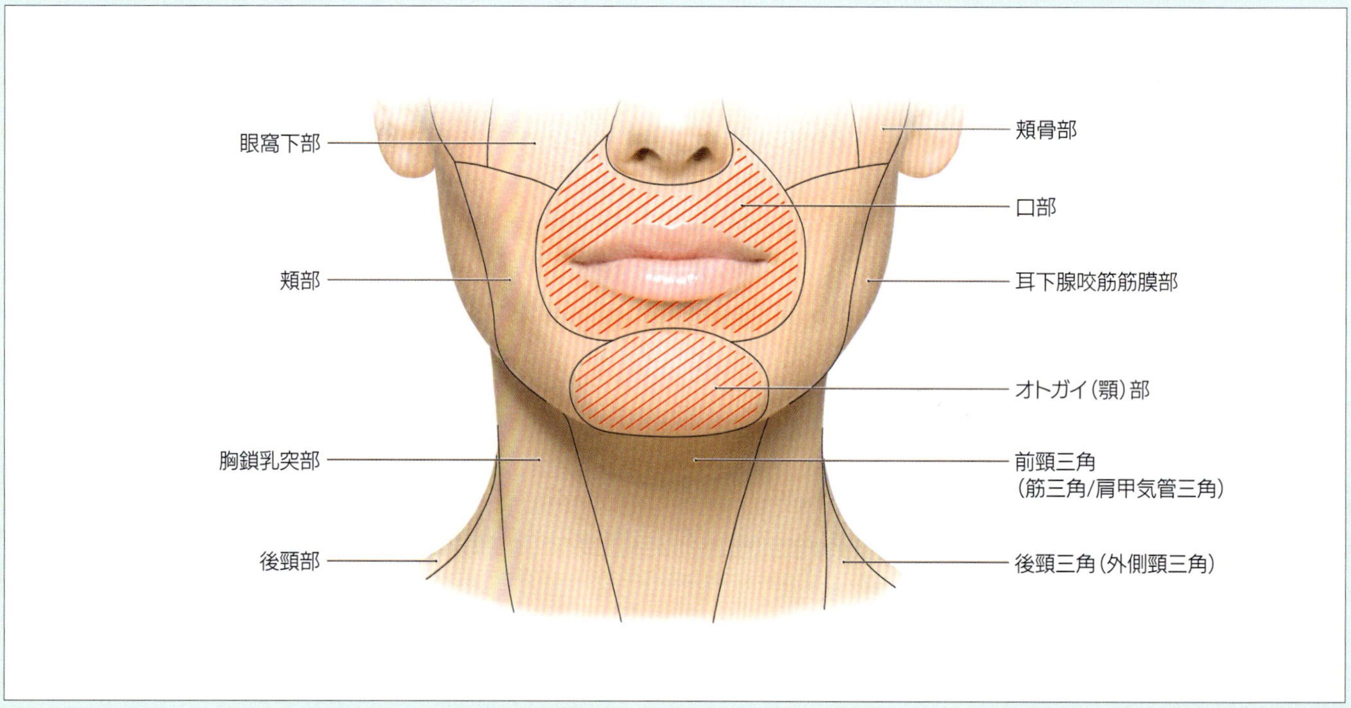

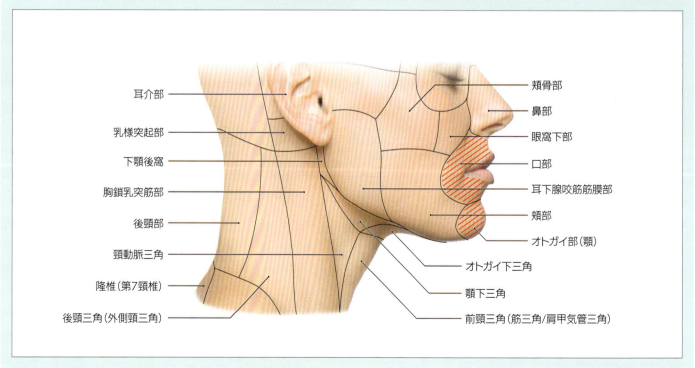

**Fig1.3** 口唇領域（口およびオトガイ領域）、前面図（赤斜線）。

**Fig1.4** 口唇領域（口およびオトガイ領域）、側面図（赤斜線）。

解剖学

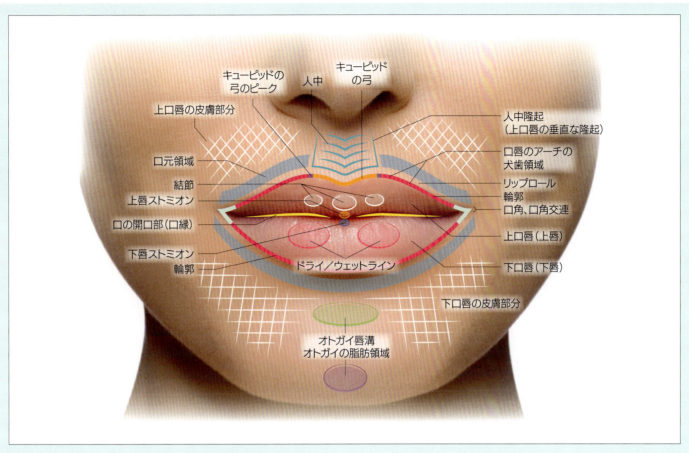

**Fig1.5** 口唇領域の外側を説明するための解剖学的用語。

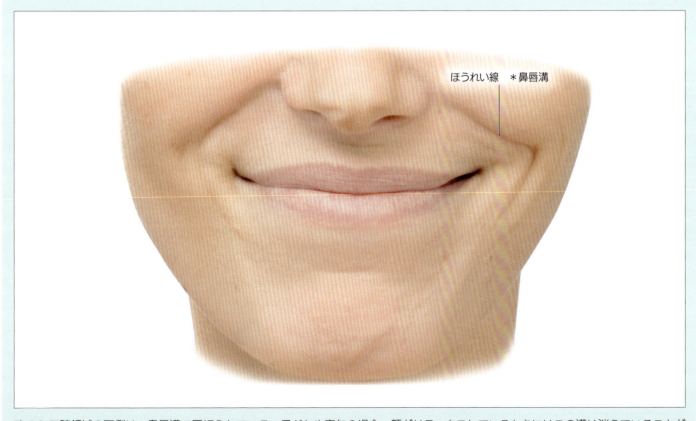

**Fig1.6** 口腔領域の両側は、鼻唇溝で区切られている。子どもや青年の場合、顔がリラックスしているときにはこの溝は消えていることがある。しかし、笑うとつねに見え、年齢を重ねるにつれてこのシワは恒久的に残る。このシワの深さは、頬の脂肪の量によって異なる。

## 口唇の基礎

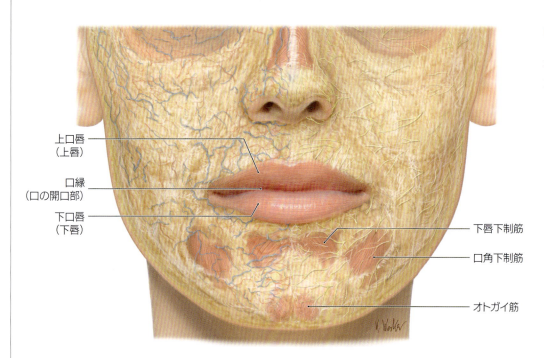

**Fig1.7** 口腔領域の皮下脂肪（広範な黄白色構造）の分布。口唇部では皮下脂肪層が比較的薄い。

**口腔領域の皮下脂肪の分布**

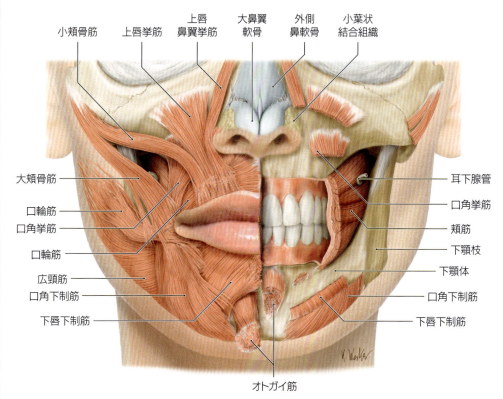

**Fig1.8** 口腔は頬筋によって側面から囲まれており、頬筋はさらに前方で口輪筋と合流する。鼻の側面で口に向かって走るいくつかの個別の筋肉は、付着角度に応じて上口唇をさまざまな方向に持ち上げることができる。頬骨弓から始まり、斜めの経路をたどる。笑筋と広頸筋は水平に走行する。下口唇にも、あらゆる方向に引っ張ることができる筋肉が到達している。この放射状の筋肉の配置は、口が示す印象的な動きの範囲の重要な必要条件である。口角の筋肉の接合部は、口角結節とよばれ、ここでは、線維組織がさまざまな筋線維をまとめている。

**口腔領域の筋肉組織。深部と付着部が露出している**
（画像の右半分）

解剖学

Fig1.9 口腔領域は、外頸動脈の2つの枝と内頸動脈の1つの枝によって供給される。顔面動脈は外頸動脈から始まり、下顎下縁に沿って走り、口角に達する。ここで、下唇動脈と上唇動脈の2つの枝に分岐する。

鼻に沿って進み続けた後、眼動脈、つまり内頸動脈から始まる鼻背動脈と吻合する。外頸動脈から始まり、顎動脈を経由して眼窩下動脈は、顔面動脈と吻合を交換するだけでなく、頰と口唇の領域にも独立して供給する。

顎動脈、つまり外頸動脈から始まる別の血管は、下顎の下を走り、下口唇とオトガイの領域に血液を供給する下歯槽動脈のオトガイ枝である。しかし、オトガイの領域には顔面動脈の直接つながる枝、つまりオトガイ下動脈からも血液が供給される。

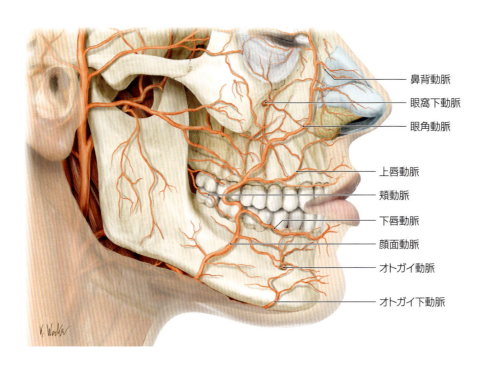

**口腔領域の動脈供給、側面図**

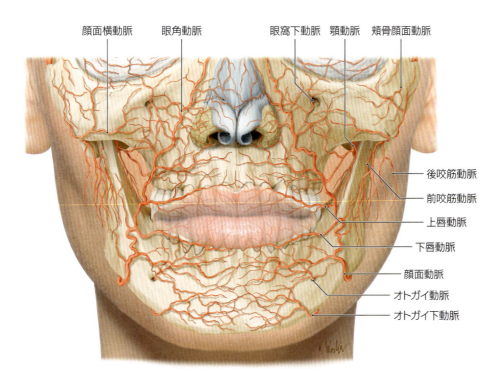

**口腔領域の動脈供給、前面図**

## 口唇の基礎

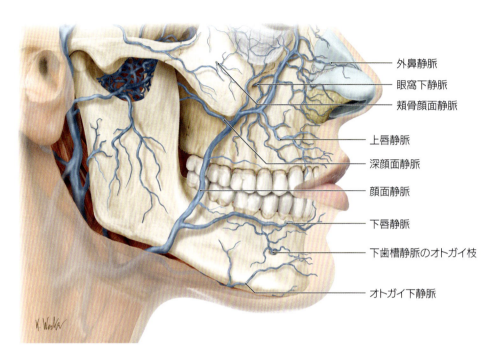

**Fig1.10** 頬と口唇の領域からの静脈の排出はおもに顔面静脈を経由して内頸静脈に流れ込む。

ただし、静脈血はオトガイ孔を通って下歯槽静脈にも流れ込み、翼突神経叢に流れ込む。眼窩下静脈も翼突神経叢に流れ込む。

**口腔領域の静脈排出路、側面図**

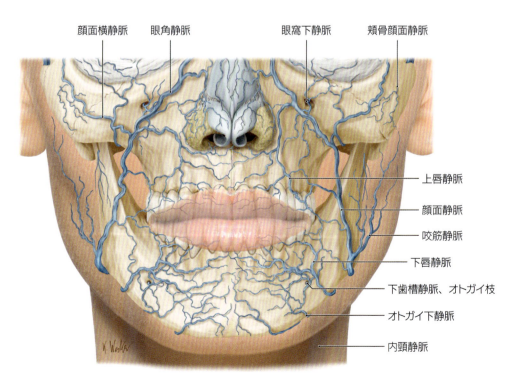

**口腔領域の静脈排出路、前面図**

解剖学

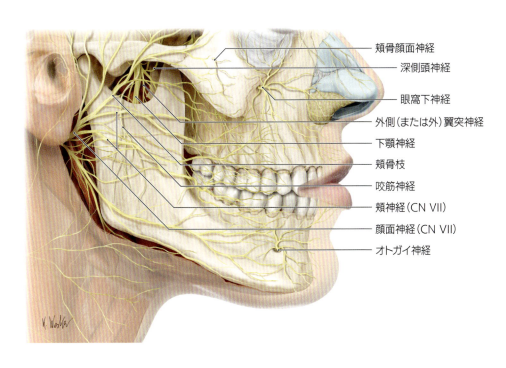

**口腔領域の神経支配、側面図**

Fig1.11 口腔領域の感覚神経支配は、眼窩下神経と下顎神経によって行われる。

表情筋の運動神経支配は、顔面神経によって行われ、咀嚼筋は、下顎神経の運動枝によって神経支配されている。

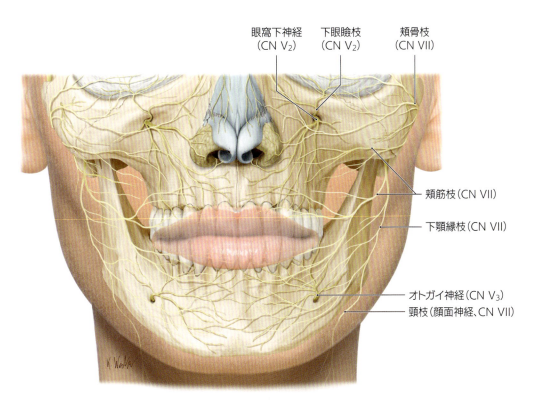

**口腔領域の神経支配、前面図**

口唇の基礎

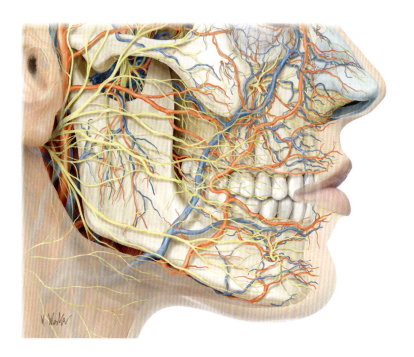

**Fig1.12** 口腔領域に分布する血管と神経のネットワークを示すこの図は、この領域がいかに複雑に灌流し、神経支配されているかを明確に表している。

**口腔領域に血液を供給する血管と神経のネットワーク、側面図**

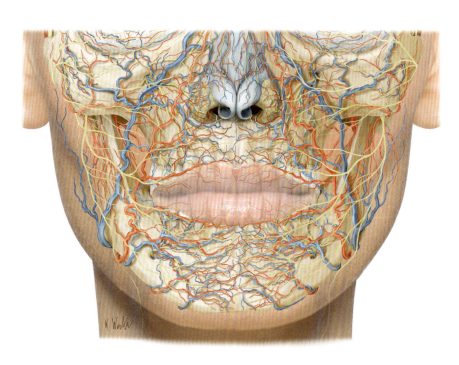

**口腔領域に血液を供給する血管と神経のネットワーク、前面図**

解剖学

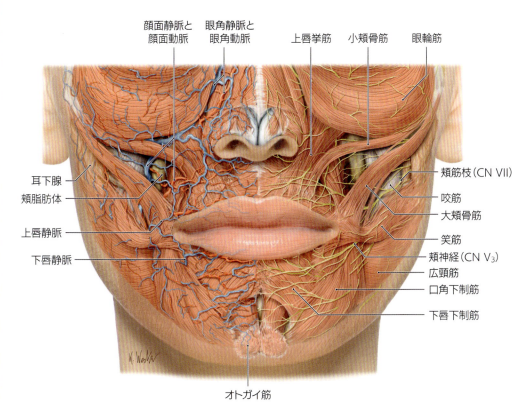

**口腔領域、表層の筋肉、血管供給（左）および神経支配（右）**

Fig1.13 口は、ほぼすべての方向から口に向かう表情筋に囲まれている。口唇の中央部分は、口輪筋によって形成されている（**Fig1.15** を参照）。

口腔領域で表面に位置する筋層の動脈は顔面動脈から分岐し、鼻、頬、上口唇と下口唇の両方に枝を送る。下口唇領域には、歯槽動脈から始まりオトガイ孔から出るオトガイ枝（**Fig1.15** を参照）によっても供給される。

浅い口腔領域からの静脈血は顔面静脈を介して排出され、すべての表情筋は顔面神経の枝によって神経支配されている。咀嚼筋の運動神経支配は三叉神経の運動根であり、これは下顎神経を介して標的領域に分かれる（**Fig1.11** を参照）。口腔領域の感覚神経支配は三叉神経である。

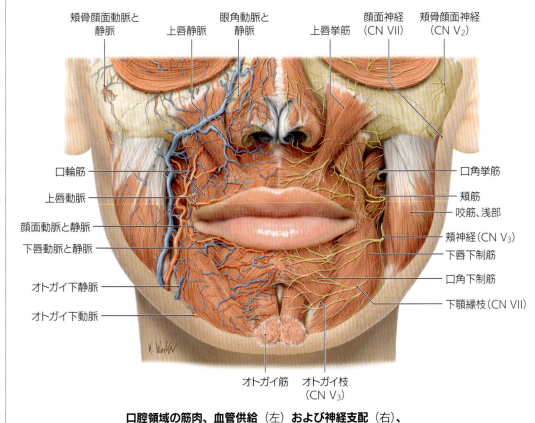

**口腔領域の筋肉、血管供給（左）および神経支配（右）、小頬骨筋、大頬骨筋、笑筋、広頸筋が除去された状態**

Fig1.14 小頬骨筋、大頬骨筋、笑筋、広頸筋を除去すると、上唇挙筋、咬筋の浅部、口角挙筋の全長が露出し、起始部と停止部が見えるようになる。頬筋は部分的に図示した。

## 口唇の基礎

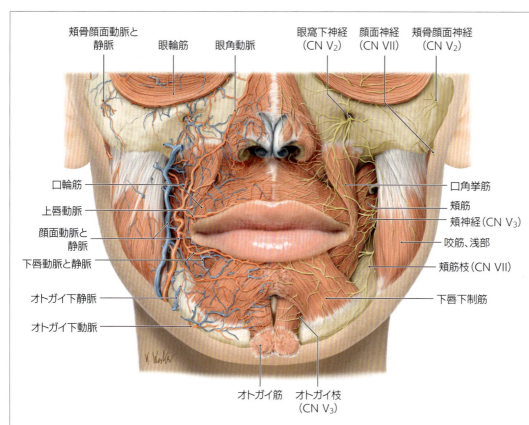

**口腔領域の筋肉、血管供給（左）、神経支配（右）、顔の表情筋の表層を除去**

Fig1.15 顔面動脈は外頸動脈から始まり、下顎枝で顔面領域に達する。頬の上を斜めに走り、鼻の側面に沿って走った後、眼角動脈とよばれ、内頸動脈から始まる眼動脈の末端枝である鼻背動脈と吻合する。

眼角静脈は上唇挙筋の上を横切って走り、眼角動脈はその下を走行する。顔面動脈は頬の領域で非常に曲がりくねった経路をたどり、口を開けると伸展する。顔面静脈はこの領域でかなり曲がりくねった動きをする。口を開けるとそれに応じて伸展する。

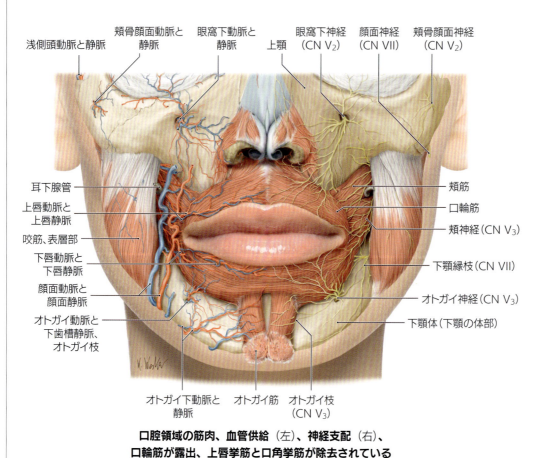

**口腔領域の筋肉、血管供給（左）、神経支配（右）、口輪筋が露出、上唇挙筋と口角挙筋が除去されている**

Fig1.16 上唇挙筋と口角挙筋を除去すると、眼窩下孔が露出する。眼窩下動脈と静脈は、それぞれ眼窩下管を通った後、内側に走り、この地点で出て、眼角動脈と静脈と多数の吻合を形成する。眼窩下神経もここで眼窩下管から現れる。頬と口唇の領域には、上顎では眼窩下動脈と静脈の枝が、下顎では下歯槽動脈と静脈のオトガイ枝が支配している。また、かなりの支流が顔面動脈から始まり、顔面静脈に流れ込んでいる。同様に、感覚神経支配は眼窩下神経とオトガイ神経によって行われ、頬神経は頬に感覚神経支配をしている。

解剖学

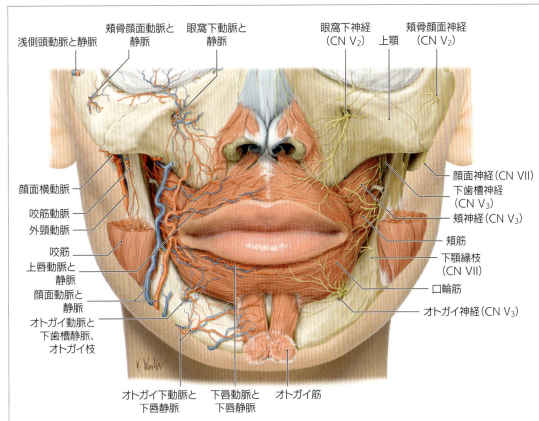

**Fig1.17** 口腔の外壁はおもに口輪筋と頬筋によって形成されている。この点で、一対の頬筋と口輪筋は、別々の筋肉であるにもかかわらず、一緒に見ると連続した筋肉システムとして簡単に見ることができる。この筋肉システムは通常、舌とバランスが取れており、歯列弓のスペースを決定する。

**口腔領域の筋肉、血管供給（左）、神経支配（右）、口輪筋を露出、咬筋を解剖**

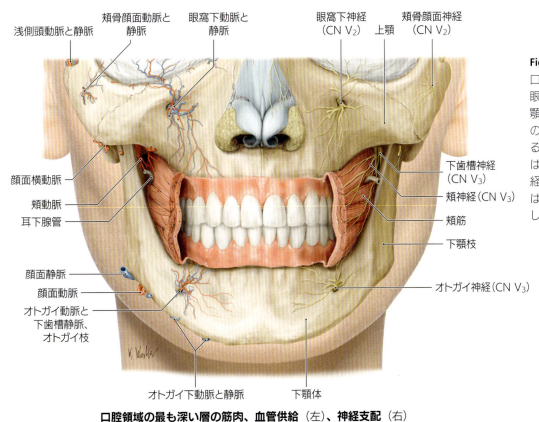

**Fig1.18** 頬と口唇の領域の口腔前庭粘膜は、上顎では眼窩下動脈と静脈の枝、下顎ではオトガイ動脈と静脈の枝によって支配されている。同様に、感覚神経支配は眼窩下神経とオトガイ神経によって行われ、頬神経は頬部に感覚神経の支配をしている。

**口腔領域の最も深い層の筋肉、血管供給（左）、神経支配（右）**

## 1.3.2 口唇、歯、歯周組織、歯槽突起

### ■ 口腔前方部（→ Fig1.19）

歯槽突起と歯は、内側からは舌、外側からは口唇（そして頬の横）によって区切られている。切歯を正しく自然に並べるには、上顎切歯の切縁が下顎切歯の切縁に重なる必要がある（オーバーバイト）。生体力学的に理想的なのは、下顎切歯の切縁が上顎切歯の口蓋側凹面と結節の凸面の間の屈曲点で上顎切歯に接することである。その結果、上顎切歯の切縁は下顎切歯の唇側表面よりわずかに前方に位置する（オーバージェット）。歯軸の位置は、舌と口唇によって加えられる力に大きく影響される。しかし、この点では、嚥下や発声は、舌と口唇による継続的な押し込みや圧力よりも効果が低くなる。

### ■ 上口唇と下口唇（→ Fig1.20）

口唇の外側には、表皮という典型的な毛深い皮膚がある。その下には、汗腺、毛包、皮脂腺がある結合組織が豊富な真皮がある。

中間層は、通常、唇紅縁または赤縁とよばれ、外側と内側の間の移行領域を示す。これは、外皮と口腔粘膜の間の領域で口唇を覆っている。この中間層は、薄く、多層で、半透明の扁平上皮で覆われている。この扁平上皮は、角質化が弱く、色素がなく、孤立した皮脂腺を含んでいる。上皮は、乳頭上では特に薄く、無毛である。唇紅縁には唾液腺もないため、つねに唾液で湿らせる必要がある。これはおもに、話したり食べたりするときに形成される唾液膜によって行われる。粘膜固有層の疎結合組織（薄い上皮下結合組織層）には、毛細血管ループが走っており、これが口唇に濃い色を与えている。

口唇の口腔側の内側は粘膜領域（粘膜側）とよばれ、唇粘膜で覆われ、角質化していない比較的厚い上皮が特徴である。粘膜固有層は薄く、弾性線維が横切る疎性結合組織で構成されている。粘膜下層には脂肪沈着物と、総称して唇腺とよばれる多数の唾液腺がある。血管と神経もこの領域を通り、枝が粘膜固有層まで伸展している。自由神経終末も上皮まで伸展している。筋層（筋膜ともよばれる）は横紋筋組織で構成されている（DocCheck Flexikon 2019）。

## 解剖学

### 矢状断面における口腔領域と下口唇

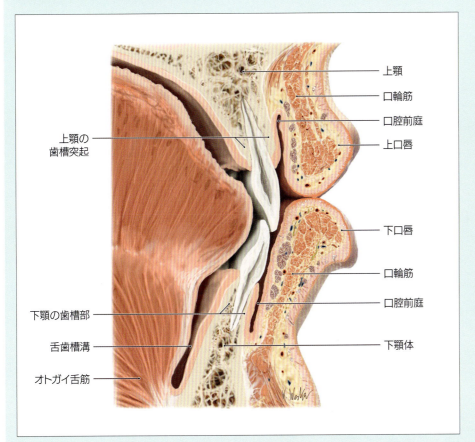

**Fig1.19** 口腔領域の前方部を通る矢状断面（中央からわずかに外側を描写）。

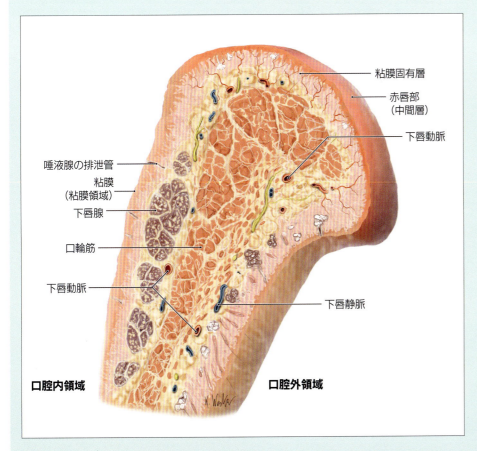

**Fig1.20** 下口唇の矢状断面。

## 口唇の基礎

■ **歯周組織とその周辺領域**（→ Fig1.21）

口唇と歯槽突起の間の空間は口腔前庭とよばれる。安静時には、口唇の軟組織がこの領域の歯と歯肉に密着するため、この空間は狭くなる。

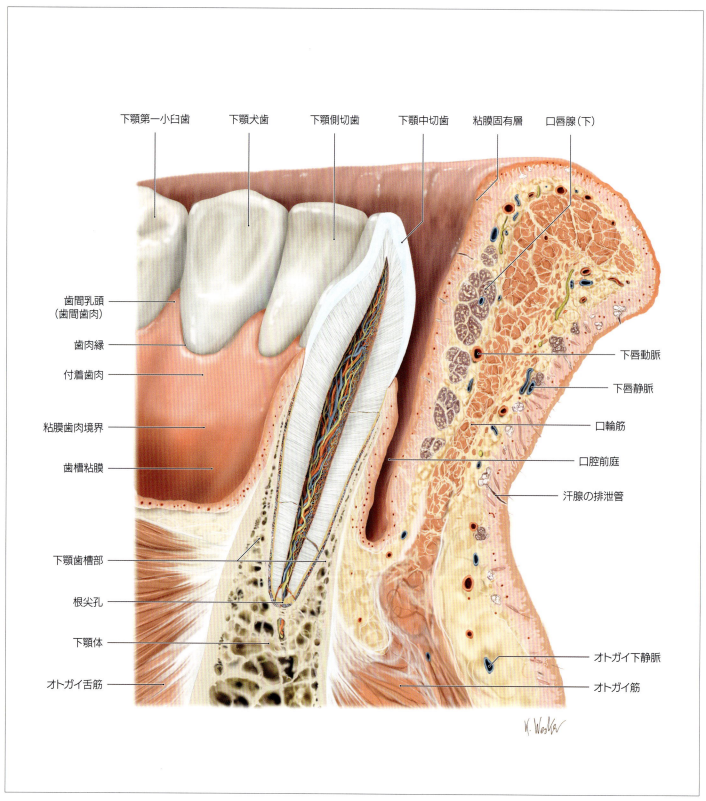

**Fig1.21** 左下顎中切歯とその周囲を通る矢状断面。大血管は筋肉に隣接するゾーンの皮下に位置する。

解剖学

## 1.3.3 口腔前庭前方部（→Fig1.22 a–c）

口腔前庭は可動性の高い粘膜で覆われている。歯槽骨は歯槽粘膜で覆われ、その粘膜固有層にはコラーゲン線維と弾性線維のネットワークが走っている。口腔前庭は非常に可動性があり、この弾性線維ネットワークは隣接する付着歯肉に対して境界があり、形態学的特徴として明確な接合部が観察できる。

下顎の粘膜は上顎前庭の粘膜と変わらない。オトガイ筋は両側の下顎骨の内側に起始し顎の皮膚に向かって伸展している。収縮すると、典型的な敷石のような皮膚パターンを形成する。下唇下制筋は、オトガイ孔の尾側にある下顎骨の骨縁に起始する。オトガイ領域では、前庭歯肉、歯槽粘膜、口腔前庭粘膜、はオトガイ孔から出る血管と神経によって支配されている。口唇にもこれらの血管と神経が支配しており、オトガイ孔に下顎神経ブロック麻酔を施すと、しびれを感じる。ほとんどの場合、オトガイ孔は、第一小臼歯と第二小臼歯の根尖の間の領域に存在する。歯列弓が下顎体上でさらに前方に位置している場合、オトガイ孔は第一大臼歯の近くにある。これは、前歯が顕著な前方傾斜を示している場合に当てはまり、アフリカ系またはアジア系の患者によくみられる特徴である。

### 口腔前庭

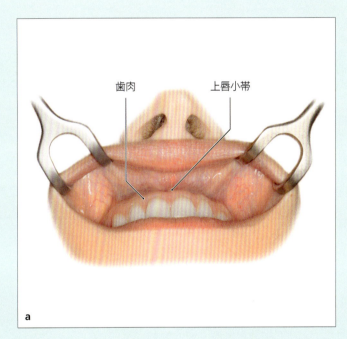

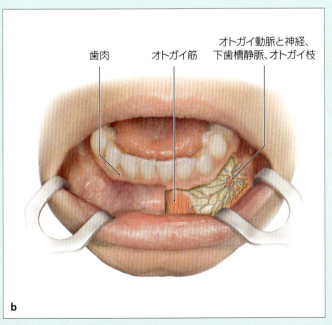

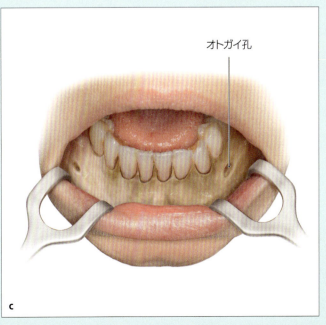

**Fig1.22 a–c**（**a**）上顎前庭（前方および45°尾側図）、（**b**）オトガイ部の下顎前庭（前方および45°頭側図、左側面断面図）、（**c**）オトガイ部の下顎前庭（骨が露出している）。

口唇の基礎

### 1.3.4 皮膚

■ **構造と機能**

皮膚は人体最大の器官である。そのおもな機能は、体の他のすべての構成要素を包み込むことによるバリアと保護である。皮膚は外皮（integumentum commune）、つまり外側の皮膚とよばれ、純粋に機械的なバリアであり直接的な紫外線を保護することに加えて、皮膚は体温調節と体内の水分恒常性において重要な役割を果たす。一方、このバリア機能には、外界と確実に交通できることも必要である。このため皮膚はさまざまな刺激伝達機能を担い、それによってわれわれは環境の状態について把握することができる。さらに、皮膚は有害な影響から体内を保護する。このように皮膚は感覚、接触、保護の機能を発揮し、細胞成分と無細胞成分の分化した構造も、この複雑な機能範囲の基礎となっている（→ **Fig1.23**）。

皮膚の最上層は表皮とよばれ、外胚葉由来であるが、真皮は中胚葉由来である。基底膜は、これら2つの構成要素間の連結を意味し、接合部または界面ともよばれている。真皮の下には、脂肪組織でできたクッション層である皮下組織がある。

表皮は角質層によってバリア機能を発揮し、結合組織によって固定されている。血管と神経によって支えられており、爪・毛髪・皮脂腺・汗腺は皮膚の不可欠な付属器官を形成する。

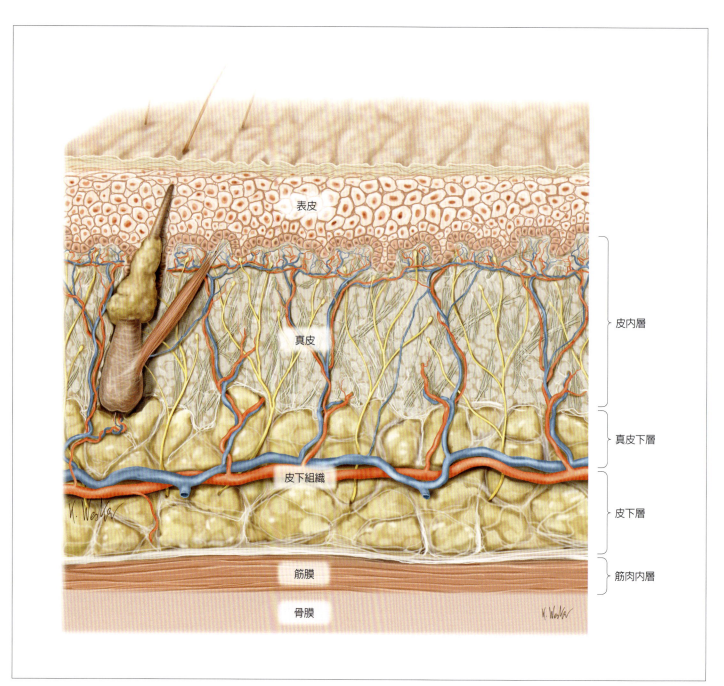

**Fig1.23** 皮膚層を示す模式図。

解剖学

### ■ 口唇の皮膚

　口唇の皮膚は非常に薄く、毛が存在しない。寒さ、暑さ、風邪は健康な口唇にとって最大の敵である。水分摂取が不十分だと、口唇にもすぐに反映され、小さなひび割れ、シワ、乾燥した斑点が現れる。この薄い皮膚層から水分が大量に失われると、上皮の一部が鱗状に剥がれ落ち、小さな傷、裂傷、そして結果として炎症を引き起こすことがある。

### ■ 肌の質感

　皮膚の基本的な構造はすべてのヒトで同じであるが、顔の皮膚の表皮構造には性別や民族によって大きな違いがあり、毛穴の数や大きさ、水分量、弾力性に現れる。

　肌の質感（きめ）の違いは、民族的、文化的背景、遺伝的要因だけによって引き起こされるわけではない。外因的、内因的影響や正常な加齢の過程も、肌質の違いにさらなる影響を与える。これらすべてが肌の外観に現れてくる（→ **Fig1.24 a–c**）。

## 肌の質感

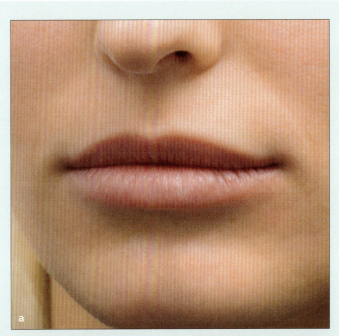

**Fig1.24 a–c** 肌の質感（きめ）が異なる若い女性：(**a**) 毛穴が小さく、非常にきめの細かい肌、(**b**) わずかな肌の汚れと大きな毛穴がある、やや不均一な肌、(**c**) 毛穴が大きく、口唇が非常に乾燥している、非常に不均一な肌構造。

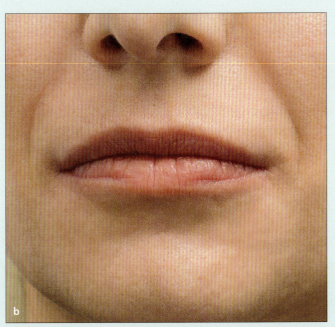

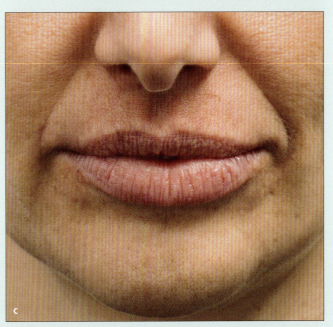

## 1.4 口腔領域の加齢の過程

加齢の過程によって変化した口唇は、術者にとって課題となる。ここではリモデリングプロセスと変化が起こり、口唇の形と周囲に影響を及ぼす可能性がある。これらの変化を認識し、考慮することは、可能な限り自然に調和した結果を達成することを目指して適切な治療技術を選択するための必要な条件の2つである。

口腔領域の加齢の過程は、以下の構造的な変化が要因となる：
- 皮膚とそのハリの変化
- 脂肪組織の変化
- 筋肉の変化
- 保持靭帯の変化
- 顎骨と歯の変化

口唇の老化に関して、遺伝的な要因（約20～30%）の他に、紫外線、喫煙、環境の悪影響（Becker-Wegerich、2011、2016）などの外的要因、およびホルモンの変化、栄養要因、代謝障害、その他の障害の副作用などの内的要因も重大な影響を及ぼす。

### 1.4.1 皮膚の変化とハリ

皮膚の加齢の過程は民族によって異なり、一般化することはできない。しかし、口元の皮膚は加齢とともに変化し、次のような特徴がみられるといえる。
- 真皮が萎縮し、乾燥して薄くなり、縦シワが形成される。また、口元の皮膚に微小なひび割れが生じやすくなり、口角のひび割れが深くなり、口唇にシワが寄るようになる。
- 真皮の弾力性が徐々に失われる。余分な組織が形成され、重力に影響される。その結果、口角が下がり、口唇の皮膚領域が長くなり、口元のシワやマリオネットラインが形成される。
- 時間が経つにつれて、口元のシワは皮膚の皮下層に深く沈み込む。シワが進行すると、シワの中央にある上皮の角質化を生じる。それによって、この領域の治療はより困難になり、満足のいく結果を得るには、数回連続して治療を行う必要がある。
- 口唇の皮膚の弾力性が失われると口唇の形も変わり、口唇の赤みの境界が失われると輪郭がぼやける。その結果、注入したフィラー材を希望する方向にさらに拡張できなくなる可能性がある。
- 口角が薄くなり、長くなり、隙間が広がり、垂れ下がり、口元が悲しげにみえてしまう（男性の場合、口元の皮膚の弾力性が失われても影響は少ない。髭の根元が皮膚を厚くして引き締めるため）。
- 皮膚の質感（きめ）が粗くなり、毛穴が大きくなり、斑点やイボが増える。

### 1.4.2 脂肪組織の変化

皮下脂肪と表在性筋膜（SMAS）に関する老化の徴候は、脂肪の分布と厚さ、および個人差と強く関連している。太りすぎの人によくあるように、皮下脂肪層が十分に発達していると、天然の充填材として機能し、口元のシワの形成を抑制する。

深部脂肪の萎縮とそれにともなう容積の減少（口腔領域では、これらの領域は口角下制筋の付近にある）は、マリオネットラインやシワとして現れる老化の外観を強めてしまう。

### 1.4.3 筋肉の変化

ヒトは加齢とともに筋肉の量と緊張が減少し、筋肉が長くなる。口腔周囲領域では、口輪筋が細くなり長くなる。その結果、口唇も細くなり、緊張が減ることで口元のシワが生じやすくなる。

### 1.4.4 保持靭帯の変化

真性保持靭帯と偽性保持靭帯は、量が徐々に減少する結果、張力を失う。その結果、重力によって皮膚と軟組織がたるむ。顔の下部ではこれがマリオネットラインにつながる（SattlerおよびSommer、2015）。

### 1.4.5 顎骨と歯の変化

口腔周囲の軟組織、特に口唇は歯列と顎骨の構造によって支えられているため、これらは口腔周囲の審美的特徴にかなりの影響を与える。

Daniel Brusco* の論文では次のように説明されている「上顎、下顎、オトガイの位置は、互いに対して、また顔の平面に対して、また、上顎または下顎歯列弓と歯槽突起の位置と形状によって、前述の軟組織に決定的な影響を与える可能性がある」。

---

* 本文の大部分は、Daniel Bruscoの未発表の著作「口唇の審美に対する歯骨格の影響」から許可を得て引用したものである。

### 1.4.6 加齢にともなう歯骨格の変化 *
（→ Fig1.25）

成長が完了すると、顔面頭蓋では骨の継続的なリモデリングが起こる。それは、さまざまな要因（遺伝、代謝、ホルモンバランス）の影響を受け、加齢も特定の関連変化を起こす可能性がある。口腔周囲へのフィラー注入治療を検討する際には、これらの変化に注意する必要がある。

もちろん、加齢にともなう歯骨格の変化が単独で現れることはめったになく、ほとんどの場合、さまざまな程度の組み合わせで現れる。これらの変化は、少なくともある程度はうまくボリュームを増やすことによって簡単に隠すことができ、しばらくの間は相殺できる。しかし変化が一定レベルを超えるとフィラー注入治療は限界に達し、自然で調和のとれた顔の審美という目標を達成するには、他の方法による治療アプローチを検討する必要がある。

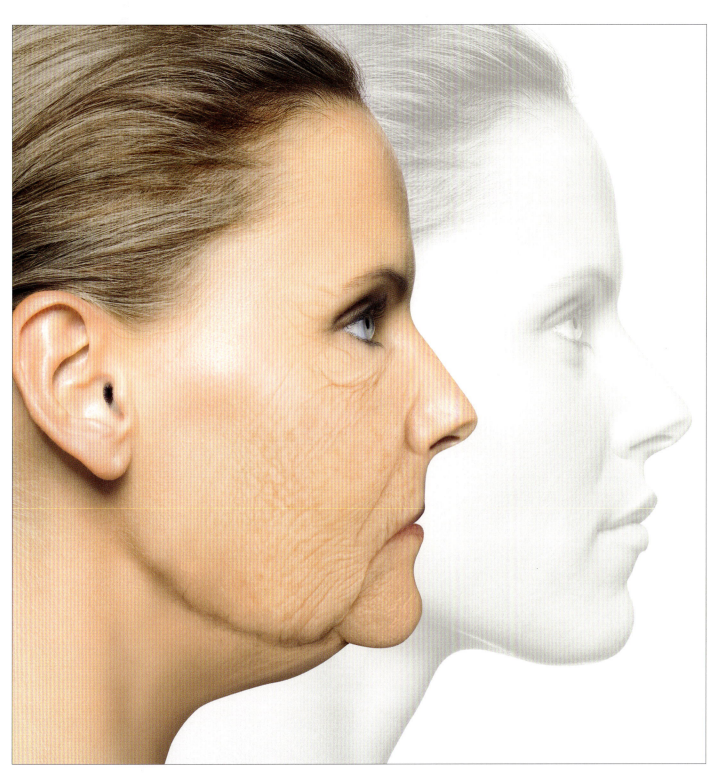

**Fig1.25** 加齢によって変化する顔の輪郭（Daniel Bruscoより引用）。

口唇の基礎

■ 上顎

歯列が完全に保存されていても、加齢とともに上顎骨の突出度合いが失われる傾向がある。これは中顔面の奥深く、さらには眼窩周囲領域にまで顕著に現れ、軟組織に対する支持力が低下する。眼窩の下方（眼窩下縁）は後方および下方にずれ、頬骨の頬骨突出部も目に見えて減少する。上顎のこの前壁は、顔の表情筋のほとんどの付着点としても機能し、中顔面のさまざまな脂肪領域を支えていることも忘れてはならない。つまり骨格の老化によって軟組織のたるみとボリュームの減少がさらに進む可能性があることは明らかである。これは特に上口唇の領域に当てはまり、前歯または小臼歯領域の個々の歯も失われると歯槽突起が失われ、または完全に失われ、結果として上顎全体が後方に偏位する。

■ 下顎

上顎では前歯の重なりが増す（三次元歯列叢生）ことが多く、いわゆるディープバイトにつながり垂直方向の寸法も減少し口唇の支えも減少する。上口唇の緊張が失われ、長くなることは避けられないため、安静時や笑っているときに上顎前歯が見えにくくなり、下顎の歯がますます露出するようになる。これは老齢期のもう1つの明白な特徴である。

■ 歯

過度の摩耗、歯ぎしりなどにより、側方歯の咬頭が平らになり、前歯の切縁が減少すると、同じ効果が生じる。加えて、側方領域の歯の喪失が起こると、下顎全体がさらに前方に傾き、オトガイがさらに目立つようになる。これは、老齢期の典型的な外観変化の一因となる可能性がある。

### 1.4.7 老化した口唇の分類

上記の老化のすべての要因を考慮すると、「時間経過」イベントが発生し、同時にさまざまなプロセスが進行する。平均的で対称的な口唇に関するPennaら、(2015)の研究では、「分類を使用すると、個々の患者に適した治療を調整し、自然な若返り効果を達成するのに役立つ」とされている。この研究では、口元の老化の2つの相互依存パラメータ、口元、口唇の形状と表面について説明している。これらは、老化した口唇に関連する口元の変化に影響し、さまざまな治療につながる。上口唇は下口唇よりも重要な役割を果たす。老化した口唇の形状の変化は、口唇を少し開いた正面図と側面図に基づいて3つの段階に分類される（→ **Fig1.26**）。

対応する写真と治療推奨事項は、3世代の臨床症状を示している（→ **Fig1.27〜1.29**）。

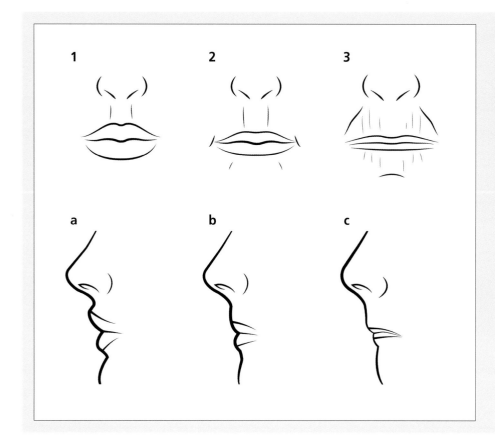

**Fig1.26** 老化した口唇の分類（Pennaら、2015から改変）。

（1〜3）口唇の形状の変化に基づく口腔周囲の老化：上口唇の皮膚部分は尾側に長くなり、凸型になる。上顎切歯は口唇に覆われ、口唇の赤みは反転する。

（a〜c）口唇の表面の変化に基づく口元の老化：人中、キューピッドの弓、リップロールは次第に平らになり、静的および動的な口元の線が形成される。

口腔領域の加齢の過程

**3世代の症例による口唇領域の老化**

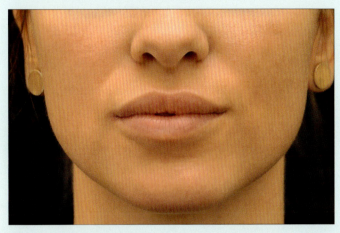
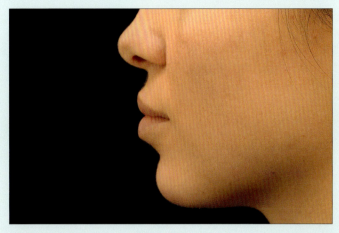

**Fig1.27** 28歳の女性 – ステージ1A：若返りの必要はない。ボリュームの増強、非対称の均一化、輪郭の改善、口角の引き上げ、形状の変更、肌の質感の改善などの美容対策のみを実施した。

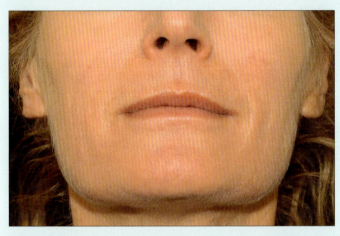
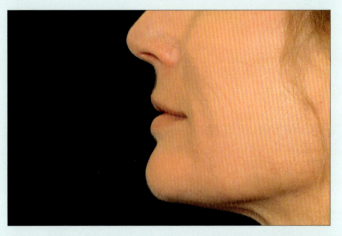

**Fig1.28** 40歳の女性 – ステージ2B：若返りと美化が必要である。この場合、自然な結果を得るには、患者の希望と利用可能な治療オプションの限界について、徹底した相談と合意が必要である。上口唇が長すぎると仕上がりが自然に見えなくなるため、口唇の増大は控えめに行う必要がある。ヒアルロン酸（HA）で輪郭と人中をリフレッシュすると、「口唇の構造要素の初期段階の平坦化」に対抗できる。

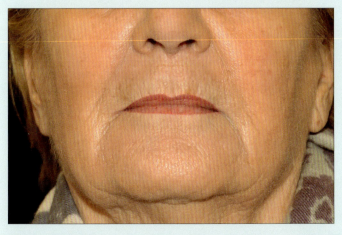
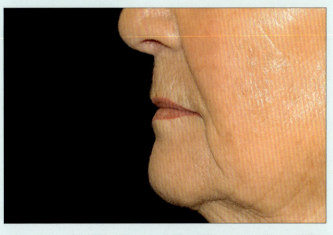

**Fig1.29** 68歳女性 – ステージ3C：注目すべき特徴は、上口唇の口元のシワ、オトガイ唇溝の深まり、赤唇の反転、それに伸びて細長い上唇である。老化した口唇のこの段階では、ボリュームを出して美化すると不自然な結果を生じてしまう。この患者では、構造（キューピッドの弓、人中、輪郭）を改善し、口元のシワをなめらかにし、再活性化させる製品を使用して肌の質感を改善し、口角とマリオネットラインを治療することが可能である。

口唇の基礎

> **要点**
>
> 老化の分類にはそれぞれ異なる治療コンセプトが関係している：
> - 口元の若返りの目的は、この特定の美的単位の加齢の過程を逆転させることである。
> - 口元の美化の目的は、きれいな若い口唇の美しさを高めることである（Pennaら、2015）。
> - 老化した口唇を治療する際には、口唇に影響を与えるさまざまな個々の変形や解剖学的状況を考慮に入れる必要がある（前述の研究では、平均的で対称的な口唇が選択されている）。

## 1.5 口唇の形と表情

口唇の形は顔に顕著で決定的な影響を与える。治療ミスや患者の非現実的な希望により口唇の自然な形が不用意に変更されると、顔の表情も変化を生じる。高齢患者の萎縮した口唇に過剰なフィラーを注入した場合も同様である。口唇だけが人工的に見え、顔の他の部分と調和しない。顔を調和よく改善するには、必要な量だけ注入し、できるだけ少なく注入することでバランスを取ることが必要な場合が多い。

Fig1.30 〜 1.41 は、同じ顔の口唇を変えることで、その人の性格、気分、全体的な存在感をコントロールすることができることを示している。これらの例は、顔の自然な形を無視した場合に何が起こるかを示している。このため、患者の希望がファッションのトレンドに基づいている場合、術者はこれらの潜在的な影響について評価し、患者とともに問題を詳細に検討する必要がある。

ここで示した例は、歯が正常な位置にあることを前提としている。各ケースで変更されたのは口だけである。口唇の形が変わると目の表情も変わるのは驚くべきことである。

### 口唇の形が顔に与える印象 1

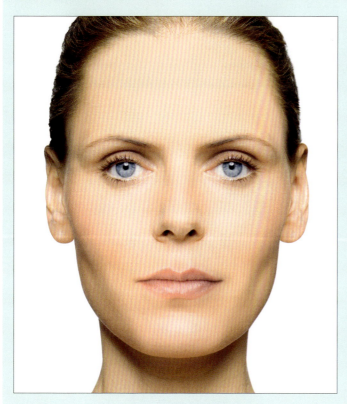

Fig1.30 キューピッドの弓と人中がはっきりしている。

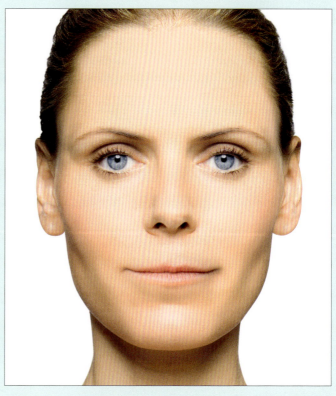

Fig1.31 上口唇が薄く、輪郭がぼやけており、口唇が乾燥している。

# 口唇の形と表情

## 口唇の形が顔に与える印象 2

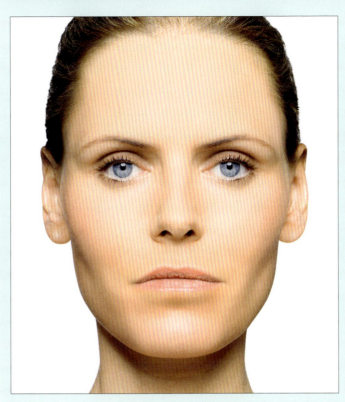

**Fig1.32** 口角がわずかに垂れ下がり、キューピッドの弓は平らである。

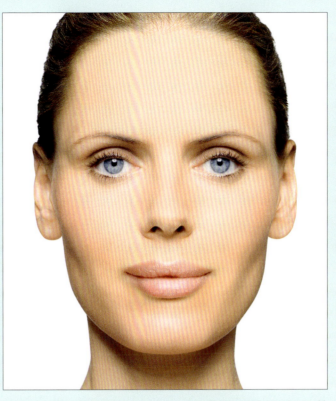

**Fig1.33** 口唇はふっくらとしていて、上口唇は下口唇より広く、外側の結節が大きく、中央に自然な溝がある。口唇のボリュームはわずかに前方に下がり、外側に欠損がある。

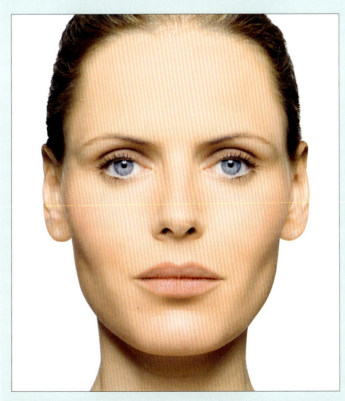

**Fig1.34** この画像では、上口唇と下口唇の比率は1:1であるため、下口唇が狭く見える。

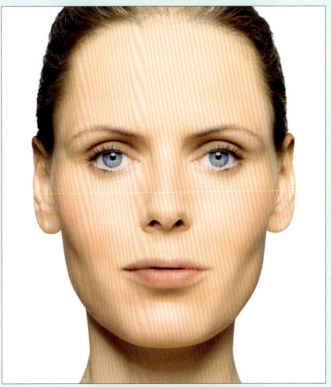

**Fig1.35** 薄く伸びた上口唇では、キューピッドの弓がはっきりしていない。下口唇はそれほど広くないがボリュームがある。

口唇の基礎

**口唇の形が顔に与える印象 3**

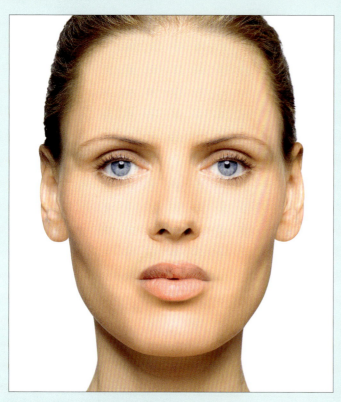

**Fig1.36** 小さく丸い口、はっきりしないキューピッドの弓、中央の溝、乾燥した口唇。

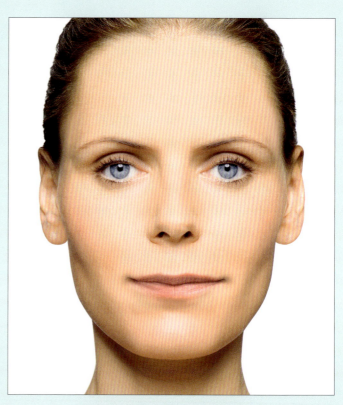

**Fig1.37** 上口唇の中央の隆起が前方に落ち込んだ、やや非対称な口。薄い下口唇は前部が尖っており、後方に向かって緩やかに傾斜している。口角はやや上がっている。

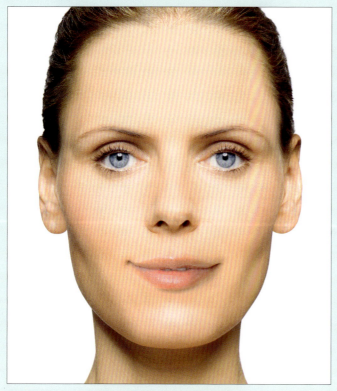

**Fig1.38** はっきりしない、輪郭のない非対称の上口唇。中央が膨らんだ下口唇と対峙し、口角に向かって薄くなる。

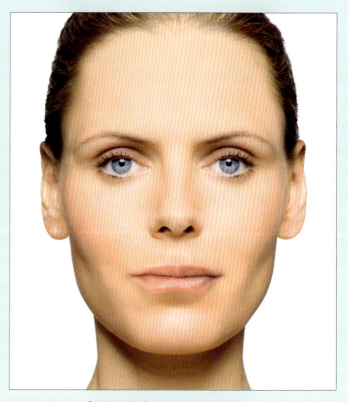

**Fig1.39** キューピッドの弓がはっきりした下口唇。

**口唇の形が顔に与える印象 4**

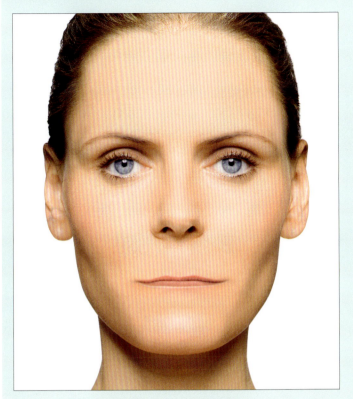

Fig1.40 口唇が極端に薄く、赤みがみられない。

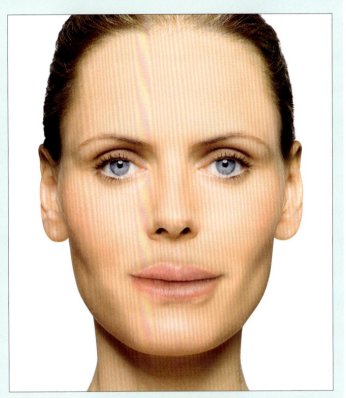

Fig1.41 過剰に注入された口唇。下口唇の輪郭の下がたるんでいる。

## 1.6 口唇領域の分析

　口唇領域の分析は、現実的な治療目標をともなう治療を成功させるための基礎となる。これは、すべての決定要因と技術的ノウハウを考慮に入れたうえで実施できる。ここで、術者は多くの場合、可能性の限界にぶつかる。

　患者を最初に診た後、訓練された医師であれば、口唇が薄いか厚いか、非対称か対称か、口角がたるんでいるか、口元のしわやボリュームの減少があるか、以前に間違った治療があったかどうかなどをすぐに判断するであろう。

　この最初の診察の後、口唇の詳細な分析が行われ、どのような問題が関係しているか、どのような治療法が適応可能かを判断する。この詳細な分析には、さまざまな側面と関連する手順が利用可能である（詳細は以下で説明）。分析ガイドラインには、実行する必要があるアプローチのさまざまな手順が含まれている。

　分析は形態学的観点から行われ、つねに理想的なプロファイルを前提としている。術者は、分析の範囲と使用する分析方法を自在に決定する。

　ここでは、次の4つの主要な分析手順を示す。

1. 検査
2. 測定
3. 顔の表情と可動性の分析
4. 触診

口唇の基礎

## 1.6.1 検査

検査は、口唇のプロポーション、厚み、曲線、サイズ、対称性、年齢、色調を評価する手段である。検査を行う際に考慮する必要がある要素には、顔全体の骨格、脂肪領域、靭帯、SMAS、周囲筋肉との関係が含まれる（Becker-Wegerich、2016）。詳細には、口唇の検査は、次の側面を考慮して、正面と側面から行われる。

- **形状**：サイズ（UL/LL）、幅、ボリューム（UL/LL）、輪郭、口角のたるみ、非対称性、脂肪の減少、調和（UL/LL）、年齢、歯の位置、口唇周囲の領域。

- **皮膚の色調**（特定の基礎疾患の指標として）
  - 赤い変色：炎症反応、高血圧、アルコール乱用、アレルギー、または皮膚表面に影響を与える疾患の徴候の可能性（Sattler & Sommer、2015）
  - 黄色の変色：特定の代謝または肝臓疾患の徴候
  - 赤い口唇：血液循環が良好である徴候
  - 青い口唇：血液の酸素の低下または肺疾患および心臓疾患の徴候の可能性（Sattler & Sommer、2015）
  - 色素沈着および斑点：日焼け、代謝異常または特定の疾患の徴候

- **皮膚症状の緩和**：母斑、角化症、イボ、瘢痕、発疹、および毛細血管拡張症は、特定の代謝、病理、または加齢の過程にともなう徴候である。治療を開始する前に、これらを調査する必要がある。

- **質感（きめ）**：口元の皮膚、口唇の皮膚、および粘膜の評価。肌の質感は遺伝的に決まり、外的要因と内的要因によって変化する。ライフスタイル、日光への曝露、心理的要因、不適切な個人ケアは、乾燥、たるみ、毛穴の拡大、光線による損傷、弾性線維症、口唇と口元のシワ、口元の影の出現につながる可能性がある。

- **ライト照射と写真による記録**：（p. 61 以降も参照）：治療前の対象領域へのライト照射と資料用写真の記録は、細部を正確に検出するための非常にシンプルなツールである。光が１つの方向（上から、横から、または下から）から来ると、顔の皮膚の凹凸が照らされ、最も小さな影と凹凸が見えるようになる（→ **Fig1.42**）。

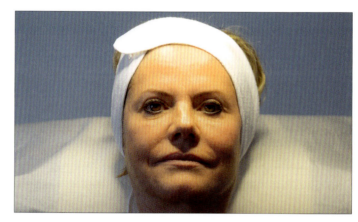

**Fig1.42** 顔の皮膚の凹凸を照らす：光は真上から向けられている。最も小さな凹凸、線、影が観察できるようになる。

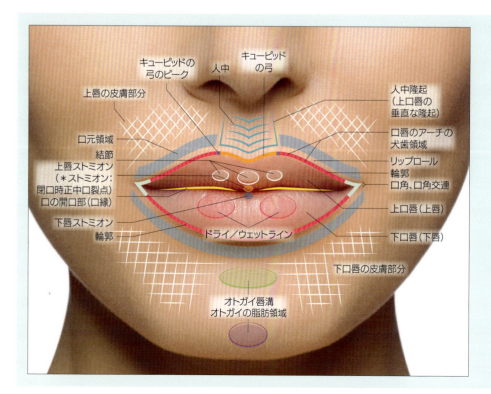

**Fig1.43** 口唇の各領域。

# 口唇領域の分析

## 1.6.2 測定 *

### ■ 解剖学的および三次元分類（→Fig1.43、1.44）

口唇はさまざまな解剖学的単位に分けられ、治療する領域を明確に定義するための基礎となる。横、上、下から口唇を見ることで、術者は口唇の三次元形状をよりよく理解できる。輪郭が口唇の枠を形成する。

上口唇の内側領域には3つの隆起があり、その突出度合いはさまざまである。人によっては、内側隆起がより顕著で、わずかに下向きになっている。また、外側隆起が内側隆起よりも顕著な場合もある。隆起が2つしかない場合や、隆起が非常に平らで見えなくなる場合もある。この特徴にはさまざまなバリエーションがあり、それが個人特有の口唇の特徴となっている（Rejuvent、Medical Spa & Surgery、2017）。

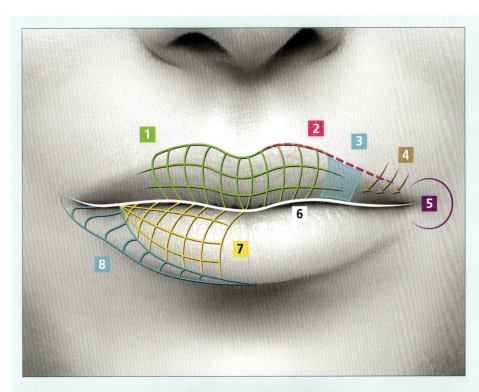

**Fig1.44** 口唇の隆起を三次元で表現したもので、口唇のボリュームを分析するのに役立つ（Rejuvent、Medical Spa & Surgery、2017）。

1 こぶ、膨らみ、隆起
2 鋭端
3 平らな部分
4 内側に丸まった（反転した）部分
5 角
6 口の開口部
7 隆起（膨らみ）
8 隆起

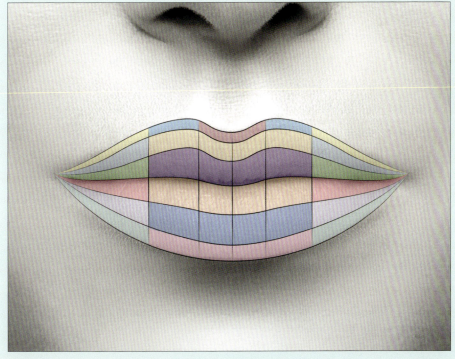

**Fig1.45** 左図のグリッドにより、口唇のボリュームの分布を両側で正確かつ均等にマッピングできるため、特に経験の浅い術者が口唇に対称的に注射するのに役立つ。

---

\* このセクションの一連の文章は、Daniel Brusco の未発表の著作「口唇の審美に対する歯骨格の影響」から許可を得て引用したものである。

## 口唇の基礎

上口唇の外側の 2/3 は平らで反転した部分で構成されており、一部の患者では内側に著しく平らになっているため、赤唇が見えなくなる。この場合、口唇の形を変えて調和のとれた結果を得るには、技術的なノウハウが必要である。

下口唇には 2 つの隆起があり、通常は上口唇の隆起よりも大きい。下口唇は中央から 2/3 の長さで口角に向かって平らになっている。この平らさが重視されないと、不自然な結果を生じる。

人中には性的魅力があると考えられており、上口唇の輪郭を強調する。これは、あらゆる治療に必ず含める必要がある（Rejuvent, Medical Spa & Surgery、2017）。

### ■ グリッド

**セグメント マッピング**（→ Fig1.45、p. 29 を参照）

グリッドを使用して、正面図に長さと比率を記録できる。これにより、非対称性、ボリューム不足、比率を表現できる。フィラー材を注入すると、口唇の形、ボリューム、膨らみが変わる。

**4 分割**（→ Fig1.46）

口唇は、水平線と垂直線で 4 つの区分に分けられる。この口唇の分割方法は、セグメント アプローチを簡略化したものである。

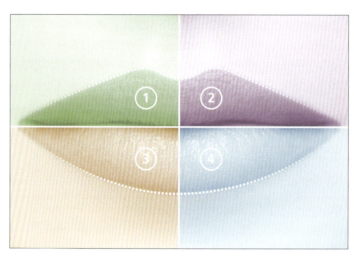

**Fig1.46** 4 分割グリッド：1 = UL、右 4 分割、2 = UL、左 4 分割、3 = LL、右 4 分割、4 = LL、左 4 分割。

### マッピングとランドマークポイント

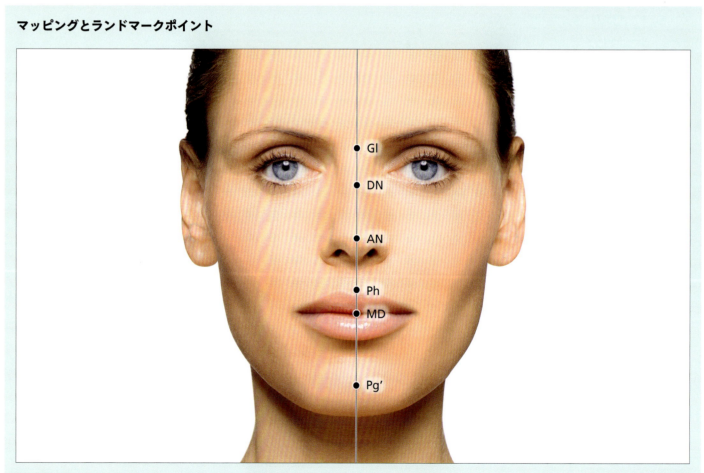

**Fig1.47** 眉間（GI）、鼻梁（鼻背、DN）、鼻先（鼻尖、AN）、人中（Ph）、および軟組織ポゴニオン（Pg'）を使用して、顔の正中線を示す。この診断基準には、歯の正中線（MD）も含まれる。

口唇領域の分析

■ 比率

**比率を使用したマッピング**（→ Fig1.47 〜 1.48）

顔の比率を考慮することは非常に重要である。比率とそれらの相対的な差異を理解することは、治療を成功させるうえで重要な影響を与える。

正面と側面から顔を測定するには、さまざまなアプローチが用いられる。ここでは、実用的な理由から、これら2つの観点から最も一般的に使用されるマッピング形式を採用することとした。さまざまな領域はランドマークを使用して定量化され、特定の比率と角度の関係を決定するために使用される。

### マッピングとランドマークポイント

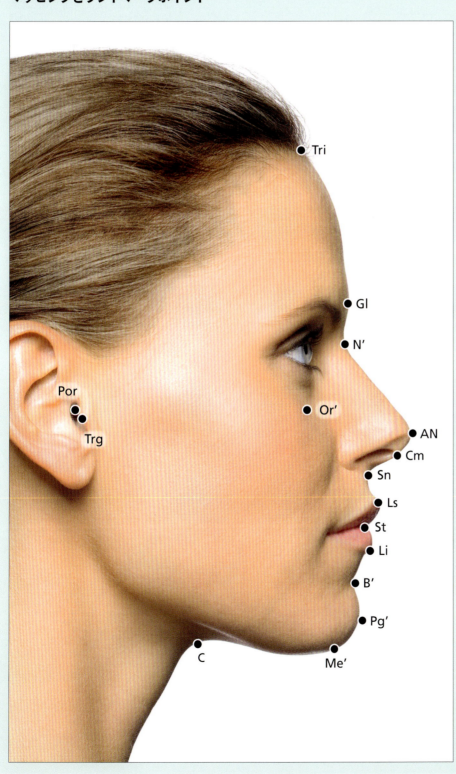

**Fig1.48** 側面図で最もよく使われる顔のランドマーク：

| | |
|---|---|
| Tri | トリキオン（生え際） |
| Gl | グラベラ：眉間（眉間の額の皮膚） |
| N' | 軟組織ナジオン（鼻の付け根の最深点） |
| Or' | 軟組織オルビターレ（眼窩縁の湾曲の最深点） |
| AN | 鼻先（鼻尖） |
| Cm | 鼻柱（鼻梁） |
| Sn | 鼻下点 |
| Ls | 上唇点（上口唇の最前縁） |
| St | ストミオン（閉口時正中口裂点） |
| Li | 下唇点（下口唇の最前縁） |
| B' | 軟組織B点（口唇オトガイ溝の最深点） |
| Pg' | 軟組織ポゴニオン |
| Me' | 軟組織メントン（オトガイの軟組織の最下点） |
| C | 頸点（オトガイの接合部。顎下および首の輪郭、首と喉の接合部） |
| Por | ポリオン（外耳道） |
| Trg | トラガス：耳珠。耳珠の尖った上端はトラギオン：耳珠点とよばれ、いくつかの測定に使用される。 |

口唇の基礎

**黄金の比率（A. Swift 博士による）−**
**「黄金比」による比率**（→ Fig1.49 〜 1.53）

　顔の測定のもう1つの方法は、黄金比の比率に従うもので、「全体と長い部分の比率が長い部分と短い部分の比率に等しい線分の分割比率を表す」（Becker Wegerich、2016 から引用）。

　これにより、1：1.6 の比率の原則が生まれる。この比率に一致するすべての対象物は、調和がとれていて美しいと認識される。1：1.6 の比率は、中世および現代の美術品、自然、建築物に見られる。たとえば、Leonardo Da Vinci（1452–1519）や Salvador Dali（Rejuvent、Medical Spa & Surgery、2017）の作品などである。

　中央ヨーロッパの美容医学では、この方程式は口唇を含む顔のあらゆる比率に適用されている。ここでは、「美の方程式」は黄金比に対応しているが、この方程式は他の文化的背景ではまったく異なる場合がある。したがって、たとえば、白人と異なる文化の美の方程式では、理想的な UL：LL 比は 1：1 と定義されている。これにより、顕著な口唇のボリュームを持つ口はほぼ丸い形になるが、これは通常、色白の白人には見られない。美容治療、「美容整形」のオプションを検討する際に、患者の文化圏で普及していない美しさの理想を採用すると、不調和な比率になり、治療結果が非常に目立つ可能性がある。一部の患者は、このオプションを明示的に要求してくる。

　黄金比に従った口唇のマッピングは、垂直方向と水平方向の両方で行われる。2つの方法のサイズの偏差は非常に小さい。Swift and Remington（2011）によると、完璧な唇の比率を得るには、人中縦列がキューピッドの弓の頂点の中心と正確に一列に並ぶ必要がある。鼻の幅は、目の内側の角の間の距離と等しくなければならない。これらの線から、下口唇の内側部分を導き出すことができる。これは、下口唇全体の 2/3 を占め、したがって下口唇の最大の部分である。

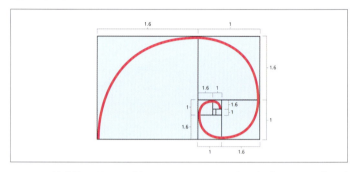

**Fig1.49** 黄金比の原理に従ってカタツムリの殻の螺旋をマッピングし、いわゆる黄金螺旋またはフィボナッチ螺旋を作成する。全体とそれより大きい部分の比率は、大きい部分と小さい部分の比率に等しくなる。

### 口唇領域における黄金比

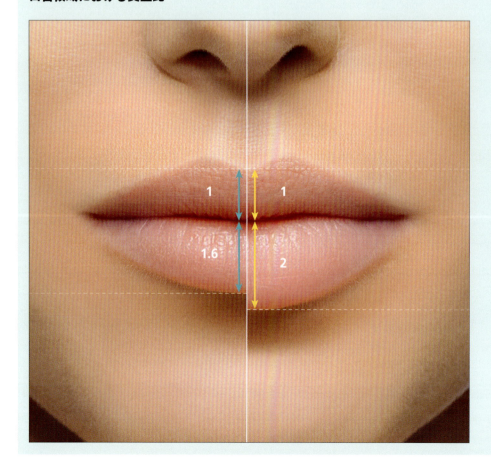

**Fig1.50** 黄金比（1：1.6）に従って線が引かれ、比率が 1：2 のキューピッドの弓。

### 口唇領域における黄金比（続き）

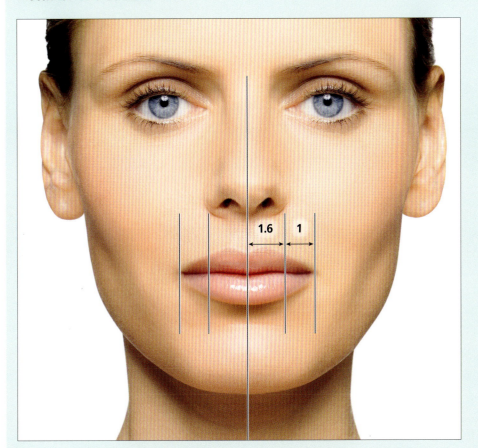

**Fig1.51** 黄金比（1：1.6）に従って口唇領域をマッピングした垂直線。

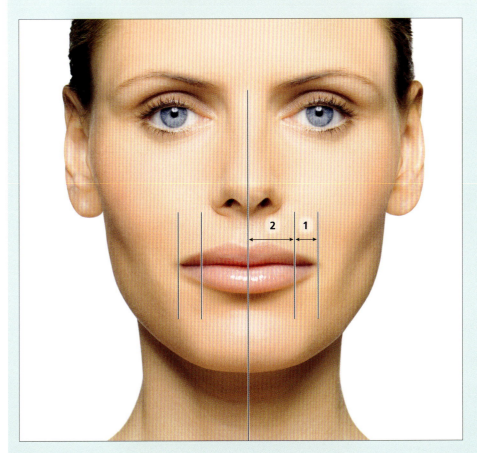

**Fig1.52** 比率2：1に従って口唇領域をマッピングした垂直線。

口唇の基礎

**口唇領域における黄金比**（続き）

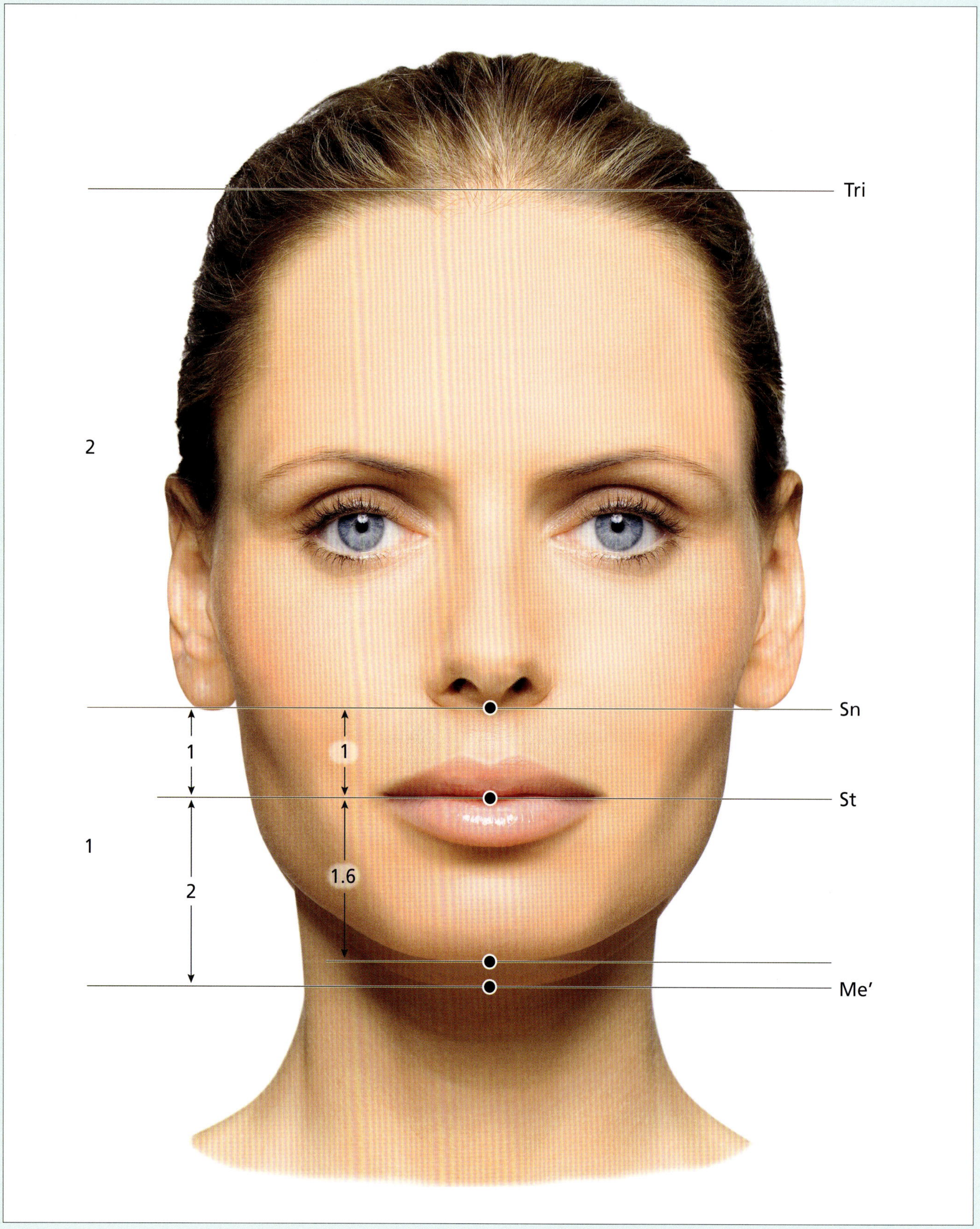

**Fig1.53** 黄金比（1：1.6）と比率1：2（Tri：外耳道、Sn：鼻下点、St：ストミオン、Me'：軟組織メントン）に従って口唇領域をマッピングした水平線。

口唇領域の分析

**黄金比の測定に使用するツール**

術者は、ノギスを使用して口唇の比率を評価する（→ **Fig1.54**）。これにより、比率が理想からどの程度ずれているか、また、どの領域を HA で修正すればこれらの比率を均一にできるかを判断できる（→ **Fig1.55 ～ 1.58**）。

このツールは、計算尺と同様に機能する。ノギスの小さい方の端を使用して領域を測定する（たとえば、上口唇 = 1）。大きい方の端がそれに応じて開き、小さい方の端と大きい方の端の開口部の比率が 1：1.6 になる。次に、この開口部を対応する方の端（下口唇 = 1.6）に当てる。こうすることで、下口唇と上口唇が黄金比に基づいて理想的な比率になっているかどうかをすぐに確認できる。この器具は、顔の他のすべての領域を測定するのにも非常に適している。

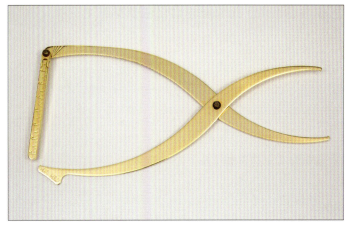

**Fig1.54** A. Swift 博士による比率の測定に使用するノギス：1：1.618 または 0.618：1。

**ノギスを使用した比率の測定**

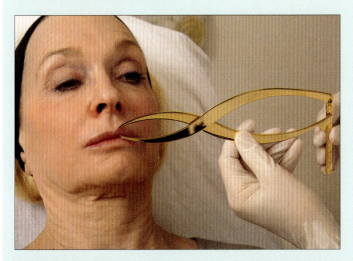

**Fig1.55** ノギスの小さい方の端を持ち、上半分を赤唇の上縁に、下半分を口唇の開口部に当てる。

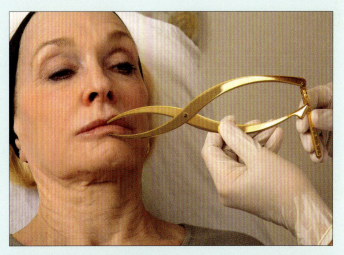

**Fig1.56** 下口唇についても同様の手順に従う。1：1.6 の比率に従った下口唇の望ましいサイズは、ノギスの大きい方の端にあるゲージで読み取ることができる。これにより、差異を正確に識別して均等にすることができる。

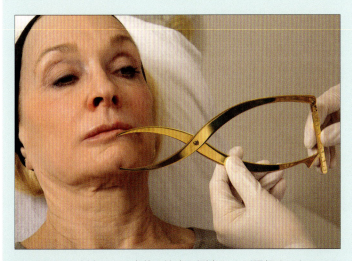

**Fig1.57** この方法は、口全体の比率を測定および評価するためにも使用できる。ここでは、顎は 4.8 cm である。

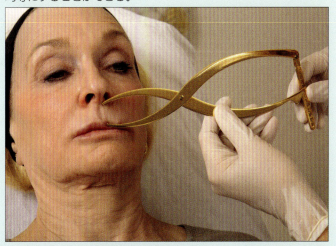

**Fig1.58** 結論：この患者は、上顎と下顎の比率に関して黄金比に相当する。

口唇の基礎

### 1.6.3 Daniel Brusco によるランドマーク
（→ Fig1.59）

より完全な視点を提供するために、スイスのチューリッヒの顎顔面外科医である Daniel Brusco のアプローチも掲載している。彼は親切にも、その研究結果をわれわれと共有してくれた。

■ **理想的なプロファイル**

**側面図**

厳密に側面から撮影した場合、上口唇（上唇、Ls）、下口唇（下唇、Li）、およびオトガイ（軟組織ポゴニオン、Pg'）の最前点が、鼻先（前鼻、Pn）と鼻翼の付着点（鼻翼、Ala）の中間点から測った線上にあり、完全垂直（改良シュタイナー線、S-line）と 82〜86°（男性の場合は 90°）の角度をなす場合、プロファイルは調和していると認識される。この場合、口唇は閉じているものの完全にリラックスしており、唇顎口蓋のくぼみは軟らかく（鋭い線や真の折り目がない）なっている必要がある。

**正面図**

正面図では、三分割法が満たされていれば、顔の前面の高さとして美的であると見なされる。この法則によると、口唇を閉じたときの鼻中隔の付着点（下鼻、Sn）と口角（ストミオン、St）の間の距離は、口角（口唇を閉じたとき）からオトガイの先端（軟組織メントン、Gn'）までの距離の半分である。口唇を少し開いた状態では、前歯の切縁がまだはっきりと観察できる必要がある（2〜4 mm）。一方、笑顔で口唇を開いたときは、歯肉の縁がわずかに見える程度（1〜2 mm）である必要がある。上顎および整形外科手術によって複雑に変化する際には、これらすべての点を考慮に入れることで、自在に調整して自然で審美的に適切な結果を生み出すことがでる。

■ **理想的なプロファイルからの逸脱**

口元領域の軟組織は、基礎となる歯‐骨格構造によって支えられており、その形状は個人によって異なり、それに応じて口元の軟組織の外観も変化するということを念頭に置くことが重要である。これらの形状の違いに関する十分な知識と正しい解釈は、どの治療戦略が有望で、どの戦略が有望でないかを判断する際に重要である。

特定の解剖学的条件下では、フィラー材注入による治療では調和のとれた結果を得るのに十分ではないことがすぐにわかる（→ 著者の治療推奨事項）（→ **Fig1.60〜1.64**）。

**Daniel Brusco による理想的なプロファイル比率**

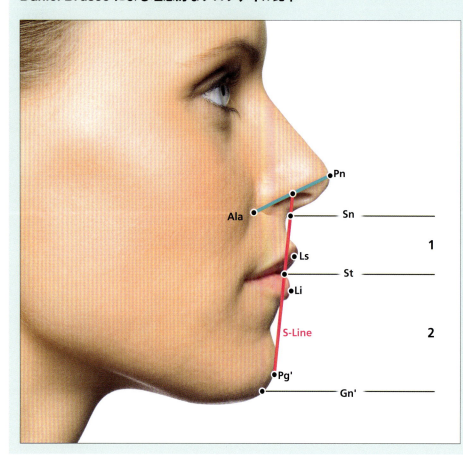

**Fig1.59** 最も一般的に使用されるランドマークとマッピング ライン（**Fig1.48**、p.31 参照）。口腔領域に限定され、口とオトガイの標準からの偏差をより適切に表すために 2 本のラインが追加されている（Brusco ら、2013 から引用改変）。

| | |
|---|---|
| Pn | 前鼻 |
| Ala | 鼻翼の付着点 |
| Sn | 鼻下点 |
| Ls | 上口唇 |
| St | ストミオン |
| Li | 下口唇 |
| Pg' | 軟組織ポゴニオン |
| Gn' | 軟組織メントン |

口唇領域の分析

## 歯と骨格の変異と口腔周囲軟組織

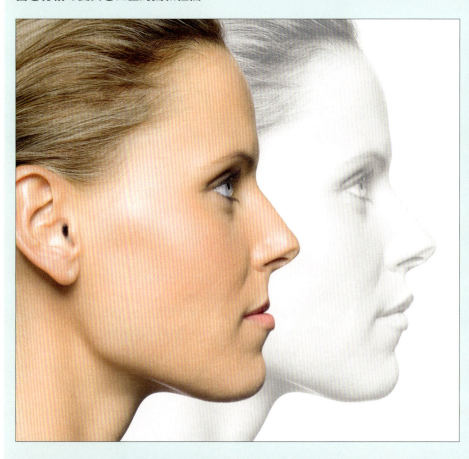

### 上顎が後方に傾きすぎている

**Fig1.60** たとえば、上顎が下顎または顔面に対して後方に傾きすぎている場合、自動的に上口唇全体が「垂れ下がった」状態、または反転した状態になり、鼻唇角が広くなり、口唇の輪郭が負になり、赤唇の反転が不十分になる。正面から見ると、上口唇は薄く、キューピッドの弓の支えが不十分で、人中は狭く目立たない。副鼻腔領域も平らになり、鼻唇溝は若い年齢でもほぼ全般的にみられる。同じ効果は、上顎前歯が垂直（または極端な場合は舌側に傾斜／後斜）になっている場合にも発生する可能性があり、これは歯列の叢生により2本の小臼歯を抜歯する矯正治療後に調整が必要になることが一般的である。

→ この場合、上口唇と上口唇の皮膚部分にフィラー材を注入することで改善できる。歯のずれや歯並びの悪さが原因の場合は、このずれを修正する対策を講じることで、結果を大幅に改善できる。

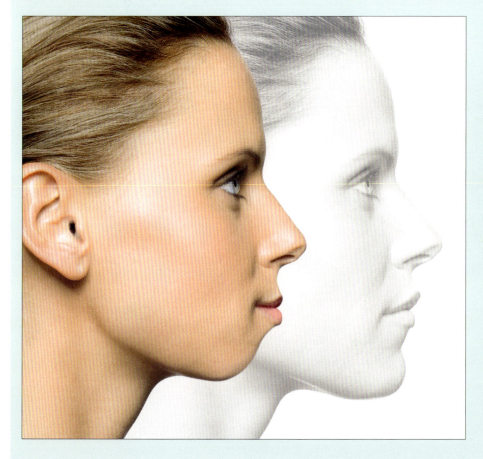

### 下顎が後退しすぎて下口唇が外側に反転している

**Fig1.61** 下顎が後退しすぎると、下顎が後退し、下口唇が過度に外反し、口唇の輪郭がマイナスになり、オトガイ唇溝が深くなったり、線状になったりすることがよくある。この効果は、下顎前歯が上顎の歯と接触していない場合や、下口唇が引っ込められる隙間ができている場合にもみられる。

正面から見ると、リラックスした状態で口唇を閉じることは通常不可能で、無理やり閉じる必要があり、それに応じて口唇の縁がシワになり（口輪筋の活性化）、オトガイの皮膚が引っ込んで、石畳様オトガイとよばれる状態になる（オトガイ筋の過剰活動）。

→ ここでは上口唇領域をわずかに改善できる。鼻と口唇の間のカーブは、鼻下部分をフィラー材で増大することでわずかにまっすぐにすることができる。後退したオトガイは、フィラー材を使用して調和させることはできない。

口唇の基礎

### 歯と骨格の変異と口腔周囲軟組織（続き）

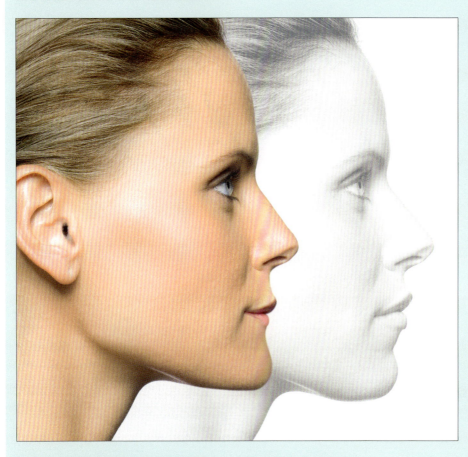

**下顎が前方に突出**

**Fig1.62** 下顎が前方に突き出ている場合、多くの場合、「頑丈な」（前歯の）印象に加えて、上口唇が狭くなり、オトガイ唇溝が平らになったり完全に消失したりし、場合によってはオトガイの上にプラトー（丘）が形成される。

一般的に、下顎前歯は可能な限り上顎前部との接触を維持しようとするため、歯槽突起内で後方に傾く。この傾斜の結果、下口唇への支持が不十分になる。

→ フィラー材で改善することは可能である。上口唇と下口唇のボリュームを均等にし、オトガイ唇溝をわずかに埋めることで、オトガイの突出を視覚的に軽減する。

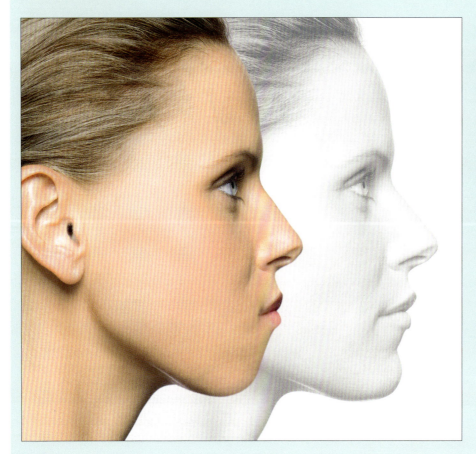

**顔面前面高の増加**

**Fig1.63** 前面の高さ（垂直寸法）の増加は、下にある骨に比べて既存の軟組織の量が不十分な場合、強制的に口唇を閉じ、前述の症状を引き起こす。下顎の縁は急勾配で、輪郭がはっきりとしない。

正面から見ると、これはいわゆるガミースマイル（笑っているときや口を閉じているときでさえ歯肉が過度に露出する）と関連していることがよくある。

→ このような場合、顎が後退しすぎるため、フィラー材で満足のいく結果を得るのは困難である。しかしボリュームを注入することで、上口唇をわずかに前に出すことができる。

### 歯と骨格の変異と口腔周囲軟組織（続き）

# 口唇領域の分析

### 歯と骨格の変異と口腔周囲軟組織（続き）

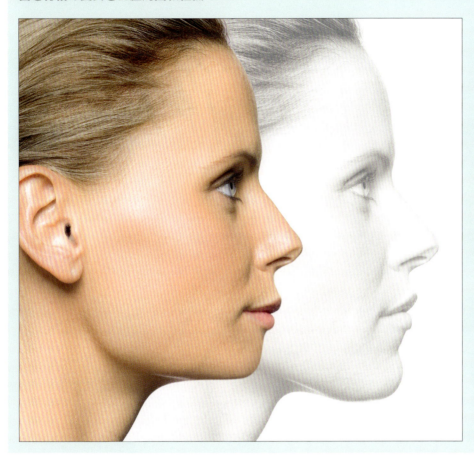

**垂直的高さの喪失**

**Fig1.64** 逆に、垂直寸法の喪失は軟組織の圧迫につながり、「アヒルぐち」になりがちである。これらの場合、三分割法に従うことははるかに困難である。下顎の端が目立つ傾向があり、顔がずんぐりして見えてしまう。

→ この場合、フィラー材注入による改善は限定的である。人中または上口唇の皮膚部分を盛り上げても、満足のいく結果は期待できない。

## 1.6.4 顔の表情と動きの分析

　口唇の形は、顔の表情に関わる筋肉の動きによって変化する。動的評価により、唇が動いているときにどのように動くかがわかる。たとえば、笑っているときに口唇が動くと、歯肉が露出したり（歯肉が見える笑顔）、歯が見えなくなるまで隠れたり（歯のない笑顔）する。これは、加齢の過程、歯質、解剖学的条件によって異なる。治療後は、表情を使って口唇の中でフィラー材がどのように動くかを確認することを推奨する。この内容では、写真記録を撮ることをお勧めする。

　口唇の血管の損傷により不規則性が生じることが多い口唇増大術の後は、不規則性が外傷性の腫れによるものか、フィラー材の不均一な注入によるものかを確認するために、患者に笑って「チーズ」と言ってもらうことが特に重要である（「チーズ」テスト）。後者は、表情を意図的に動かして口唇が引き伸ばされたときに、小さな盛り上がった塊として現れる。

　厚さと可塑性は、口唇のさまざまな表情によって分析できる（→ **Fig1.65～1.71**）。患者の初回診察時に徹底した写真資料（→ 3章2、p.60）を使用することで、ベースラインの状態の確かな証拠を得ることができる。色素異常、ヘルペス、傷跡、口唇の着色、タトゥーなどの口唇の特定の特徴は、クローズアップ写真で明確に記録する必要がある。次の図は、分析に使用できるいくつかの例を示している。

### 要点

分析に表情の動きが多ければ多いほど、分析と治療に関連する詳細をより正確に特定できる。ただし、その後のすべてのセッションで同じ詳細写真が同じ順序で撮影されるように注意する必要がある。

口唇の基礎

### 表情豊かな口唇の形状

■ 笑顔

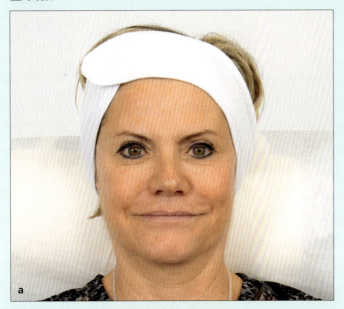
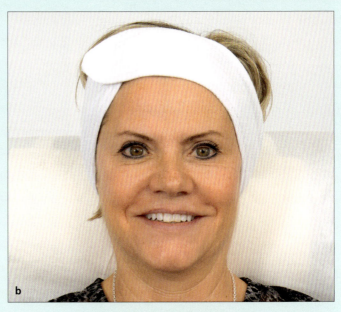

**Fig1.65 a+b**（**a**）口を閉じて笑うと口唇が薄くなり、口角の線が見えるようになる。（**b**）口を開けて笑うと口唇はさらに薄くなり、歯がはっきりと見える。

笑うと口が広がり、口輪筋が伸びて口唇が薄くなる。口角が上がる。歯と歯肉が見える程度、唇の幅、UL：LL比はすべて、治療前に特に注意して考慮する必要がある基準である。この点で、関係するさまざまな比率を尊重し、調和させることも重要である。唇にHA（フィラー材）を注入した直後、笑顔は非対称に注入されたボーラス（貯留）を押し上げるが、損傷した血管によって生じた小さな内出血は平らになる。患者が笑顔を見せることにより、術者は、非対称が不均一な材料の配置によるものか、血腫による腫れによるものかを確認できる。

■ 口角を下げる

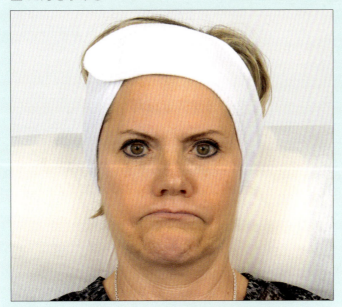

**Fig1.66** 患者に口角を下げるように頼むと、口角下制筋の活動を評価できる。高齢の患者の場合、これにより口腔周囲の影、口角の垂れ下がり、オトガイのシワが明らかになる。

■ 石畳様オトガイ

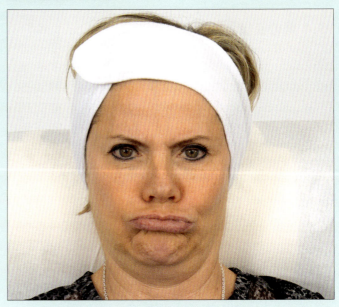

**Fig1.67** 口唇をふくれっ面にしてオトガイを緊張させると、オトガイ筋が活性化し、オトガイのシワ（顎のシワ）がより目立つようになる。石畳様オトガイは、アジア人の患者によくみられ、この場合はボツリヌス毒素による治療がHAよりも適している。ボツリヌス毒素はオトガイをリラックスさせて「長く」するからである。

口唇領域の分析

### 表情豊かな口唇の形状（続き）

#### ■ リラックスした口

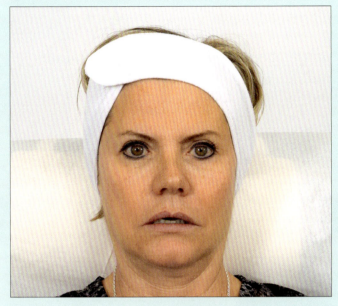

**Fig1.68** 口を開けてリラックスした患者の正面図には、色素異常、ヘルペス、傷跡、着色、タトゥーなどの口唇の特殊な特徴がはっきりと表れている。これらは、クローズアップ写真を使用して記録できる。口を開けてリラックスした状態で口角が垂れ下がるのは、必ずしもそうであるとは限らないが、否定的な感情の表れである可能性がある。特に高齢の患者では、頬の脂肪が多すぎるか皮膚の弾力性が失われているため、口角が垂れ下がる。

#### ■ 話す

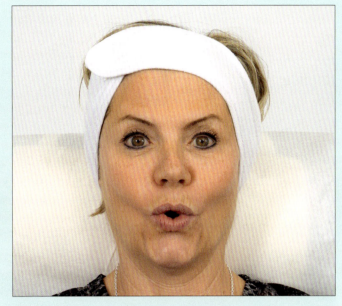

**Fig1.69** 人が話したり、歌ったり、あくびをしたりすると、唇は開いていて、笑顔のときよりもリラックスした形になる。話すときの唇の形によって、口元のシワや影が明らかになる。治療後の口唇の動きは、患者に話してもらうことでも評価できる。

#### ■ 「チーズ」と言う

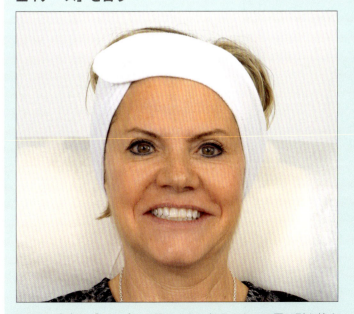

**Fig1.70** 患者に「チーズ」と言うように伝えると、口唇は引き締まり、薄くなる。これは、「チーズ」テストとよばれ、治療後に材料が均等に分布しているかどうか、または非対称性や結節が生じていないかどうかを確認するのに非常によい方法である。

#### ■ すぼめた口唇

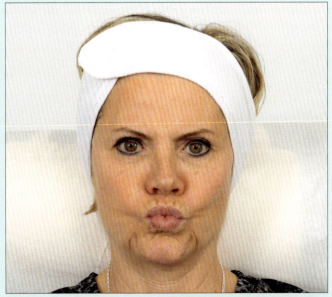

**Fig1.71** 口唇がすぼめられると、口輪筋が収縮し、口唇を引っ張る。その結果生じる口元の線やシワの可視性は、老化の進行度を明確に示す。口元の細かい「波紋」と下口唇の周りの大きな影の間には、さまざまな過程が考えられる。

口唇の基礎

### 1.6.5 触診

口唇を触診することで（→ **Fig1.72**、**1.73**）、術者は口唇の状態を感じ、以下の特徴を評価することができる。

- 温度
- 水分
- 表面の硬さ
- ハリ
- 瘢痕
- 痛み
- 容積
- 結節、硬結

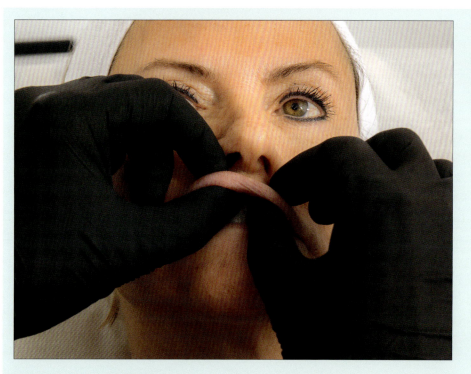

**Fig1.72** 最適な口唇の治療を計画する際には、上口唇と下口唇の触診による分析が重要である。たとえば、リンパ節や傷跡は、以前の治療や怪我の徴候であり、治療を複雑にする可能性がある。

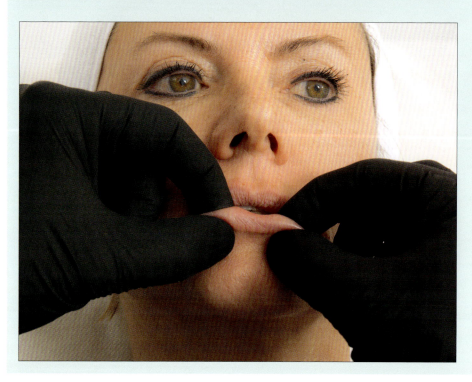

**Fig1.73** 若くて引き締まったなめらかな口唇は、皮膚の張りが緩んでいる口唇や、皮膚が非常にもろく、ひび割れやシワがある口唇よりも、フィラー材による増大が容易である。

## 1.7 Merz スケール

これらの画像（フランクフルトの Merz Pharmaceuticals GmbH の許可を得て引用改変）は、口唇のさまざまな側面を示している。各 5 段階スケールは、5 段階の変化を示している。スケールは、術者がベースライン状態を評価するのに役立つ。これによりさまざまな潜在的な治療オプションを生じる。スコア 1 は、きれい（シワがない）口唇を表し、通常は予防的にしか治療できない。スケールはスコア 2 から 5 まで段階的に進み、スコア 5 は、関連する変化の最も顕著な形態を表している。

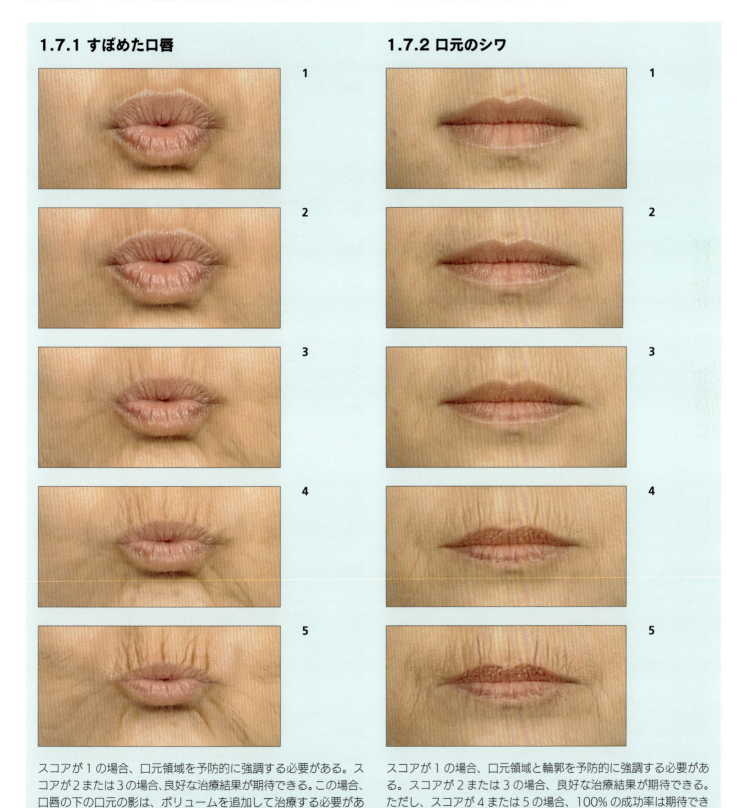

### 1.7.1 すぼめた口唇

### 1.7.2 口元のシワ

スコアが 1 の場合、口元領域を予防的に強調する必要がある。スコアが 2 または 3 の場合、良好な治療結果が期待できる。この場合、口唇の下の口元の影は、ボリュームを追加して治療する必要がある。スコアが 4 または 5 の場合、100% の成功率は期待できないが、連続した複数の治療が必要になる。

スコアが 1 の場合、口元領域と輪郭を予防的に強調する必要がある。スコアが 2 または 3 の場合、良好な治療結果が期待できる。ただし、スコアが 4 または 5 の場合、100% の成功率は期待できないが、連続した複数の治療が必要になる。

口唇の基礎

### 1.7.3 口角／口角部

### 1.7.4 鼻唇溝（ほうれい線）

スコアが2～3であれば、ある程度改善が見込めるが、スコアが5の場合は、より難しい治療技術が必要になる。この段階では、口角部の垂れ下がりを完全に矯正できるとは限らない。

鼻唇溝はつねに口腔領域の全体像の一部であるため、口唇の治療には鼻唇溝を含めることが重要である。スコアが2～4の場合、カニューレ（注入）技術または鋭針を使用することで、非常に良好な治療結果が得られる。ただし、スコアが5の場合は、複数の技術を組み合わせて使用する必要がある。さらに、ベースラインスコアが4または5の場合、鼻唇溝を完全に矯正することは難しい。

Merz スケール

**1.7.5 マリオネットライン**

1
2
3
4
5

スコアが2〜3であれば、ある程度改善が可能であるが、スコアが5の場合は、より難しい治療技術が必要になる。この段階では、マリオネットラインを完全に修正できるとは限らない。

**1.7.6 口唇のボリューム**

1
2
3
4
5

口唇が若い場合は、萎縮して老いた口唇よりも治療目標の達成がはるかに容易である。ここでは、おもな目的は、口唇の形を変えてボリュームを増やして美化することである。元の形を尊重することで、治療結果はつねに顔に調和して溶け込むはずである。

Illustrated Guide "リップス"

# 2 コンサルテーション

| | | |
|---|---|---:|
| 2.1 | 患者の希望 | 48 |
| 2.2 | 医療歴と診察 | 50 |
| 2.3 | 禁忌事項 | 50 |
| 2.4 | 分析と所見 | 51 |
| 2.5 | 資料取り | 51 |
| 2.6 | カウンセリング、インフォメーションセッション（インフォームドコンセント、術前説明等） | 51 |
| 2.7 | 予算管理 | 51 |
| 2.8 | 治療計画 | 52 |

# 2 コンサルテーション

コンサルテーションには出発点と終着点がある。"自然な美は目指すべき終着点"（Swiftら、2017年）という言葉があるように、この長い道のりにはシステマティックなアプローチが必要である。さまざまなコンサルテーション法があるなかでも、ここではいくつかのコンサルテーション法を紹介する。

フィラー（充填物）注入治療において、コンサルテーション内の医療歴聴取は非常に重要である。一般的な治療と違い、患者の来院動機は病気を治療することではない。したがって、美容関連治療は病気に対する治療というよりも術者のカウンセリング、テクニック、および芸術的なスキルが求められている。美容関連治療の場合、術者は患者の希望をしっかり聞いて、実現可能なのか、かつ実現できる限度についてしっかりと偽りなく話し合わなければならない。

コンサルテーションで次の要素を取り入れることを推奨する：
1. 患者の希望
2. 患者の病歴、および感情的背景
3. 禁忌事項
4. 分析
5. 診察および所見
6. 資料取り
7. カウンセリングとインフォメーションセッション（患者説明・情報提供）
8. 予算管理
9. 治療計画

## 2.1 患者の希望

### 2.1.1 モチベーション

患者は自身の見た目を変えたいと思ったきっかけとして、願望としての要因が挙げられる。美を追求する患者らは、気になるところを変えたいという共通点がある。患者の目指したい美には、少しでも満足できるように小さな変化を希望する人から、美への執着が強く自分が別人になるような大きな変化を求める人もいる。施術で望まれる変化の程度は患者によりさまざまである。

患者が目指していることを理解するには、患者の希望および自分を変えたいと思ったきっかけをしっかり理解しなければならない。SNSの写真を参考に目指すべき方向性の理解に使用することはできるが、その写真と同じように治療を行うべきではない。また、患者の出身と文化的背景も理解しなければならない。例えば、上口唇：下口唇（Upper Lip：Lower Lip）（UL：LL）の比率で、ロシアの場合は1：1、南米で2/3：1/3、ヨーロッパは1/3：2/3が理想の比率となる。

一度治療歴がある部位をすぐに変えるような治療を求める患者は、治療に対して満足することは困難である。このような美容関連治療に対する中毒性がみられることもある（美のノイローゼ）。

よくある治療に対する動機は自身の見た目に対する不満である。理由としては、元々自身の見た目が気に入らない、加齢によって見た目が気にいらなくなった、またはその時のファッショントレンドによるものがある。最近の患者らは、自分は何が欲しいのか数年前と比べて意思がはっきりしている。口唇の見た目をよくし、若返らせるために美容クリニックに足を運んでいる患者らは治療の結果へ自然な見た目を求めている。しかし、患者の年齢や口唇の形態によって、患者自身が求めている終着点を実現することが困難な場合があり、それを理解できていない場合がある（第1章 1.6.4、p.36参照）。

### メモ

**身体醜形障害**（または身体醜形恐怖症）は自分の外見に対して異常な不安を抱く疾患であり心理的要因が大きい。身体醜形障害をもつ人は、SNSやメディアの影響によりつねに他人との見た目の比較に執着している。自分が醜いという恐怖心、および美容に対する多大な希望や期待を抱いている（Thressら、2010）。これにより、美容関連治療に対して満足できず、つねに術者を変えて何度も治療を受けることがある。患者からより多く情報を得られれば、患者の治療に対するモチベーションをより理解することができる。

また、詳細に記録を取ること、および写真資料撮りを行うことでより効果的に治療後と初診時の状態を比較することができる（Thressら、2010）。

### 注意点

**フィラー（充填物）による解剖学的構造の変化：**
解剖学的な構造によってフィラーが入るスペースが決まる（Rejuvent、Medical Spa & Surgery、2017）。元々薄い口唇には自然に膨らませることが不可能な場合がある（Fig2.1参照）。フィラーが入るスペースがないことが多く、その場合口唇が前へ突出する「アヒルぐち」様形態になることがある。

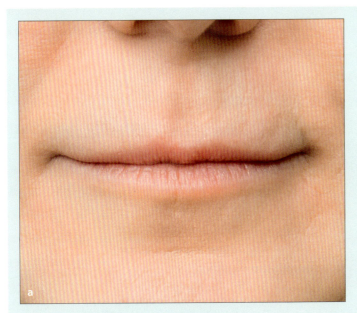
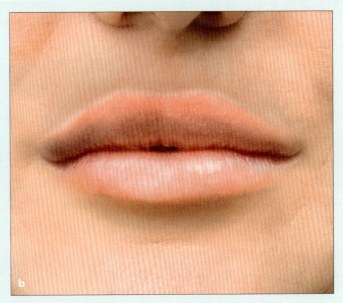

**Fig2.1 a+b** 同様の患者で、(a) 薄い口唇と (b) ふっくらした口唇の比較。

### 2.1.2 ファッションおよびトレンド（流行）

2020年に本書を執筆している際、筆者らは毎日のようにSNSやメディア、広告、芸能人による自己の"美"の改善に関連する情報をたくさんみてきている。多くの人はファッショントレンドの影響により、自分の口の形を変えたいと思っている。例えば、ヨーロッパの若い女性の間では口唇を蜂に刺されたかのようなふっくらした口唇（ディンギーリップ〈ゴムボート、あるいは小舟様口唇〉ともいう、**Fig2.2 参照**）が流行している。一方でアジアでは手術とフィラーを併用してハート型の口にする傾向がある（**Fig2.3**、タイのApple先生の許可により掲載。www.dotorappleclinic.com）。

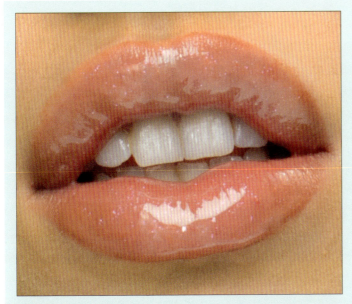
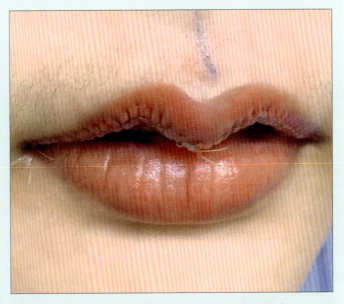

**Fig2.2** ヨーロッパのファッショントレンド：蜂に刺されたかのようなふっくらした口唇。ディンギーリップ（ゴムボート、あるいは小舟様口唇）ともいわれる。

**Fig2.3** アジアのファッショントレンド：ハート型口唇（www.doctorappleclinic.com）。

### 2.1.3 若返りたい欲望

年配の患者のケースで、患者が目指したい美が実現できない場合がある。このような患者では、鏡を見ながら治療で得られる結果と限界についてしっかり話し合い、患者が期待している結果をどこまで実現できるかディスカッションしなければならない。

## 2.1.4 増大する量および予算

治療歴がない患者に対して、何度か通院する必要がある場合と、使用する量も多い場合がある。多くの場合、口唇のみを治療するだけでは患者の見た目全体を美化するには足りない。そのため、例えば、口唇増大に加えて口唇周囲も治療することがある。

患者の予算によっても理想的な治療が受けられない場合が多々ある。予算が足りない場合、患者の希望リストのなかで予算内に収められる治療部位を選択しヒアルロン酸（HA）注入を行う。予算内で使用できるHA量を広い範囲に分散して使用するよりも、治療部位を限定するほうが患者は治療結果をはっきり確認することができる。

## 2.2 医療歴と診察

口唇増大治療前に皮膚の状態確認、治療前の審美的および医療的な状態、およびライフスタイルを含んだ患者の医療歴の聞き取りと検査を行う。また、出身、文化的背景、および性別関連の特徴も記録していく。HA治療の適応症例、禁忌症例を判定するには医療歴を詳しくとることが重要である。問診票で次のようなことを問診する：

- 年齢にともなう変化
- 肌の特徴
- 過去に美容関連治療を受けたことがあるか
- 手術について
- 服用・使用している薬があるか
- 感染がないか
- 傷の治癒が遅いか
- ケロイド形成がないか
- 何かに対するアレルギー反応、および / または不調が現れたことがあるか
- 自己免疫疾患であるか
- メタボリック症候群であるか
- 甲状腺関連疾患であるか
- 出血しやすい傾向があるか
- 妊娠しているか
- ライフスタイルと癖について

## 2.3 禁忌事項

### 2.3.1 問題となる事項

問題となる事項は次のようなことが挙げられる：

- 老いた口唇
- 非対称な口唇
- 乾燥しやすい口唇
- 治療歴のある口唇
- 傷ついた口唇（永久的なメイクアップ処置がされている、またはヘルペスによるもの）

### 2.3.2 相対的禁忌

患者に次のような診断や状態があれば、治療は術者の判断・責任で行う：

- 免疫抑制がみられる患者
- 18歳以下の子どもや思春期に入った患者（例外の場合のみ治療する）
- ケロイドになりやすい傾向の患者
- 非ステロイド系抗炎症薬を使用している患者
- 結合組織の異常がある患者
- 皮膚が薄くアトピーである患者
- サルコイドーシスがある患者
- 抗凝固薬を服用している（服用を止める場合は、中断期間をしっかり計算すること）および / または血液凝固異常の患者
- 自己免疫疾患がある患者（ケースバイケースでしっかり症例を選択して行う。後述第2章 2.3.4参照。特別なモニタリングが必要）
- 肉芽組織形成による炎症がある患者
- 最近皮膚はく離処置、レーザー治療、または、ケミカルピーリングを行っている患者
- レンサ球菌の感染がある患者（例：反復性扁桃炎）

### 2.3.3 一般的な禁忌症例

フィラー材の添付資料をしっかり読んで、禁忌症例を理解する。HAフィラー治療が禁忌である一般的な病気や状態を次に挙げる：

- 以前に非吸収性の材料の注入歴がある、または注入材料が不明な場合
- 過去にフィラー注入治療で併発症が生じたことがある場合
- 口角が割れている、傷がある、または炎症がある場合
- 妊娠している場合
- 6か月以内に顔の手術を行っている場合
- 傷跡が多い場合
- 急性感染がある場合
- 炎症がある、および割れている口唇
- 口唇周囲にニキビがある場合
- 急性ヘルペス感染がある場合
- 出血がみられる場合

### 2.3.4 特定の疾患の状態による禁忌

次のような自己免疫疾患に対して、ケースバイケースに調査し治療可否を判断する。口唇の治療を行う場合、しっかりモニタリングを行わなければならない：

- 水疱性類天疱瘡

- 好酸球性多発血管炎性肉芽腫症（Churg-Strauss症候群）
- 潰瘍性大腸炎
- Duhring疱疹状皮膚炎（Duhring's病）
- 皮膚筋炎
- 後天性表皮水疱症
- 特発性血小板減少性紫斑病
- 全身性エリテマトーデス
- クローン病
- 多発性硬化症
- 紅斑性天疱瘡
- 落葉状天疱瘡
- 尋常性天疱瘡
- 再発性多発軟骨炎
- 乾癬
- IgA血管炎（旧名：Henoch-Schönlein紫斑病）
- リウマチ熱
- 関節リウマチ
- 巨細胞性動脈炎

### 留意事項

- 甲状腺機能低下症は、注入されたものが健康な人よりも体内に長く残る。
- 甲状腺機能亢進症は、注入されたものが健康な人よりも体内に短く残る。
- 外因性ホルモンによるHA分解への影響は明らかになっていない。

## 2.4 分析と所見

正確に検査での所見を記録したり、治療の結果を予想するにはさまざまな分析テクニック（第1章1.6、p. 27参照）を応用する。分析の質がよいほど、診察による所見より正確に記録できるうえに治療結果の予測もしやすくなる。集めたデータや情報に基づき、術者はHA治療の可否の判断として使用できる。これらのデータは患者の資料として保存される。

## 2.5 資料取り

総合的な患者資料は、患者の医療歴、写真資料、問診票、インフォームドコンセント、および治療内容と計画書が含まれる（第3章3.1、二次元コード、p. 60参照）。治療の適応症、リスクと副作用、代替治療オプションについて、初期治療および追加治療についてしっかり患者に理解してもらい、署名をしてもらう必要がある。上記を誤ると、患者に損害を与えてしまうことが考えられる。

## 2.6 カウンセリング、インフォメーションセッション（インフォームドコンセント、術前説明等）

術者は患者のカウンセリングおよび説明を行う義務がある。インフォメーションセッションで正確に治療に関するアドバイスをする際に、先述した必要な情報をしっかり集め、治療後の結果と比較に利用できる術前資料を集め、それに基づいて患者に詳細かつわかりやすく説明しなければならない。

口唇の治療を希望されたら、患者に少し前に撮影した写真をみせてもらうように伝えることが推奨される。患者の治療での希望や治療結果が実現可能か確認したうえで、治療後と比較できるように必要な資料を取り、口唇の状態や所見を分析・計測し、患者と目指すべき治療結果が術者と一致しているか確認し、書面にすべて記録していく。

患者の客観的な要素もしっかり話し合って、それを目指すべき治療結果にあてはめるように記録する。その後、患者の条件と目指したい治療結果によって実現性を判断する。

患者が求める審美的要求が高く、そしてファッションに影響されている場合、術者はそれをうまくコントロールし、実現可能なレベルにもっていく必要がある。段階的に患者と話し合いながら、自然な外見になる目標でお互いの考えを一致させるべきである。

初診時では、術前分析、資料取り、カウンセリング、および治療計画をしなければならないため治療後のフォローアップよりも時間を長く要する。また、初診時の患者は緊張している場合が多く、患者の気持ちに寄り添いながらコミュニケーションしなければならない。

## 2.7 予算管理

はっきりした予算管理によって治療結果を最大限にもっていくことができる。例えば、提示された治療に対して経済的な理由で受けられない場合、段階的に少しずつ治療を受ける提案をすることによって患者の経済的な負担を分散して無理なく治療を受けられるようになる。これによって患者の信頼と協力度を高めることができる。使うフィラーの量が多い場合、増大させる部位を段階的に施術するとよい。

治療コストを計算する際にはさまざまなことを考慮しなければならない。住んでいる国や地域およびその経済状況によって変わってくる。例えば自給自足のスイスの高い生活費と、生活費が低い国では考え方が変わってくる。また、地域によっても変わったり（その地域の人口、アクセスのしやすさ、クリニックが所在する地域の平均収入等）、治療のコスト、その他クリニックとの価格的競争、および術者（スキル、経験、治療に対するモチベーション、セールスポイント、クリニックの理念、他院と差別化できるようなポイントをもつ等）に影響される。これらの要因は予算管理に影響するた

# コンサルテーション

め、最終的な治療コストを決める前にすべてを考慮しなければならない。

術者の治療に対するモチベーションも大きなポイントとなる。術者のモチベーションは美容に対する情熱があって患者に笑顔を与えたいという気持ちでやっているのか、患者要求に対してストレスなくこなせるのか、それか単純にお金を稼ぎたいだけなのか。治療を行うモチベーションに基づきしっかりしたビジネスプランを作成しそれに沿って行えば、モチベーションが何であろうが成功に導かれるであろう。

その他クリニックの料金は、簡単にwebで調べることができ、これらの料金を基準に利益が得られるよう料金を設定することができ、また試験的に基準料金よりも少し高めに設定してみることもできる。

情報の透明性という観点で、事前に治療の料金表を準備することにより、患者がこの料金表を基準に治療を決定する助けとなる。料金設定のコツとしては、料金に幅をもたせることである。例えば、HA量を2.0 mL以上使用する場合にも対応できる料金設定にすることなどが挙げられる。

## 2.8 治療計画

治療計画には、治療方法、使用する材料、および使用する材料の量を詳細かつ正確に含めなければならない。

HA治療の結果を長期的によい状態にするためには一度きりではなく、定期的に治療を続けなければならない趣旨も含まなければならない。治療部位が何箇所もある患者は、一度にすべて行うよりも、何回かに分けて治療を行ったほうが患者負担を減らすことができる利点もある。

治療計画では、長期的に老化による変化を防ぐため、また治療を何回かに分け、口の状態を徐々に改善していくような計画を含まなければならない。治療計画に施術内容とスケジュール、支払いスケジュール、および各治療結果の予想について記載することが必要である。治療期間は1～2年にわたる場合がある。

治療計画を作成する利点は、治療で得られる結果の説明、治療に関連する支払いの計画、および全体的な治療期間がわかることである。計画があることで、患者が治療に対する安心感をもち、かつ短期ではなく長期的な時間をかけて治療を行うように誘導することができる。

治療計画において次のようなことをはっきり伝えなければならない（SattlerおよびSommerら、2015）：
・予想される治療結果はどのようなものか
・治療開始から早くてどのくらいで効果を確認することができるか
・どのような支払い方法があるのか
・治療効果はどのくらい持続するのか
・治療後の不快感や治療後に生じる不便なことについて

### 2.8.1 実際の症例に基づいた口唇の治療計画のたて方

本症例では、数ステージに分けて行ったオプションの治療を示す（**Fig2.4～2.13**）。この症例は、実際に施術を受ける女性患者に合わせた治療になるため、すべての患者には適応できないことを留意していただきたい。本治療を実行するための最低限の条件は、治療を受けるための予算が足りていること、治療に協力的なことである。

一般的ではないが、例として口だけにフォーカスした症例を紹介する。

本症例の口唇治療の流れを次のようにまとめた：
・病歴および所見
・今回の治療は初めて、またはこれまでに受けたことがあるのか
・患者の希望（例：若返りおよび美容目的）
・予算の上限の有無
・治療計画
　－第1回のセッションで治療内容を徐々に理解してもらう
　－始めから若返りを優先に行う
　－段階的に口唇のボリュームを増やす
　－治療間隔を決める

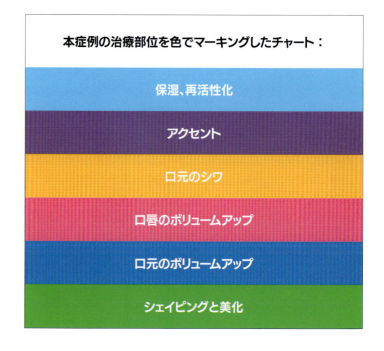

治療計画

## 9か月間にわたる治療計画

長期的に徹底した治療を行うには正確な分析や、詳細な写真資料撮りを行わなければならない。

### 分析

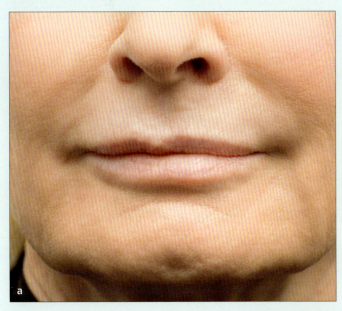
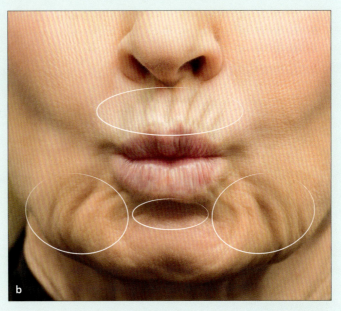

**Fig2.4 a+b** 口がリラックスした状態の60歳女性患者の治療前の状況（**a**）。過去に同じような治療を受けたことがある。口唇をすぼめた状態で確認できる口元のボリューム低下にともなう影がある（**b**）。

- 老化による口唇のボリューム低下が少し確認できる
- 口唇が非対称である
- 不均一な口唇の輪郭
- オトガイにシワが目立つ
- 平らになった人中
- 皮膚の乾燥（口唇と口まわり）
- 口まわりのたるみ
- 口角がわずかに下垂している

### 口唇のセグメントマッピングによる分析

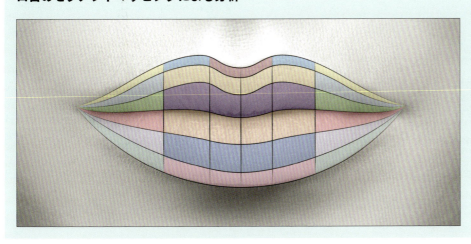

**Fig2.5** グリッド線で口唇にセグメントマッピングを行うことで、非対称性、不均一性、およびボリュームが不足している部位の確認ができる。グリッドテンプレートを患者の口唇上にあてることで、問題や治療すべき部位を確認することができる。グリッドに基準点をつけることで、患者と合意した改善すべき部位の確認ができる。

コンサルテーション

### 4分割テンプレートを使用した分析

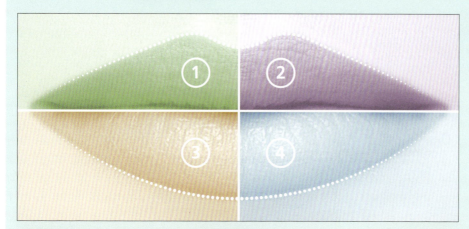

Fig2.6 4分割テンプレートを使用することにより口唇の4区分の比率を比較できる。各区分と、その他区分の比較にも使用でき、比率に問題ないか確認もできる。

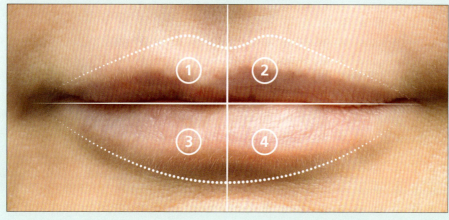

Fig2.7 このような分析テンプレートを使用することで、口唇の非対称性を確認することができる。

"キューピッドの弓"が右側に寄っていることがわかる（患者の観点から）。上口唇の右側が小さく、薄く、そして中心の中に折り曲がっているようにみえる。結節部は真ん中ではなく右寄りに確認できる。2本の人中柱が平坦になっており、特に右側のほうが鮮明である。人中の右の輪郭付近に傷も確認できる。下口唇の右側は平坦で薄く、および長さは短く、左側より形がはっきりしていない。下唇の中心は"キューピッドの弓"の中心と平行になっている。

### 治療計画

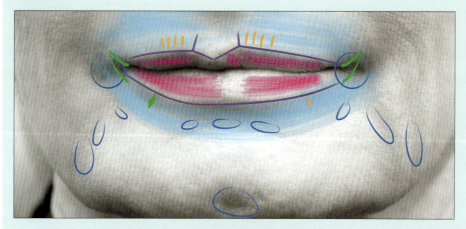

Fig2.8 口唇および口周囲に治療する部分をマーキングし、次のような処置を行う：
- 口周囲（口元）の保湿および再活性化
- 輪郭形成およびアクセントをつけることによる形態の明瞭化
- 非対称性を改善する
- ボリュームを増やす
- オトガイにみえる影とシワをなくす
- 口角を上げる
- 口唇を潤す
- 口周囲（口元）のシワの除去

　上口唇の非対称性を改善するには、人中を明瞭化するために輪郭形成を行うとよい。これを行うには、1.0 mLを右人中柱のすぐ近心側に注入することでセンタリングを行うことができる。左側の結節にもアクセントをつけるため、0.02 mLのHAを注入する。上口唇の右側にボリュームを増やすことで左側とバランスがとれる。下口唇をテクニック42で0.5 mLのHAで増大を行う（第9章9.6.6、p.294参照）。下口唇の右側に関しては、ボリュームを増大することで左側とバランスがとれるようになる。口唇が対称的になってからその他の口唇治療を数回に分けて行うことができる。活性化は3セッション連続で行うとコラーゲン新生を促すことができる。最初のセッションを基準に次のセッションの流れが決まる。

## 治療計画

### 第1セッション：1月の始め

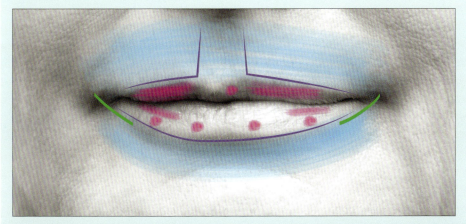

Fig2.9

- 口元（口周囲）の活性化および保湿
- 輪郭の安定化
- 人中のバランスを整え、シェイピングを行う
- ボリュームの均整化
- 口角を緩やかに上げる
- 口唇幅の拡大

| 治療* | テクニック番号 | HAサイズ | UL | LL | PU | PL |
|---|---|---|---|---|---|---|
| 輪郭 | 6 | M | 0.3 | 0.35 | – | – |
| 人中 | 9 | M | 0.2 | – | – | – |
| 口角 | 39 | M | – | 0.4 | – | – |
| ボリューム | 18 | M | 0.3 | 0.3 | – | – |
| 結節 | 27 | | 0.05 | – | – | – |
| 活性化 | 1 | XS | – | – | 0.5 | 0.5 |
| HAフィラー量（mL） | | | 2.9 | | | |

Table2.1 *HAの量はmLと表す。手技に関しては関連するテクニック（テクニックは番号でまとめている）を参照する。最終決定された治療計画に必ず使用する商品名とロット番号を記載する。UL：上口唇、LL：下口唇、PU：口元の上の部分、PL：口元の下の部分。

### 第2セッション：2月の始め

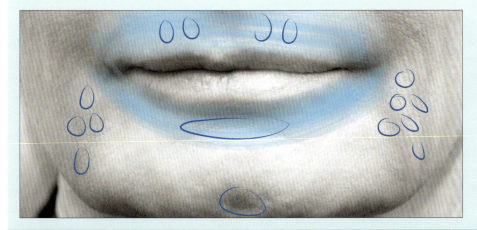

Fig2.10

- 2回目の口元の活性化および保湿を行う
- 口元の影にフィラーを注入する［垂直（vertical）注入テクニック］
- オトガイ溝に注入する
- オトガイ唇溝に注入する

→ 2回目の活性化および口元のボリュームアップは2回目のセッションに予定されている。

| 治療* | テクニック番号 | HAサイズ | UL | LL | PU | PL |
|---|---|---|---|---|---|---|
| 活性化 | 2 | XS | – | – | 0.5 | 0.5 |
| 口元の影 | 31 | M | – | – | 0.4 | – |
| オトガイ唇溝 | 29 | M | – | – | 0.4 | – |
| オトガイの増大 | 30 | M | – | – | 0.2 | – |
| HAフィラー量（mL） | | | 2.0 | | | |

Table2.2 *HAの量はmLと表す。手技に関しては関連するテクニック（テクニックは番号でまとめている）を参照する。最終決定された治療計画に必ず使用する商品名とロット番号を記載する。UL：上口唇、LL：下口唇、PU：口元の上の部分、PL：口元の下の部分。

### 第3セッション：3月中旬（6週間後）

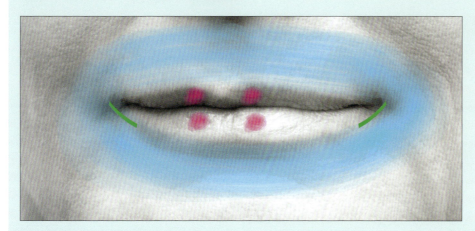

**Fig2.11**

- 口元の3回目の活性化、保湿を行う
- 追加治療、赤唇のボリュームアップを行う
- 口角を緩やかに上げる

→ この第3セッションで活性化およびアクセント付けを終える。

| 治療* | テクニック番号 | HAサイズ | UL | LL | PU | PL |
|---|---|---|---|---|---|---|
| 活性化 | 1 | XS | – | – | 0.5 | 0.5 |
| ボリューム | 5 | M | 0.2 | 0.2 | – | – |
| 口角 | 37 | | – | 0.2 | – | – |
| HAフィラー量（mL） | | | 1.6 | | | |

**Table2.3** *HAの量はmLと表す。手技に関しては関連するテクニック（テクニックは番号でまとめている）を参照する。最終決定された治療計画に必ず使用する商品名とロット番号を記載する。UL：上口唇、LL：下口唇、PU：口元の上の部分、PL：口元の下の部分。

### 第4セッション：6月下旬

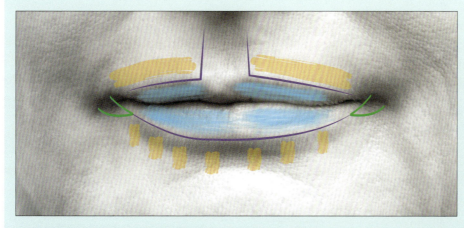

**Fig2.12**

- 輪郭および人中の修正・追加治療を行う
- 口元のシワにフィラーを注入する
- 赤唇の活性化を行う
- 口角挙上を行う

→ 第4セッションでは、輪郭をより明瞭にし、および口元のシワにフィラーを注入する。口唇が乾燥している部分を保湿する。

| 治療* | テクニック番号 | HAサイズ | UL | LL | PU | PL |
|---|---|---|---|---|---|---|
| 口元のシワ | 11 | XS | 0.1 | 0.1 | – | – |
| 人中 | 9 | M | 0.2 | – | – | – |
| 輪郭 | 7 | M | 0.4 | 0.4 | – | – |
| 口角 | 38 | M | – | 0.4 | – | – |
| 活性化 | 3 | XS | 0.2 | 0.2 | – | – |
| HAフィラー量（mL） | | | 2.0 | | | |

**Table2.4** *HAの量はmLと表す。手技に関しては関連するテクニック（テクニックは番号でまとめている）を参照する。最終決定された治療計画に必ず使用する商品名とロット番号を記載する。UL：上口唇、LL：下口唇、PU：口元の上の部分、PL：口元の下の部分。

### 第5セッション（最後）：9月末または10月初旬

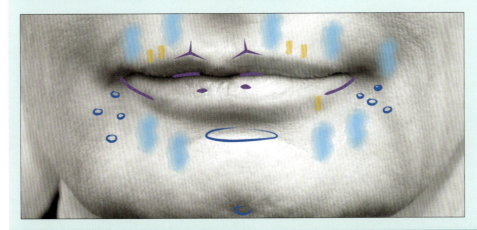

**Fig2.13**

- アクセントを、輪郭、人中の先、ドライ／ウエットラインにつける
- 放射状のシワの改善を行う
- オトガイ部の追加治療を行う
- 口元の影に追加注入を行う
- 必要な部分に活性化、口元の保湿を行う

→ 第5セッションでは微調整を行い、必要に応じて追加注入を行う。本セッションで治療が終了となる。

| 治療* | テクニック番号 | HAサイズ | UL | LL | PU | PL |
|---|---|---|---|---|---|---|
| 口元の保湿 | 1 | XS | – | – | 0.3 | 0.3 |
| 口元のシワ | 13 | XS | – | – | 0.2 | 0.2 |
| 輪郭および人中の先 | 10 | M | 0.05 | 0.15 | – | – |
| ドライ／ウエットライン（口唇） | 22 | M | – | – | – | 0.2 |
| 口元の影 | 31 | M | – | – | – | 0.4 |
| オトガイの溝 | 30 | M | – | – | – | 0.1 |
| オトガイ唇溝 | 29 | M | – | – | – | 0.1 |
| HAフィラー量（mL） | | | 2.0 | | | |

**Table2.5** *HAの量はmLと表す。手技に関しては関連するテクニック（テクニックは番号でまとめている）を参照する。最終決定された治療計画に必ず使用する商品名とロット番号を記載する。UL：上口唇、LL：下口唇、PU：口元の上の部分、PL：口元の下の部分。

Illustrated Guide "リップス"

# 3 資料取り

3.1　患者資料 ............................................................................................. 60

3.2　写真資料撮り ...................................................................................... 60

# 3 資料取り

## 3.1 患者資料

治療前に、術者は患者の現状を記録するインフォメーションセッションを実施する必要がある。治療で期待される結果および限界、治療のリスクおよび副作用についても説明する。その後患者の病歴および診察の所見を記録し、治療の流れについての説明と話し合いを行う。すべての患者情報は問診票および資料取りで得た情報を書面に記録、そして患者によるインフォームドコンセント（同意書）への署名を得る。（→右の二次元コード参照。）

すべての治療において、術者は術前・術後の内容を記録し、さらに使用した商品、ロット番号、適応症、特記事項、治療後の経過等を記録する。副作用が生じた場合、使用した商品のロット番号は履行型保険として使用でき、術者が商品の誤った使用をしていないと証明できる。また、万が一患者からのクレームがあった場合、患者資料が術者を守るものとして役に立つ。患者からのクレームは、治療から予想される結果の誤解、または、治療後の見た目の変化から生じることが多い。

写真資料撮りでは、よい術前・術後写真を撮ることで、術前写真を基準に治療後の変化を記録できる。例えば、患者から治療がまったく効かなかった、またはヒアルロン酸がすぐに体内に吸収された等のクレームがあった場合といった予期せぬ事態に役立つ。よい写真資料撮りによって、このようなクレームがあっても訴訟から守ることができる。

> **メモ**
>
> 治療の流れで資料取りを行うことは術者を法的に守る重要な段階である。

Teoxane 社から、資料取りのテンプレートのサンプルが提供され、右の二次元コードから確認できる。このような資料は他のメーカーにも請求することができる。

## 3.2 写真資料撮り

鮮明で多方面から撮った治療の過程を記録した写真は非常に有用な患者資料となる。写真の1つ目の役割として治療の説明に使用できる。2つ目は、患者からクレームがあった場合に術者を守る手段として使用できる。口唇撮影の際には、次の事項を留意しなければならない：

- 口唇はメイクを落とした状態であること
- 患者の皮膚がしっかり乾燥した状態かつ清潔であること
- 顔はリラックスしていて、自然な顔貌であること

最初に撮影した写真は、後から撮影した写真と比較するための基準となる重要な写真となる。よって、最初の写真は治療前の基準を示すため正確にかつ鮮明に撮影し、厳重に保管しなければならない。治療の過程で比較できるよう、同じような角度とし、写真で記録しなければならない。照明、角度、見え方等同様の条件で撮り、基準写真と比較できるようにする。カメラの設定で同じような条件で撮影できるように設定し、ソフトウエアによる写真補正機能は使うべきではない。これを達成するため、次に挙げる要素は同じ設定にしなければならない：

- カメラの設定（焦点距離、照明）、スマートフォンまたはタブレットの設定
- 照明と、照明機材の設定
- 座る位置との位置関係
- カメラ撮影角度および距離

### 3.2.1 カメラと撮影機材

コンパクトカメラまたは一眼レフカメラを使用することができる。カメラの技術が速いスピードで進化しているため、われわれは推奨するカメラをあえて挙げていない。

つねに同じように撮影するために三脚の使用が推奨される。撮影の際、必ず被写体を真正面から撮影する（上からまたは下から撮影すると、見た目がゆがむからである）。三脚がない場合、撮影時、カメラが動かないように腕を脇の方で固定、またはテーブルで腕を固定し撮影を行う。基本的な撮影機材は次の通り：

- 三脚
- グレーまたはブルーの撮影用バックグラウンド
- 照明、フラッシュ機材
- カメラ本体
- 高さを調節できるチェアまたはスツール

これらの機材は必ず同じ位置にすること。壁や床にマーキングしておくことでそのポジションを示すことができる。

ベストなカメラの設定は試行錯誤をして撮影場所に応じてカメラの設定、露出時間、角度、および被写体からの距離を決めていく。決定したパラメーターはチェックリストに記録し、必要に応じて微調整を行う。カメラによって、1つ以上の設定を保存する機能がついている。同じカメラを複数人で使用する場合、環境に応じてカスタムユーザー設定（例：ユーザー設定、C1、C2、C3…）を選択し、使用することができる。

## 3.2.2 スマートフォンおよびタブレットで撮影した写真

カメラ機能のすぐれたスマートフォンまたはタブレットでもよい写真を撮ることができる。これらを使用するメリットは、助手たちが使い慣れたものであり、容易に撮影を行えることにある。しかし、容易に使えても、前述に挙げたよい写真撮りの条件を守らなければならない。したがって、長期にわたり、同じ条件で撮影するためには、やはりカメラを使用することが推奨される。

## 3.2.3 照明および光源（Fig3.1〜3.4を参照）

同じ条件で照明を提供するためには、日差しの入らない部屋が望ましい。直射日光の少ない北向きの部屋、それか部屋を真っ暗にできることがよりベストである。各写真設営セッションでの照明設定はつねに一定でないといけない。そのため、光源は自然光ではなく、照明機材の使用が推奨される。

照明は左上または右上から被写体へ45°にあてるように設定する（**Fig3.1a**）。このように撮影することで、患者の顔のたるみ、シワ、または影を際立てるようにできる。真正面に照明を当て、撮影すると、顔の特徴をはっきり捉えることが難しくなる。

さまざまな照明の設定によって顔にさまざまな影を確認することができ、それは真正面に照明をあてると確認できなくなる。例えば、シワの治療のためにフィラー注入後、照明を患者周囲を回ってあてることで、残ったシワまたは影を確認することができる。写真資料撮りには専用のフラッシュ機材またはLEDライトを使用することを推奨する。

### 照明効果

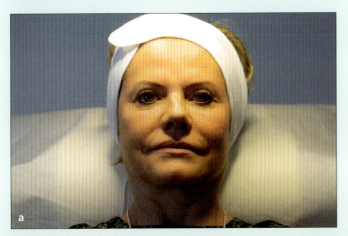
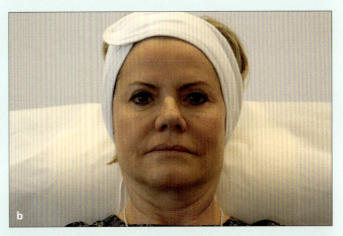

**Fig3.1 a+b** 照明の入射角：上から45°であてたパターン（**a**）、および天井からの拡散照明（**b**）。照明の入射角によって、影やたるみを際立たせることができる。（**a**）ライトを上方からあてた場合、顔の皮膚の凹凸の影が際立つことがわかる。しかし（**b**）の天井からの拡散照明の場合は、影やたるみ等は目立たなくなっている。

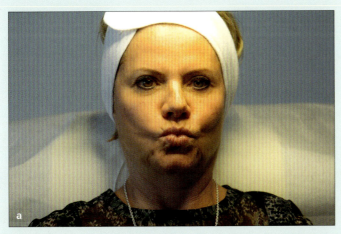
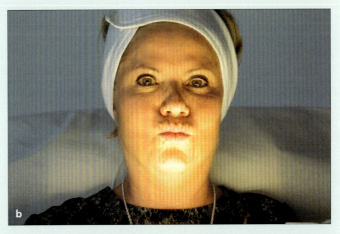

**Fig3.2 a+b** （**a**）真上からの照明および（**b**）真下からの照明。照明の設定によってさまざまな影を出すことができる。照明を真正面からあてた場合、このような影を出すことはできない。

資料取り

**照明効果**

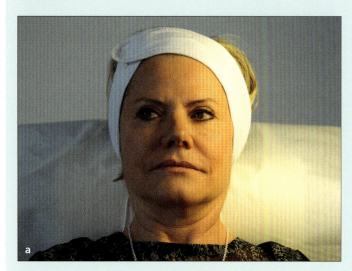
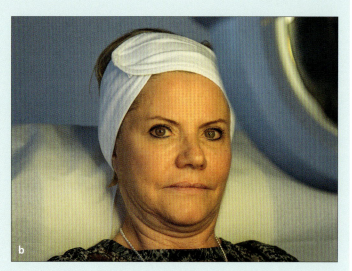

**Fig3.3 a+b** 照明を真横（左右）にあてると、横の影が目立つことがある（**a**）。真正面に照明をあてると、影、シワ、たるみ等が目立たなくなることがわかる（**b**）。

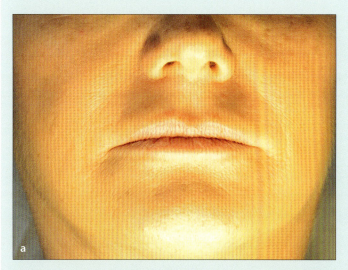
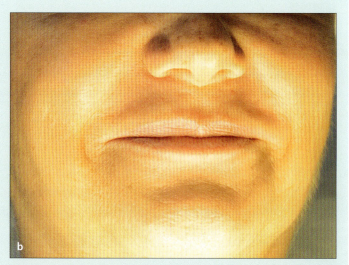

**Fig3.4 a+b** 安静位の口唇を上から照明をあてたら、口唇の皮膚に凸凹がなく均一にヒアルロン酸が注入されたか、はっきりと確認することができる（**a**）。さまざまな顔面表情で影がどのように出るのか、および異常がないか確認することができる（**b**）。

### 3.2.4 座る位置および位置関係

患者を垂直に姿勢よく椅子に座らせ、顎を前に出しすぎない程度に少し上向きにする。つねに一定の位置に撮影するため、壁のマーキングの高さまで患者の高さを調節する。カメラは三脚により定位置で固定し、レンズは患者の目と同じ高さに設定する。スマートフォンを使用する場合、レンズから患者までの距離は15〜20 cmの距離に設定し、その距離で固定しなければならない（**Fig3.5**を参照）。カメラの場合は1〜1.5 mで設定する。口唇の写真資料撮りを行う場合、必ず頭部全体が入るようにし、次のように撮影を行う：

・頭部は姿勢よく垂直にする
・顔の表情がリラックスした状態にする
・口唇が閉じた状態にする

### 3.2.5 口唇の写真撮影

初診時に撮影した写真を基準に、治療後の写真と比較するために使われる（**Fig3.6〜3.16**を参照）。そのため写真撮影の際は、比較できるよう丁寧に注意をはらいながら撮影を行うべきである。

分析のためにさまざまな表情による口唇の変化を記録することを推奨する（第1章 1.6.4、p. 39参照）。写真を多く記録することで、より精密に術前・術後の分析を行うことができる。毎回資料用に撮影する際、同じ順番で、同じポジションで、比較できるようにするべきである。

### 治療の資料において基準となる写真－多方向からみた顔

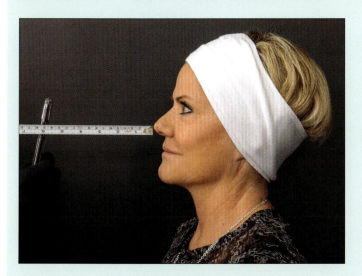

**Fig3.5** 患者は垂直で姿勢よく座っており、カメラは適切な距離にありレンズは患者の目の高さにある（スマートフォンで撮影）。

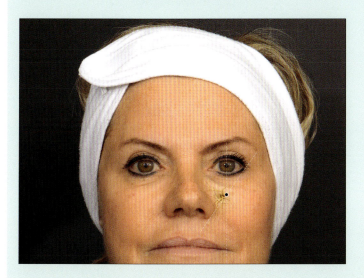

**Fig3.6** 正面観。

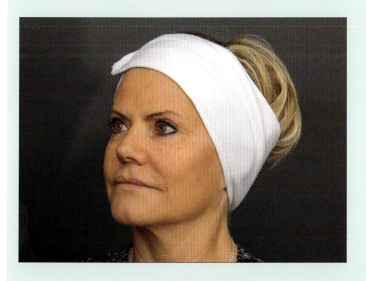

**Fig3.7** 側方面観の写真（この写真は左右両側から撮影するべきである）。

資料取り

**治療の資料において基準となる写真－顔のさまざまな表情と動作による口唇の変化**
（第1章 1.6.4、p. 39 参照）

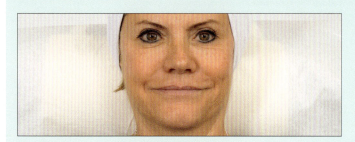
Fig3.8 口を閉じた状態での笑顔。

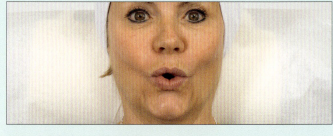
Fig3.13 会話中の口唇の形状。

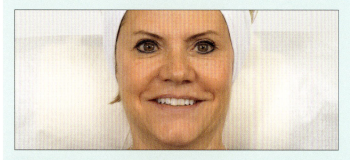
Fig3.9 口を開けた状態での笑顔。

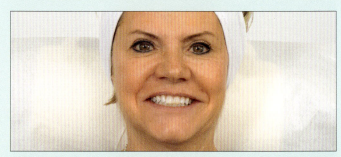
Fig3.14 "チーズ"と言いながら口唇に力を入れる（「チーズ」テスト）。

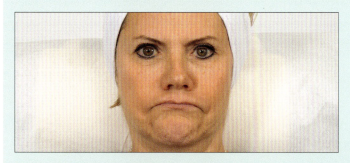
Fig3.10 口角を下げた状態。

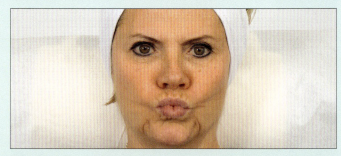
Fig3.15 すぼめた口唇。

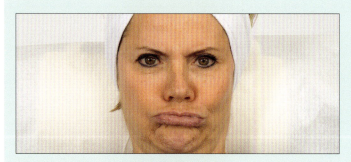
Fig3.11 オトガイ筋の活動（石畳様オトガイ）。

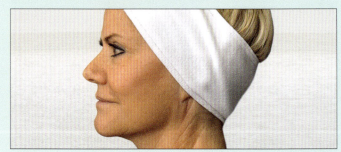
Fig3.16 分析のための側方面観。UL：LL比率分析および顎骨の解剖。

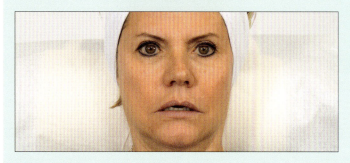
Fig3.12 口を開けた状態、表情がリラックスした状態。

Illustrated Guide "リップス"

# 4 皮膚用フィラー材とヒアルロン酸について

| | | |
|---|---|---|
| 4.1 | 口唇の治療におけるヒアルロン酸の条件 | 66 |
| 4.2 | フィラーの性質と特性 | 66 |
| 4.3 | 皮膚用フィラー材について | 67 |
| 4.4 | 口唇および口元（唇周囲）の治療に使用する HA フィラー材 | 68 |
| 4.5 | 再活性化および保湿に使われる HA フィラー材 | 70 |
| 4.6 | 中深部の増大に使われる HA フィラー材 | 72 |
| 4.7 | 深部の増大に使われる HA フィラー材 | 73 |
| 4.8 | 最深部の増大に使われる HA フィラー材 | 74 |
| 4.9 | フィラー選択ガイド | 75 |

# 4 皮膚用フィラー材と
  ヒアルロン酸について

　ヒアルロン酸（HA）は1996年に初めて美容のために使われ（製品名Restylaneとして）、ヒトの体内にみられる長い多糖類でできた吸収性のゲルである。HAは動物由来のものを使わずに人工的に作製され、ほとんど免疫反応も引き起こさない。HAはフィラー（充填材）としての性質があり、かつ水分結合能力があるため、顔貌を若返らせる美容治療に適している。HAは保湿によって皮膚を活性化し、シワの改善やボリュームの増大によって見た目を若返らせることができる。市場では多くのHA材が販売されている。つねに新しい製品が出てきており、200以上のHA材があるため、適応症に対して適切な製品を選択することが難しくなっている。本章では、口唇領域の増大に限定してフィラーを紹介していく。術者に口唇に使用するフィラーの概略を紹介するために、いくつか選択して紹介していく。SattlerおよびSommerら（2015）、（第4章4.9、p.75参照）に挙げた口唇に使用するフィラーの表を基に紹介していく。

## 4.1 口唇の治療におけるヒアルロン酸の条件

　口唇増大において、HAゲルで最も重要な性質は粘性および弾性である（例：軟らかい部分と硬い部分のコントロール）。この性質によって、口唇の動きにあわせて硬さの変化を与え、かつ口唇をリフトする効果も引き出す。さらに、HAが腫れを誘発することはまずないはずである。

　硬めのゲルは輪郭や、人中またはマリオネットラインをリフティングするのによい。硬めで顆粒の小さいHA材は口元のシワに適応され、液状で流れのよいHAは口元の保湿に使われる（Becker-Wegerichら、2016）。

　一般的に、最適なフィラーに求められる性質は次のようなものが挙げられる（SattlerおよびSommerら、2015）：

- 分解される
- 周囲の組織に合わせて調節できる
- 併発症が少ない
- アレルギー反応を引き起こさない
- 無菌状態である
- コストが妥当である
- 注入しやすい
- 生体適合性をもつ
- 他のフィラーと使用できる
- 注入で疼痛を誘発しない
- 結節を形成しない
- 組織と適合するためできるだけ自然に近いもの
- 体内にできるだけ長く定着できる
- 適応部位にリフティング効果をしっかり与えることができる
- 適応部位に適切な弾性を与えることができる

## 4.2 ヒアルロン酸フィラーの性質と特性

　それぞれのHAフィラーのレオロジー特性（物質の変形性や流動性に関連する特性）によって、ゲルの特性が決まる。それに影響を与える要素を以下に列挙する：

- **顆粒のサイズ**：顆粒が小さいほど、浅めに注入され、かつ分解されやすい。顆粒が大きいほど、深めに注入され、かつ分解に時間がかかる。
- **1 mL あたりのHAの量**：HAの量によって、注入時かつ注入後の特性が決まる。
- **架橋構造（クロスリンク）の種類**：架橋構造が増えるにつれて粘度も上がる（SattlerおよびSommerら、2015）。例えば、架橋構造が少なくかつ顆粒サイズが小さい場合、軟らかくて分解されやすいフィラーになる。一方、架橋構造が多い場合、硬めなフィラーができる。フィラーが硬いほど、リフティング効果が高くなる。
- **フィラーの改質**：フィラーの架橋構造の種類および架橋の程度によって生体適合性が決まる。つまり、改質が少ないほど、患者へのフィラーに対する忍容性がよい。

　HAの弾性、粘性は、リフティング効果、および組織の状態は上記4つの性質に依存する。HAフィラーの弾性、粘性、分解能、および水の含有率らは、架橋形成の程度、HAの含有率、および顆粒のサイズによって変わる。

---

**粘性**はゲルの流れと粘度を示す（Galderma、n.d.）。口唇の治療に使用する製品では、必ず留意しなければならない。適応部位と目的に応じて製品を選択し、正しい注入深さにも留意しなければならない：

- 低粘性HAは、ほとんど皮下に適応され、水平的に拡散するために使われる（SattlerおよびSommerら、2015）。
- 中等度粘性HAは丸みがあり、より多くの症例に適応される。可塑性もよく、リフティング効果も付与することができる。
- 高粘性HAのリフティング効果は最も高く、変形に対する抵抗性も高い。口唇領域において、組織の補強、およびリフティング効果の付与に使われる。可塑性はない。

**弾性**は、変形されたときに元の形にどれだけ戻れるかを表す（Galderma、n.d.）。

口唇や口元の増大にも使われる。
口唇増大を成功させるための3大要素：
- 術者が製品について熟知している
- 術者の治療テクニックや解剖の知識
- 患者の皮膚の状態と加齢の程度

### 皮膚用フィラーの革新的な架橋形成技術

例えば、Q-Med Galderma社のOptimal Balance技術やAllergan社のVycross技術などのような架橋形成技術によって二相性で長く定着できるフィラーの製造が可能になった。しかしながら、筆者らはこの技術によって製造した水分結合能力の低いフィラーは、上記企業が報告するように腫れを生じさせないことに対して懐疑的である。

一方、Merz社のCPM（cohesivepolydense matrix）技術やTehoxane社のRHA（resilient hyauronic acid）技術によって単相性で顆粒を含まないフィラーの製造を可能にした。これを注入すれば、隙間までしっかり流れるため、組織への移行性を実現できる。

また、架橋形成技術には、使われる製材の毒性に対する副作用がみられることがある。
（SattlerおよびSommerら、2015、p.58から引用）

## 4.3 皮膚用フィラー材について

厳選したフィラー材の性質を記載した表を本章で紹介する（p.68〜参照）。フィラー材の説明や推奨事項（針の選択等）は製造企業の製品説明から引用している。

アジアの参入やジェネリック製品の製造により、フィラーの市場が大きくなっているなか、すべての製品を紹介するのは非現実的である。本章に紹介する大手企業の製品はさまざまな流体力学的な性質、粘性、および架橋の程度のものが提供されている。さまざまな適応症に適したフィラーを表でわかりやすくまとめた（口元での適応のみならず、顔全体でも応用できるものもある）。口唇に関連するテクニックではSattlerおよびSommerらが2015年に出版した書籍（p.62参照）に基づいて紹介する。治療やフィラーの選択を容易にするために、フィラーの性質および製造企業を含めた"フィラー選択ガイド"（p.75参照）を作成した。

口唇の治療に使われる製品は幅広い用途に使用することができる。例えば、さまざまな口元のシワの改善、口唇輪郭形成、および

### フィラー材の表およびフィラー選択ガイドで使用されている分類と記号

フィラーはさまざまな顆粒サイズおよび架橋形成の程度の製品が供給されている。フィラーのサイズはXSからXLに分類される。しかし、分類にあてはまらない場合、メーカーは別カテゴリーとして提供している。

**顆粒サイズ**

**XS**は非常に薄く、リフティング効果をもたない。活性化や保湿に適応される。

**S**はリフティング効果が少しあり、細かいシワに適応される。

**M**は中等度のサイズで、リフティング効果がある。中等度のシワに対して適応される。

**L**はMよりも大きく、リフティング効果がある。中等度のシワに適応される。

**XL**は最も厚みがあり、リフティング効果をもつ。深いシワや増大に適応される。

**架橋（架橋形成）の程度**

- ● **ソフト**－軟らかく架橋の弱いゲル。失われた組織や脂肪を置き換えるために使用される。
- ▲ **ストロング**－架橋の多いゲルであり、リフティング効果にすぐれている。輪郭形成、シワの改善、および骨膜上の増大に使われる。

**鎮痛剤の添加**：ほとんどの製品にリドカインが添加されている。

製品に関する最新情報は直接メーカーから確認することができる（メーカーのウェブサイトのリンク、第12章付録 p.339参照）。口唇の治療に最適なフィラーは別表にリストアップしている。口唇の輪郭形成やシェイピングに、▲記号で示した硬めで架橋の多いゲルの使用、口唇の増大に●記号で示している軟らかく架橋の少ないゲルが推奨される。

## 4.4 口唇および口元（唇周囲）の治療に使用するHAフィラー材

●＝ソフト、▲＝ストロング

| 口唇および口元の治療に使用するHAフィラー材（筆者ら推奨） | | | | | | |
|---|---|---|---|---|---|---|
| 製品名 | 提供メーカー | 適応症 | 注入深度 | HA含有率<br>粘性<br>架橋程度 | 針/カニューレのゲージ | 材料の特長と性質 |
| BELOTERO Soft ● | Merz Aesthetics | ・表在性のシワの改善 | 真皮上部 | 20 mg/mL<br>ダイナミックマルチ架橋（CPMおよびDCLT技術） | 30G 1/2 | ・高密度で凝集性のあるゲル<br>・組織定着が非常にすぐれている<br>・水結合能力が弱い<br>・6〜9か月残存する<br>・忍容性が非常によい<br>・リドカイン含有（0.3%） |
| BELOTERO Lips Contour ▲ | Merz Aesthetics | ・口唇輪郭<br>・細かい口元のシワ<br>・口角の中等度のシワ | 真皮上部および中部 | 22.5 mg/mL<br>ダイナミックマルチ架橋（CPM技術） | 27G 1/2<br>30G 1/2 | ・中等度の粘性、高密度で凝集性のあるゲル<br>・組織定着が非常にすぐれている<br>・水結合能力がない<br>・12か月残存する<br>・忍容性に非常にすぐれている<br>・リドカイン含有（0.3%）<br>・蒼白化（blanching）を起こす可能性あり |
| BELOTERO Lips Shape ● | Merz Aesthetics | ・口唇ボリューム<br>・口角の非常に強いシワ | 真皮の中部および深部 | 25.5 mg/mL<br>ダイナミックマルチ架橋（CPM技術） | 27G 1/2 | ・高粘性；高密度弾性ゲル<br>・リフティング効果および組織定着にすぐれている<br>・忍容性が非常にすぐれている<br>・12か月残存する<br>・リドカイン含有（0.3%） |
| Juvéderm HYDRATE ● | Allergan | ・皮膚の弾性および保湿性を改善 | 真皮上部 | 13.5 mg/mL<br>0.9%マンニトール含有。非架橋HA | 30G 1/6<br>32G | ・水結合能力にすぐれている<br>・残存期間が短い |
| Juvéderm ULTRA 3 ▲ | Allergan | ・中等度および深いシワ<br>・口唇輪郭<br>・口唇ボリューム | 真皮中部および深部 | 24 mg/mL<br>架橋型<br>（HYLACROSS技術） | 27G 1/2 | ・なめらか、かつしなやかなゲル<br>・残存期間が長い<br>・リドカイン含有（0.3%） |
| Juvéderm ULTRA 4 ▲ | Allergan | ・皮膚の深いシワ<br>・頬および口唇のボリュームアップ | 真皮の深部 | 24 mg/mL<br>架橋型<br>（HYLACROSS技術） | 27G 1/2 | ・なめらかなゲル<br>・残存期間が長い<br>・リドカイン含有（0.3%） |
| Juvéderm ULTRA SMILE ● | Allergan | ・皮膚の中等度および深いシワ<br>・口唇輪郭<br>・口唇ボリューム | 真皮の中部および深部 | 24 mg/mL<br>架橋型<br>（HYLACROSS技術） | 30G 1/2 | ・なめらかなゲル<br>・残存期間が長い<br>・リドカイン含有（0.3%） |
| Juvéderm VOLBELLA ● | Allergan | ・表在性および中等度のシワ<br>・ボリュームアップおよび輪郭の明瞭化 | 真皮上部および中部 | 15 mg/mL<br>架橋型<br>（VYCROSS技術） | 30G 1/2 | ・ちょうどよい残存期間<br>・分散しやすい（理由：凝集性が低いため）<br>・コラーゲン新生および組織定着が非常にすぐれている<br>・リドカイン含有（0.3%） |
| Juvéderm VOLIFT ● | Allergan | ・皮膚の深いシワ<br>・輪郭不足<br>・頬、オトガイ、および口唇のボリュームアップ | 真皮深部<br>（皮内使用は推奨しない） | 7.5 mg/mL<br>架橋型<br>（VYCROSS技術） | 30G 1/2 | ・残存期間が非常に長い（最大18か月）<br>・分散しやすい<br>・非常に注入しやすい<br>・コラーゲン新生および組織定着が非常にすぐれている<br>・リドカイン含有（0.3%） |
| Restylane ▲ | Galderma | ・口唇輪郭<br>・人中<br>・口元（口唇周囲に使用） | 真皮中部 | 20 mg/mL<br>安定型<br>（NASHA技術） | 29G 1/2<br>27G Pixl<br>28G Pixl + | ・硬めのゲルに中等度のリフティング効果<br>・リドカイン含有および非含有あり |
| Restylane Defyne ● | Galderma | ・深いシワ<br>・軽度および中等度の顔面輪郭形成（口角、オトガイ溝、オトガイに使用） | 真皮深部<br>表皮下層 | 20 mg/mL<br>架橋およびキャリブレーションが非常に強い<br>（Balance技術） | 27G 1/2<br>(UTWN) | ・中等度の硬さに高いリフティング効果<br>・リドカイン含有 |

口唇および口元（唇周囲）の治療に使用するHAフィラー材

| 口唇および口元に使用するHAフィラー材（筆者ら推奨） | | | | | | |
|---|---|---|---|---|---|---|
| 製品名 | 提供メーカー | 適応症 | 注入深度 | HA含有率 粘性 架橋程度 | 針/カニューレのゲージ | 材料の特長と性質 |
| Restylane Lyft Lidocain ▲ | Galderma | ・非常に高いリフティング効果<br>・深いシワ<br>・軽度および中等度の顔面輪郭形成（口角、オトガイ溝、オトガイに使用） | 真皮深部 表皮下層 | 20 mg/mL 安定型（NASHA技術） | 29G 1/2;<br>23–25G Pixl,<br>25G Pixl + | ・高いリフティング効果をもつ硬いゲル<br>・リドカイン含有および非含有あり |
| Restylane Skinbooster Vital ▲ | Galderma | ・皮膚の保湿性、形態、および弾性の改善<br>・広い範囲のカバーが必要な場合（厚い皮膚に使用） | 皮内 | 20 mg/mL 安定型（NASHA技術） | System;<br>30G Pixl<br>29G TWN | ・SmartClickシステム<br>・強い水結合能力<br>・忍容性がよい |
| Restylane Skinbooster Vital Light ● | Galderma | ・皮膚の保湿性、形態、および弾性の改善<br>・広い範囲をカバーする必要がある場合（厚い皮膚に使用） | 皮下使用 | 12 mg/mL 安定型（NASHA技術）低架橋型 | 29G TWN<br>30G Pixl | ・SmartClickシステム<br>・高い水結合能力<br>・忍容性がよい |
| Restylane Kysse ● | Galderma | ・口唇ボリューム<br>・口唇輪郭 | 赤唇 粘膜下 | 20 mg/mL 中等度の架橋およびキャリブレーション率が低い（Balance技術） | 30G 1/2 (UTWN) | ・中等度のリフティング効果および中等度の軟らかさのゲル<br>・リドカイン含有 |
| saypha FILLER Lidocain ▲ | Croma Pharma | ・口唇ボリューム<br>・中等度および重度の顔のシワと線の改善 | 真皮中部および深部 | 2.3% HA (23 mg/mL) | 2 x 27G テルモ 1/2"、薄肉型 | ・無菌<br>・粘弾性<br>・無色透明、等張性で均質化されたゲル<br>・0.3% リドカイン含有 |
| TEOSYAL Kiss ▲ | TEOXANE | ・口唇ボリュームおよび輪郭の均一化<br>・口唇の保湿 | 真皮下 筋内 | 25 mg/g 架橋型（RHA技術） | 27G 1/2 | ・粘性が中等度のゲル<br>・9か月残存する |
| TEOSYAL RHA 2 ● | TEOXANE | ・中等度のシワ<br>・すべてに適応する | 真皮中部 | 23 mg/g 架橋型（RHA技術）わずか3.1%のBDDE架橋製材 | 30G 1/2 | ・可動領域に適応（前頭部および眉間）<br>・リドカイン含有 |
| TEOSYAL RHA 3 ● | TEOXANE | ・深くてはっきりしたシワ | 真皮深部 | 23 mg/g 架橋型（RHA技術）わずか3.6%のBDDE架橋製材 | 27G 1/2 | ・可動域に適応（鼻唇溝、マリオネットライン）<br>・リドカイン含有 |
| TEOSYAL Global Action ▲ | TEOXANE | ・中等度のシワ<br>・涙袋以外すべてに適応 | 真皮中部 真皮下 | 25 mg/g 架橋型（RHA技術） | 30G 1/2 | ・粘性が中等度のゲル<br>・リドカイン含有もあり |

●=ソフト、▲=ストロング

| 口唇および口元に使用するHAフィラー材（筆者ら推奨） | | | | | | |
|---|---|---|---|---|---|---|
| 製品名 | 提供メーカー | 適応症 | 注入深度 | HA含有率<br>粘性<br>架橋程度 | 針/カニューレのゲージ | 材料の特長と性質 |
| TEOSYAL<br>Redensity 2 ● | TEOXANE | ・皮膚内の密度の向上（顔、首元、手の甲に使用） | 表皮および真皮 | 15 mg/g非架橋型、8種アミノ酸、3種抗酸化剤、亜鉛、銅、ビタミンB$_6$（"Dermo Restructuring Complex"として特許取得）含有HA | 30G 1/2 | ・忍容性がよい、リドカイン含有 |
| TEOSYAL<br>RHA Kiss ● | TEOXANE | ・口唇輪郭および口唇ボリュームの均一化 | 真皮下、筋肉 | 23 mg/g HA<br>0.3%リドカイン<br>3.1% DoM<br>（修正程度） | 27G x 1/2<br>25G x 25 mm | ・BDDE量が少ない<br>・RHA（residilient HA技術）<br>・口唇の本来の粘弾性の維持 |

## 4.5 再活性化および保湿に使われるHAフィラー材

| XSフィラー―浅層の増大：再活性化および保湿 | | | | | | |
|---|---|---|---|---|---|---|
| 製品名 | 提供メーカー | 適応症 | 注入深度 | HA含有率<br>粘性<br>架橋程度 | 針/カニューレのゲージ | 材料の特長と性質 |
| BELOTERO<br>Soft ● | Merz Aesthetics | ・表在性のシワの改善 | 真皮上部 | 20 mg/mL<br>ダイナミックマルチ架橋型<br>（CPMおよびDCLT技術） | 30G 1/2 | ・凝集性のある高密度ゲル<br>・組織定着が非常にすぐれている<br>・弱い水結合能力<br>・6〜9か月残存する<br>・忍容性が非常によい<br>・リドカイン含有（0.3%） |
| Juvéderm<br>HYDRATE ● | Allergan | ・皮膚の保湿および弾性の改善 | 真皮上部 | 13.5 mg/mL<br>0.9%マンニトール含有<br>非架橋型 | 30G 1/6;<br>32G | ・よい水結合能力<br>・短い残存期間 |
| Juvéderm<br>VOLITE<br>– Skin<br>Juvénizer ● | Allergan | ・保湿および弾性の改善（皮膚、細かいシワ、顔、首元、手） | 皮内 | 12 mg/mL<br>（VYCROSS技術） | 32G 1/2 | ・1回きりの治療<br>・非常に高い保湿能と患者満足度<br>・組織定着が非常にすぐれている<br>・リドカイン含有（0.3%） |
| Restylane<br>Skinbooster<br>Vital ▲ | Galderma | ・皮膚の保湿および弾性の改善<br>・組織をより広い範囲でカバーする必要があるとき（厚い皮膚に使用） | 皮内 | 20 mg/mL<br>安定型<br>（NASHA技術） | 30G Pixl<br>29G TWN | ・SmartClickシステム<br>・高い水結合能力<br>・忍容性がよい |
| Restylane<br>Skinbooster<br>Vital Light ● | Galderma | ・皮膚の保湿および弾性の改善<br>・広範囲の分散をする必要性が低い（薄めの皮膚に使用） | 皮下 | 12 mg/mL<br>安定型<br>（NASHA技術）<br>低架橋型 | 29G TWN<br>30G Pixl | ・SmartClickシステム<br>・高い水結合能力<br>・忍容性がよい |
| saypha<br>RICH ▲ | Croma Pharma | ・皮膚の質感および弾性の改善<br>・細かいシワへ注入［カラスの足（目尻のシワ）、笑いによって生じるシワ］ | 浅層皮膚組織 | 18 mg/mL<br>非架橋型 | 2 x 30G テルモ 1/2"、薄肉型 | ・粘弾性、等張性、生分解性のあるゲル<br>・S.M.A.R.T技術<br>・非架橋型<br>・グリセリンによる安定化<br>・高いHA含有率<br>・高い分子量（300万ダルトン） |
| TEOSYAL<br>Meso ● | TEOXANE | ・活性化<br>・保湿 | 表皮および真皮 | 15 mg/g<br>非架橋型 | 30G 1/2<br>32G | ・軟らかいゲル<br>・推奨される治療プロトコルに沿って使用 |

# 再活性化および保湿に使われるHAフィラー材

| XSフィラー－浅層の増大：再活性化および保湿 | | | | | | |
|---|---|---|---|---|---|---|
| TEOSYAL Redensity 1 ● | TEOXANE | ・追加注入による密度向上（顔、首元、手の甲に使用） | 表皮および真皮 | 15 mg/g 非架橋型 8種のアミノ酸、3種の抗酸化剤、亜鉛、銅、ビタミン$B_6$（Dermo Restructuring Complexとして特許取得）添加 | 30G 1/2 | ・忍容性がよい<br>・リドカイン含有 |

| Sフィラー材－浅層の増大 | | | | | | |
|---|---|---|---|---|---|---|
| 製品名 | 提供メーカー | 適応症 | 注入深度 | HA含有率 粘性 架橋程度 | 針/カニューレのゲージ | 材料の特長と性質 |
| BELOTERO Soft ● | Merz Aesthetics | ・細かい表在性のシワ | 真皮上部 | 20 mg/mL ダイナミックマルチ架橋型（CPMおよびDCLT技術） | 30G 1/2 | ・凝集性のある高密度ゲル<br>・組織定着が非常にすぐれている<br>・弱い水結合能力<br>・6〜9か月残存する<br>・忍容性が非常によい<br>・リドカイン含有（0.3%） |
| Juvéderm ULTRA 2 ▲ | Allergan | ・中等度のシワへ注入<br>・口唇形態の強調 | 真皮中部 | 24 mg/mL 架橋型（HYLACROSS技術） | 30G 1/2 | ・なめらかなゲル<br>・忍容性が非常によい<br>・残存期間がよい。最大12か月<br>・リドカイン含有（0.3%） |
| Juvéderm VOLBELLA ● | Allergan | ・表在性および中等度のシワ<br>・増大に使用<br>・口唇輪郭の強調 | 真皮上部および中部 | 15 mg/mL 架橋型（VYCROSS技術） | 30G 1/2 | ・凝集性が低いため分散しやすい<br>・リドカイン含有（0.3%） |
| Restylane Skinbooster Vital ▲ | Galderma | ・皮膚の保湿性、形態、および弾性の改善<br>・カバーする範囲が広い場合（厚みのある皮膚に使用） | 皮内 | 20 mg/mL 安定型（NASHA技術） | 30G Pixl 29G TWN | ・SmartClickシステム<br>・強い水結合能力<br>・忍容性がよい |
| Restylane Fynesse ● | Galderma | ・表在性のシワ（特に口元および目の周りに使用） | 皮膚の浅層 | 20 mg/mL 低キャリブレーションおよび低架橋型（Balance技術） | 30G 1/2 (UTWN) | ・非常に軟かいゲル<br>・中等度のリフティング効果 |
| TEOSYAL Redensity 2 ● | TEOXANE | ・皮膚密度を高めるための追加注入（顔、首元、手の甲に使用） | 表皮および真皮 | 15 mg/g 8種のアミノ酸、3種の抗酸化剤、亜鉛、銅、ビタミン$B_6$（Derma Restructuring Complexとして特許取得）含有、非架橋型 | 30G 1/2 | ・忍容性がよい<br>・リドカイン含有 |
| TEOSYAL RHA 1 ● | TEOXANE | ・非常に細かい表在性のシワ<br>・口元のシワ | 真皮中部 | HA架橋型および非架橋型HAの混合（RHA技術）わずか1.9%のBDDE架橋材 | 30G 1/2 | ・可動部位に適応（顔、首、首元）<br>・リドカイン含有 |

皮膚用フィラー材とヒアルロン酸について

●=ソフト、▲=ストロング

| Sフィラー—浅層の増大 | | | | | | |
|---|---|---|---|---|---|---|
| Juvéderm VOLITE ● | Allergan | ・皮膚の質の改善（保湿性および弾性）<br>・顔、首元、および手の細かいシワの改善 | 皮内 | 12 mg/mL 架橋型HA（特許取得済のVYCROSS技術）、組織と早い定着を実現した長鎖および短鎖のHA、残存時間が長く、ゲルの膨張が少ない | 32G 1/2 | ・1回の治療で完結<br>・治療効果が最大9か月持続する<br>・保湿能力が高く、患者満足度も高い<br>・リドカイン含有（0.3%） |

## 4.6 中深部の増大に使われるHAフィラー材

| Mフィラー—中深部の増大 | | | | | | |
|---|---|---|---|---|---|---|
| 製品名 | 提供メーカー | 適応症 | 注入深度 | HA含有率<br>粘性<br>架橋程度 | 針/<br>カニューレの<br>ゲージ | 材料の特長と性質 |
| BELOTERO Balance ● | Merz Aesthetics | ・中等度のシワ<br>・口唇増大<br>・口唇輪郭 | 真皮中部 | 22.5 mg/mL ダイナミックマルチ架橋型（CPM技術） | 27G 1/2<br>30G 1/2 | ・凝集性の高密度かつ中等度粘性のゲル<br>・組織定着が非常によい<br>・水結合能力がない<br>・12か月残存する<br>・忍容性が非常によい<br>・リドカイン含有（0.3%） |
| BELOTERO Intense ● | Merz Aesthetics | ・深いシワ<br>・口唇増大 | 真皮中部および深部 | 25.5 mg/mL ダイナミックマルチ架橋型（CPM技術） | 27G 1/2 | ・弾性かつ高密度な高粘性ゲル<br>・リフティング効果および組織定着が非常によい<br>・忍容性が非常によい<br>・12か月残存する<br>・リドカイン含有（0.3%） |
| Juvéderm ULTRA 3 ▲ | Allergan | ・中等度および深いシワ<br>・口唇輪郭<br>・口唇ボリューム | 真皮中部および深部 | 24 mg/mL 架橋型（HYLACROSS技術） | 27G 1/2 | ・なめらかなゲル<br>・残存期間が長い<br>・リドカイン含有（0.3%） |
| Juvéderm VOLIFT ● | Allergan | ・深いシワ<br>・輪郭不足<br>・ボリューム増大（頬、オトガイ、口唇に使用） | 真皮深部（皮内使用は推奨しない） | 17.5 mg/mL 架橋型（VYCROSS技術） | 30G 1/2 | ・最大18か月残存できる<br>・分散能がよい<br>・注入しやすい<br>・組織定着およびコラーゲン新生能が非常によい<br>・リドカイン含有（0.3%） |
| Juvéderm VOLBELLA ● | Allergan | ・表在性および中等度のシワ<br>・口唇ボリューム<br>・口唇輪郭 | 真皮上部および中部 | 15 mg/mL 架橋型（VYCROSS技術） | 30G 1/2 | ・残存期間がよい<br>・低凝集性のため分散能力がよい<br>・組織定着およびコラーゲン新生能がよい<br>・リドカイン含有（0.3%） |
| Restylane Refyne ● | Galderma | ・中等度のシワ（特に鼻唇溝およびマリオネットライン、涙袋、まぶた-頬境界部に使用） | 真皮中部 | 20 mg/mL 低キャリブレーションおよび中等度架橋型（Balance技術） | 30G 1/2<br>(UTWN) | ・中等度のリフティング効果のある軟らかいゲル<br>・リドカイン含有 |
| Restylane ▲ | Galderma | ・中等度のシワ（特に鼻唇溝およびマリオネットライン、口角に使用） | 真皮中部 | 20 mg/mL 安定型（NASHA技術） | 29G 1/2<br>27G Pixl<br>28G Pixl + | ・中等度のリフティング効果のある硬いゲル<br>・リドカイン含有、および非含有がある |

中深部および深部の増大に使われるフィラー材

| Mフィラー—中深部の増大 | | | | | | |
|---|---|---|---|---|---|---|
| saypha FILLER Lidocain ▲ | Croma Pharma | ・口唇ボリュームの増大<br>・顔の中等度の深い線およびシワ | 真皮中部および深部 | 2.3%（23 mg/mL） | 2 x 27G テルモ 1/2"、薄肉型 | ・無菌状態<br>・粘弾性<br>・無色透明の均質化された等張性のゲル<br>・リドカイン含有（0.3%） |
| TEOSYAL Global Action ▲ | TEOXANE | ・中等度のシワ<br>・涙袋以外適応可能 | 真皮中部皮下 | 25 mg/g 架橋型（RHA技術） | 30G 1/2 | ・粘性が中等度のゲル<br>・リドカイン含有もあり |
| TEOSYAL RHA 2 ● | TEOXANE | ・中等度のシワ<br>・すべてに適応される | 真皮中部 | 23 mg/g架橋型（RHA技術）わずか3.1%のBDDE架橋材 | 30G 1/2 | ・可動部位に適応（眉間、前頭部）<br>・リドカイン含有 |

## 4.7 深部の増大に使われるHAフィラー材

| Lフィラー—深部増大 | | | | | | |
|---|---|---|---|---|---|---|
| 製品名 | 提供メーカー | 適応症 | 注入深度 | HA含有率<br>粘性<br>架橋程度 | 針/カニューレのゲージ | 材料の特長と性質 |
| BELOTERO Intense ● | Merz Aesthetics | ・深いシワ<br>・口唇増大 | 真皮中部および深部 | 25.5 mg/mL ダイナミックマルチ架橋型（CPM技術） | 27G 1/2 | ・凝集性のある高密度高粘性ゲル<br>・非常によい組織定着およびリフト効果<br>・忍容性が非常によい<br>・12か月残存できる<br>・リドカイン含有（0.3%） |
| Juvéderm ULTRA 4 ▲ | Allergan | ・皮膚の深いシワ<br>・口唇および頬のボリュームアップ | 真皮深部 | 24 mg/mL 架橋型（HYLACROSS技術） | 27G 1/2 | ・なめらかなゲル<br>・残存期間が長い<br>・リドカイン含有（0.3%） |
| Juvéderm VOLIFT ● | Allergan | ・皮膚の深いシワ<br>・輪郭不足<br>・頬、オトガイ、および口唇のボリュームアップ | 真皮深部（皮内使用は推奨しない） | 17.5 mg/mL 架橋型（VYCROSS技術） | 30G 1/2 | ・最大18か月も残存できる<br>・分散しやすい<br>・非常に注入しやすい<br>・組織定着およびコラーゲン新生能が非常によい<br>・リドカイン含有（0.3%） |
| Restylane Defyne ● | Galderma | ・深いシワ<br>・ソフトまたは中等度の輪郭形成（特に頬骨部、オトガイ、および下顎の輪郭に使用する） | 真皮深部表皮下層 | 20 mg/mL 高架橋型および高キャリブレーションレート（Balance技術） | 27G 1/2（UTWN） | ・中等度の硬さのゲル<br>・高いリフティング効果<br>・リドカイン含有 |
| Restylane Lyft Lidocain ▲ | Galderma | ・深いシワ<br>・ソフトまたは中等度の輪郭形成（特に頬骨部、オトガイ、および下顎の輪郭に使用する） | 真皮深部表皮下層 | 20 mg/mL 安定型（NASHA技術） | 29G 1/2<br>23–25G Pixl<br>25G Pixl + | ・硬いゲル<br>・高いリフティング効果<br>・リドカイン含有および非含有がある |
| TEOSYAL Deep Lines ▲ | TEOXANE | ・深いシワ | 真皮深部皮下 | 25 mg/g 架橋型（RHA技術） | 27G 1/2 | ・中等度の粘性ゲル<br>・リドカイン含有 |
| TEOSYAL RHA 3 ● | TEOXANE | ・深くて、明瞭なシワ | 真皮深部 | 23 mg/g 架橋型（RHA技術）、わずか3.6%のBDDE架橋材 | 27G 1/2 | ・可動部位に適応（鼻唇溝およびマリオネットライン）<br>・リドカイン含有 |

## 4.8 最深部の増大に使われるHAフィラー材

●=ソフト、▲=ストロング

| XLフィラー－最深部増大 | | | | | | |
|---|---|---|---|---|---|---|
| 製品名 | 提供メーカー | 適応症 | 注入深度 | HA含有率<br>粘性<br>架橋程度 | 針/<br>カニューレの<br>ゲージ | 材料の特長と性質 |
| BELOTERO<br>Volume ▲ | Merz<br>Aesthetics | ・ボリュームアップ | 真皮の深部<br>皮下<br>骨膜上 | 26 mg/mL<br>ダイナミック架橋型<br>(CPM技術) | 30G 1/2<br>27G 1/2<br>27G/37 mm | ・高粘性、高密度で展性のあるゲル<br>・造形に適している<br>・非常に細い針で注入できる<br>・最大18か月残存できる<br>・忍容性が非常によい<br>・リドカイン含有（0.3%） |
| Juvéderm<br>ULTRA 4 ▲ | Allergan | ・皮膚の深いシワ<br>・頬と口唇のボリューム増大 | 真皮深部 | 24 mg/mL<br>架橋型<br>(HYLACROSS技術) | 27G 1/2 | ・なめらかなゲル<br>・残存期間が長い<br>・リドカイン含有（0.3%） |
| Juvéderm<br>VOLUMA ● | Allergan | ・口唇および顔のボリューム増大 | 皮下<br>骨膜上 | 20 mg/mL<br>架橋型<br>(VYCROSS技術) | 27G 1/2 | ・最大24か月の非常に長い残存期間<br>・注入が非常に容易<br>・注入直後は展性が高く、すぐに最終形態に固まる<br>・組織定着がよい<br>・リフティング効果が長い<br>・分散能が低い<br>・凝集性が高い<br>・リドカイン含有 |
| Restylane<br>Volyme ● | Galderma | ・ボリューム増大（こめかみ、頬骨部、下顎の輪郭に使用） | 皮下から<br>骨膜上まで | 20 mg/mL<br>高架橋型および<br>高キャリブレーションレート<br>(Balance技術) | 27G 1/2<br>(UTWN) | ・中等度に軟らかいゲル<br>・高いリフティング効果<br>・リドカイン含有 |
| Restylane<br>SubQ ▲ | Galderma | ・ボリューム増大<br>・顔の輪郭形成能が高い（オトガイおよび頬に使用） | 皮下から<br>骨膜上 | 20 mg/mL<br>安定型<br>(NASHA技術) | 21G<br>21G<br>Pixl | ・非常に高いリフティング効果<br>・リドカイン含有および非含有あり |
| saypha<br>VOLUME<br>PLUS ▲ | Croma<br>Pharma | ・顔面中部のボリューム不足の補正<br>・顔面のボリューム復元<br>・顔の自然な輪郭のシェイピング | 真皮深部<br>皮下<br>骨膜上 | 2.5%（25 mg/mL） | 2 x 27G<br>テルモ 1/2″、<br>薄肉型 | ・審美以外の増大治療にも適応（例：脂肪萎縮症）<br>・リドカイン含有（0.3%） |
| saypha<br>VOLUME ▲ | Croma<br>Pharma | ・深いシワや溝の改善<br>・顔面ボリュームの増大<br>・顔の輪郭のモデリング | 真皮深部<br>皮下 | 2.3%（23 mg/mL） | 2 x 27G<br>テルモ 1/2″、<br>薄肉型 | ・顔面の形成に適応することができる（例：脂肪萎縮症、外観を損なう傷または非対称性）<br>・リドカイン含有（0.3%）もあり |
| TEOSYAL<br>Ultimate ▲ | TEOXANE | ・顔全体に適応できる理想的なフィラーによる増大 | 表層<br>および深部<br>脂肪領域 | 22 mg/g<br>架橋型<br>(RHA技術) | 22G<br>27G 1/2 | ・中等度の粘性ゲル<br>・ソフトに増大<br>・分散能がよい<br>・リドカイン含有もあり |
| TEOSYAL<br>RHA 4 ● | TEOXANE | ・非常に明瞭なシワ<br>・ボリューム追加 | 皮下 | 23 mg/g<br>架橋型<br>(RHA技術)<br>わずか4%のBDDE<br>架橋材 | 27G 1/2 | ・広い可動領域に適応（頬、顔の輪郭）<br>・リドカイン含有 |
| TEOSYAL<br>Ultra Deep ▲ | TEOXANE | ・特定部位に対するボリューム増大<br>・深部脂肪領域 | 骨膜上 | 25 mg/g<br>架橋型<br>(RHA技術) | 25G 1 | ・硬めのゲル<br>・非常に長い残存期間<br>・非常によいリフティング効果<br>・リドカイン含有もあり |

最深部の増大に使われるHAフィラー材／フィラー選択ガイド

| XLフィラー最深部増大 | | | | | | |
|---|---|---|---|---|---|---|
| Juvéderm Volux ▲ | Allergan | ・オトガイと顎の輪郭形成；輪郭形成とボリュームアップ、過不足バランス補正 | 真皮深部皮下骨膜上 | 25 mg/mL 長鎖と短鎖HAによって迅速な組織結合、長い持続性、ゲルの膨潤を最小限にした架橋型HA（特許取得済のVYCROSS技術） | 25〜27G | ・Juvédermフィラーの中でも高い凝集性、リフト力、弾力性がある<br>・18〜24か月もの長期効能<br>・注入しやすい（注入圧が低い）<br>・リドカイン含有（0.3%） |

## 4.9 フィラー選択ガイド

　フィラー選択ガイドは、筆者らの経験に基づき今市場に出ている代表的な製品の選択肢が表示されている。適応症に対して推奨されるフィラー材をひとめで確認することができる。軟らかく液状かつ低架橋型のゲルは軟組織の保湿や増大に使われる一方、硬めの高架橋型フィラーはシワや線の軽減およびリフティングに使われる。治療目的に応じて術者は適切なフィラー材を選択する（第9章、p.127：材料の詳細および推奨される使い方を紹介する）。

### フィラー選択ガイド－ひとめでわかる口唇治療のための皮膚用フィラー材 *

| 適応症 | 顆粒サイズ | 粘性 | メーカー名・製品名 | | | | |
|---|---|---|---|---|---|---|---|
| | | | Teoxane | Galderma | Allergan | Croma | Merz |
| 保湿、再活性化 | XS | ● | Teosyal Redensity 1<br>Teosyal Meso | Restylane Vital Light | Juvéderm Hydrate | | Belotero Hydro |
| | | ▲ | | | | Saypha Rich | |
| アクセント | S/M | ● | | Restylane Refyne | | | Belotero Lips Contour |
| | | ▲ | Teosyal Global Action | Restylane | Juvéderm Ultra 3 | Saypha Filler | Belotero Balance |
| 口元のシワ | S | ● | Teosyal Redensity 1<br>Teosyal Redensity 2 | | Juvéderm Volite | | Belotero Soft |
| | | ▲ | | Restylane Vital | Juvéderm Ultra 2 | Saypha Filler | |
| 口唇のボリュームアップ | M/L | ● | Teosyal RHA 2<br>Teosyal RHA 3<br>Teosyal RHA Kiss | Restylane Kysse | Juvéderm Volift<br>Juvéderm Volbella<br>Juvéderm Voluma | | Belotero Lips Shape<br>Belotero Intense |
| | | ▲ | Teosyal Kiss | | Juvéderm Ultra Smile<br>Juvéderm Ultra 4 | Saypha Filler | Belotero Lips Contour |
| 口元のボリュームアップ | M/L | ● | | Restylane Refyne<br>Restylane Defyne | Juvéderm Volift<br>Juvéderm Volbell | | Belotero Balance<br>Belotero Intense |
| | | ▲ | Teosyal Deep Lines | Restylane | Juvéderm Ultra 3<br>Juvéderm Ultra 4 | Saypha Filler<br>Saypha Volume | Belotero Volume |
| シェイピングと美化 | M/L | ● | Teosyal RHA 2<br>Teosyal RHA 3 | Restylane Defyne<br>Restylane Volyme | Juvéderm Volift | | Belotero Balance<br>Belotero Intense |
| | | ▲ | Teosyal Global Action<br>Teosyal Deep Lines | Restylane Lyft | Juvéderm Ultra 3 | Saypha Volume | |

● = ソフトフィラー（低粘性）、▲ = リフティング効果のストロングフィラー（高粘性）。
* 製品にはリドカイン含有および非含有のものがある。

Illustrated Guide "リップス"

# 5 麻酔方法について

| | | |
|---|---|---|
| 5.1 | 口唇を最大限につまむ方法 | 78 |
| 5.2 | 冷刺激の応用について | 78 |
| 5.3 | 表面麻酔について | 78 |
| 5.4 | リドカインの直接塗布について | 79 |
| 5.5 | 麻酔注射の際にみられる膨疹形成について | 80 |
| 5.6 | 粘膜ブロックまたはマイクロ神経ブロックテクニックによる神経ブロックについて | 80 |
| 5.7 | 伝達麻酔について | 82 |
| 5.8 | 局所麻酔による併発症について | 84 |

# 5 麻酔方法について

ほとんどの皮膚用フィラー（ヒアルロン酸〈HA〉）を注入する際には、含有するリドカインで痛みを軽減したうえで行う。しかし、組織への針の刺入による痛みは完全にとりきれない。口唇領域では、疼痛に対する感度が高い。選択される麻酔は術者の好み、および患者の痛みに関する感度に依存する。患者ごとに痛みの捉え方に対してどのように対処するのかはっきりしたうえで治療を行わなければならない。疼痛に対処する方法として次のような方法があげられる：

- 口唇を最大限につまむ方法
- 冷刺激の応用
- 表面麻酔（クリーム等）
- リドカインの直接塗布
- 麻酔注射の際にみられる膨疹形成
- 粘膜ブロックまたはマイクロ神経ブロックテクニックによる神経ブロック
- 伝達麻酔（眼窩下神経ブロック、口蓋外アプローチ、口腔内アプローチ）

## 5.1 口唇を最大限につまむ方法
（Fig5.1）

口唇増大術において（特に口唇の輪郭）注射による痛みを軽減するには、術者は最初の注射で口唇をつまみながら行うとよい。方法は、治療する部位を母指および示指でつまむ。つままれた部位に刺入し、リドカイン含有HAを投与し、リドカインの麻酔効果が出るまで数秒おく。

## 5.2 冷刺激の応用について

治療部位に刺入する前にコールドスプレーまたはクーリングパックで冷却することで、痛みを軽減することができる。凍傷を避けるためにはクーリングパックを直接皮膚にあてないように、または2分以上おかないように注意しなければならない（Criollo-Lamillaら、2013）。

## 5.3 表面麻酔について
（Fig5.2）

口唇増大術での痛みを軽減するために、リドカイン含有表面麻酔クリームがよく使われている。メーカーによってさまざまな強度の麻酔クリームがある。

麻酔クリームの効果を高めるには、まず皮膚をしっかり洗浄した後、クリームを塗布し、その上に薄いプラスチックフィルムで覆って浸透を促す。しかしながら、麻酔クリームの使用で、皮膚が腫れることによってシワが目立たなくなり治療が困難になる場合がある。

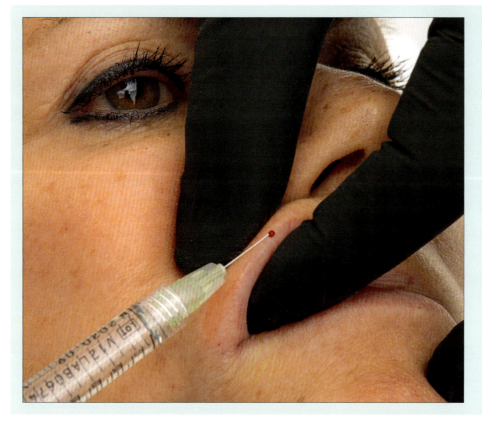

Fig5.1 口唇を強くつまんでいる（圧迫）ため、蒼白化が少し確認できる。

## 5.4 リドカインの直接塗布について
(Fig5.3)

デリケートな皮膚の消毒および洗浄を行った後、ニードルローラー（0.5 mm ゲージ）で皮膚表面をかすかに穿通させる。やさしく穿通した部位にリドカインを塗布すると局所麻酔を行うことができる。この方法により口唇に部分的な麻酔効果を得られるが、痛みに敏感な口唇の中央部はまだ痛みを感じやすいままである。

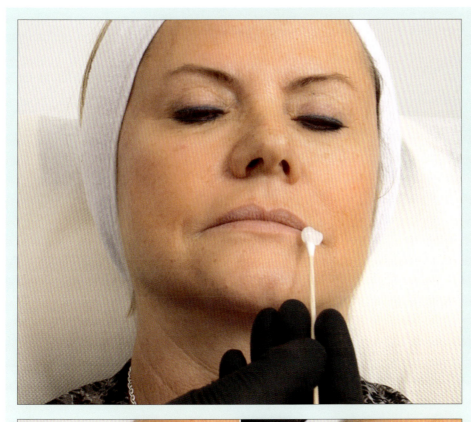

**Fig5.2** 治療前に綿棒につけた麻酔クリームを対象部位に塗布し、最低でも20分おかなければならない。

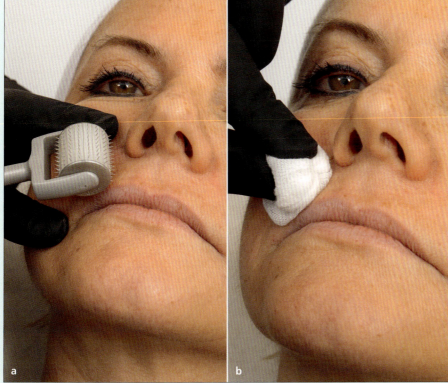

**Fig5.3 a+b** (**a**) ニードルローラー（0.5 mm ゲージ）で口唇の皮膚の部分にやさしくローリングを行う。(**b**) リドカイン（2%）につけた綿棒またはガーゼで対象部位に塗布する。

## 5.5 麻酔注射の際にみられる膨疹形成について（Fig5.4）

鈍カニューレを使用した口唇増大を行う前に、刺入部位に膨疹ができる程度のリドカインを注入した後に Nokor 針を刺入すると、痛みをより軽減することができる。注入されたリドカインは外側に向かって拡散し口唇に効果的な麻酔ができる。

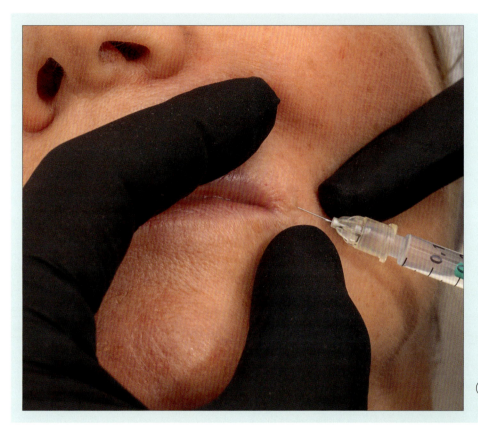

**Fig5.4** 皮膚に 0.2 mL のリドカイン（2%）の注入でできた膨疹（口唇の 4 分割領域のうち第一領域への注入）。

膨疹
（二次元コードを読み取ると膨疹形成の動画を確認できる）。

## 5.6 粘膜ブロックまたはマイクロ神経ブロックテクニックによる神経ブロックについて（Fig5.5、5.6 参照）

Sattler および Sommer ら（2015）が紹介した粘膜ブロック法では、眼窩下神経ブロックを行うことができる。方法は、口唇ラインから 1 cm 離し、かつ平行に 2 cm 間隔で粘膜に膨疹ができる程度のリドカイン注射を行う。この方法の利点は、麻酔効果が発現するのが速く、長すぎない麻酔効果、および麻酔が効いている間で口唇の変形を生じさせないことが挙げられる。

その他の粘膜ブロック法として、歯肉頬移行部に 1 cm 間隔で膨疹ができる程度のリドカイン注射を行う方法がある。

粘膜ブロックまたはマイクロ神経ブロックテクニックによる神経ブロックについて

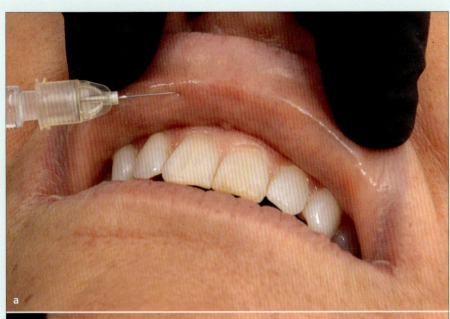

**Fig5.5 a+b** 上口唇の粘膜ブロック法、粘膜に 1 cm 間隔で膨疹ができる程度の麻酔（0.5 mL のリドカイン）を注入する（**a**）。…

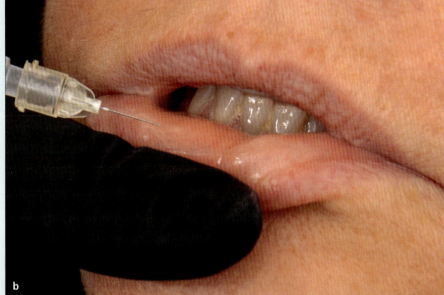

…下口唇にも同様に行う（**b**）。

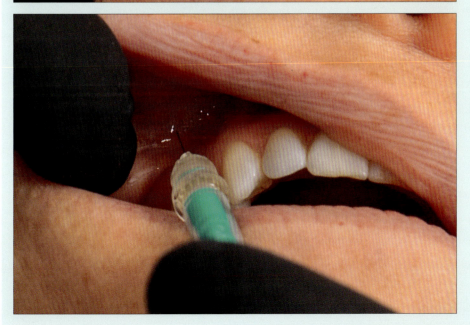

**Fig5.6** その他の方法として、歯肉頬移行部（口腔前庭）に膨疹ができる程度のリドカインを注入する方法もある。

## 5.7 伝達麻酔について（Fig5.7参照）

　この方法は、治療部位を最大限に麻酔することができるもので、歯科治療でも同様に経験したことがあるだろう。神経の近くに麻酔注入を行うことで疼痛の伝導をブロックできる。

　筆者らは長時間効く眼窩下神経ブロックを推奨しない。その代わり、リドカイン含有HAの使用を推奨する。眼窩下神経ブロックはアナフィラキシーショック（**Fig5.8**、p.84参照）または誤って血管内に麻酔を注入すると、重篤な副作用を生じるリスクがあるためである。その他の欠点として、リドカイン注射によって腫れることがあり、口元のシワが目立たなくなる点が挙げられる。

　麻酔してから2時間も効果が持続するため、患者は長くしびれた状態を不快に感じることがある。必要最小限の量を正確に神経の末端を狙って投与することにより、不快感をより軽減できる（Criollo-Lamillaら、2013）。鈍針およびリドカイン含有皮膚用フィラーが開発されたことにより、伝達麻酔は痛みに敏感かつ不安な患者には一般的に選択される傾向になってきている。よって伝達麻酔はいまだに代表的な麻酔方法の1つとして紹介されている。伝達麻酔を行うには施術用チェアを45°に倒し、明るい照明を用い、滅菌グローブを装着して清潔にした粘膜に注入する。

> **注意点**
>
> 　眼窩下神経の損傷を避けるには、眼窩下孔および神経に直接麻酔をしないことである。麻酔前に血管内に誤注入するのを避けるため、血液の逆流がないか確認したうえで注入する（Azibら、p.92、2013）。

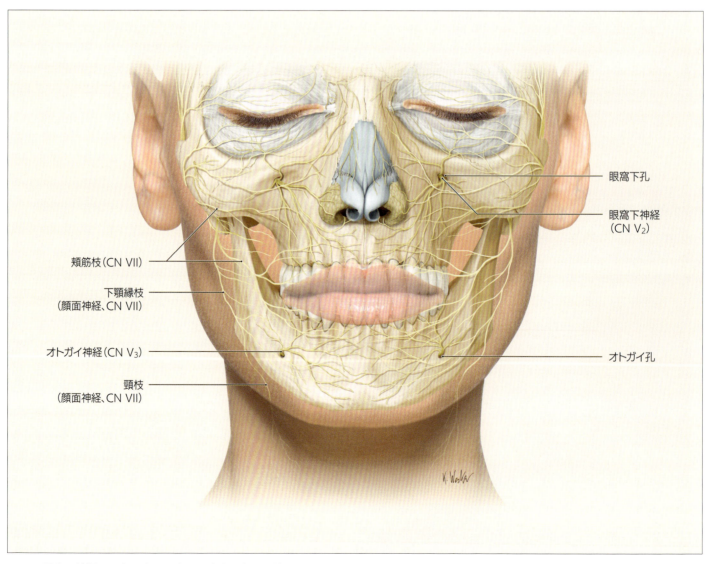

**Fig5.7** 眼窩下神経は眼窩下孔から出て、途中で上口唇枝に枝分かれし上口唇を支配する。オトガイ神経はオトガイ孔から出て、下口唇を支配する。

## 5.7.1 眼窩下神経ブロック、口腔外アプローチについて（Fig5.8）

口腔外アプローチでの眼窩下神経ブロックは、鼻翼からまぶたの外側を結ぶ線と、瞳孔から真下にできる線と交差したところに注射を行う（眼窩下孔は眼窩下縁の1cm下にある）。眼窩下神経の近くにリドカインを投与する。

## 5.7.2 神経ブロック、口腔内アプローチ

口唇への伝達麻酔において、上口唇の場合は眼窩下神経ブロックを、下口唇の場合はオトガイ神経ブロックを行う。

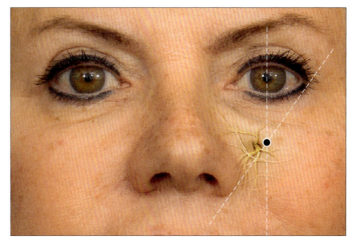

**Fig5.8** 眼窩下神経ブロックの口腔外アプローチで刺入する部位。

### ■ 上口唇ブロック（Fig5.9 a-c）

**Fig5.9 a-c**（a）上口唇ブロックをするための伝達麻酔を行う際、術者は犬歯から瞳孔を通る線をイメージする。

（b）始めに粘膜の消毒を行う。口腔前庭前方部にリドカインをつけた綿棒で表面麻酔を行う。次に上口唇を上方にめくり、針を犬歯の歯軸と平行に第一小臼歯と犬歯の間を狙って歯肉頬移行部に刺入する。針は、瞳孔の中心を向くようにする。

（c）眼窩下孔のある方向に向け、リドカインを投与する。眼窩下孔から出る神経を守るために、反対の手でおさえて保護する。注入後、その周囲をやさしくマッサージすると、リドカインをより効率的に拡散させることができる。

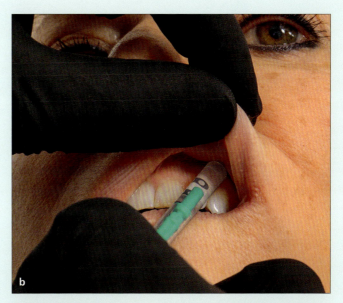

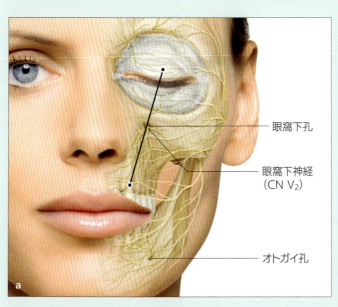

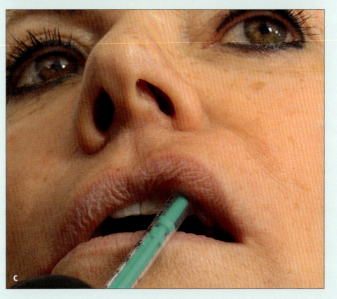

麻酔方法について

### ■ 下口唇ブロック（Fig5.10 a-c）

**Fig5.10 a-c**（**a**）伝達麻酔で下口唇ブロックを行う際、術者は瞳孔から口角を通る線をイメージする。オトガイ孔から出てくるオトガイ神経は下記の線上に沿って走行している（犬歯の外側で第一小臼歯の下へ向かう）。

（**b**）麻酔は口腔内で、下顎のオトガイ孔に向かって歯周ポケット内に注入する。

（**c**）事前にリドカインをつけた綿棒で粘膜の表面麻酔を行う。下口唇を下方向にめくり、30 G 針で第一小臼歯の 5 mm 下から刺入し、ゆっくりオトガイ孔へ向ける。骨に達したら、針を少し引いて、血液の逆流がないか確認し、オトガイ孔のある方向にリドカインを投与する。

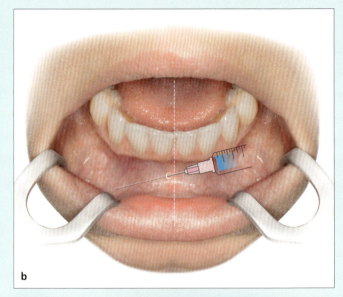

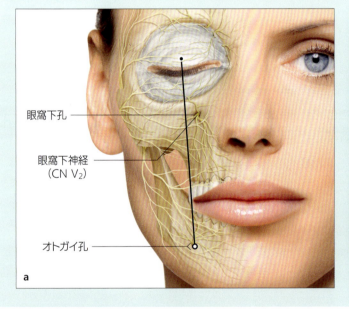

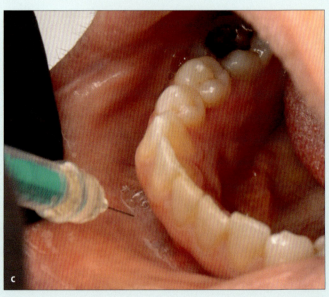

- 眼窩下孔
- 眼窩下神経（CN V₂）
- オトガイ孔

## 5.8 局所麻酔による併発症について

投与された局所麻酔は、血管内に浸透することができ、脳や心臓への副作用が生じることがある。例えば、多く投与した場合、脳に有害な影響を与える場合がある。

血中での局所麻酔が有害濃度に達した場合、心臓の刺激伝導系にも悪影響が出ることがある。これにより、不整脈、心臓の血液排出量の低下、血圧低下、場合によっては心臓発作が起きることがある。

局所麻酔によるアナフィラキシー様反応もみられることがある。症状として、蕁麻疹、喘息発作または血圧低下、さらに重症になるとアナフィラキシーショックに陥ることもある。

### 重要事項

針が神経に触れた場合は針を少し引いて、血液の逆流がないか確認し、問題ないことを確認したうえでリドカインの投与を行う。血管内への誤注入は絶対に避けなければならない。口唇の中央まで麻酔が効いていない場合、上口唇小帯に膨疹ができる程度の量を投与する。術者は責任をもって麻酔を行わなければならない。行うにあたっては、知識、スキル、経験をしっかり身につけるべきである。患者の問診の際は、麻酔に対するアレルギーや副作用等がないことの確認を必ず行う。

Illustrated Guide "リップス"

# 6 併発症、副作用、経過観察での評価

| 6.1 | 変色 | 86 |
| 6.2 | 浮腫形成 | 86 |
| 6.3 | 感染 | 86 |
| 6.4 | 結節形成 | 87 |
| 6.5 | 血管系への併発症 | 87 |
| 6.6 | 術後経過観察での評価 | 87 |

# 6 併発症、副作用、経過観察での評価

まれに口唇への注射および増大術で併発症または副作用が生じる。Snozzi および Van Loghern らは、フィラー注入治療による副作用をまとめ、かつそれに対する推奨される治療法についての文献を2018年に出版した。本章では口唇への治療と関連することをこの文献から選別し紹介していく。ここでは併発症や副作用に対する治療上の推奨事項を紹介する。

発赤、腫脹、および疼痛と併発する副作用とは別に、副作用は5グループに分類される。それは、変色、浮腫形成、感染、結節形成、血管系への併発症である。

## 6.1 変色

### 6.1.1 血腫

口まわりおよび口腔領域での注射で変色がよくみられることがあり、それは鋭針で小血管または中血管の穿通によるものが多い。変色は血腫をともなうことが多く、血管損傷から数分〜数時間後に現れることがあり（Snozzi および Van Loghern ら、2018）、一般的には、1〜5日目には消失する。

血管損傷直後に圧迫することで、重度な血腫を防ぐことができる。まれに血腫周囲に線維組織に囲まれ、触診できる結節を形成することもある（Snozzi および Van Loghern ら、2018）。少しでも血腫がみられたら、すぐに圧迫することを推奨する。ビタミンK軟膏を1日2回、7日間、または intense pulsed light therapy（光治療）も同時に推奨される。ヘモジデリン沈着がみられる場合、色素レーザー（pulsed-dye laser）またはリン酸チタニルカリウムレーザー（KTP Laser）が推奨される（Becker-Wegerich ら、2011、2016）。

### 6.1.2 チンダル現象

チンダル現象は浅層へ高架橋ヒアルロン酸（HA）注入後に組織にみられる青みを呈した変色である。輪郭または口元のシワへの注射後によくみられる現象である。経験的知識によると、この現象はHAの注入により、赤いライトが吸収かつ短波長ライト（例：青色）が反射され、眼によって青色を認識する（Snozzi および Van Loghern ら、2018）。このような現象は数か月残ることがある。もし見た目が悪く、青みが強い場合、ヒアルロニダーゼで分解消失させる。

### 6.1.3 蒼白化（ブランチング効果）

薄い皮膚に高架橋 HA を浅層に注入することによって蒼白化（ブランチング効果）が生じることがある。これは輪郭および口元のシワへの注入でよくみられる。ほとんどの場合、蒼白化（ブランチング効果）が生じた直後にしっかりマッサージしてあげることで消失する。ブランチングがどうしても目立つ場合、ヒアルロニダーゼでHAを分解させる（p. 96 参照）。

## 6.2 浮腫形成

一般的に、口唇増大術で軽度から重度の腫脹がみられる。注射のテクニックおよび使用する針によって腫脹の重症度に影響するが、その他の要因もあると考えられる。

### 6.2.1 短期間にわたる即時術後浮腫形成

このタイプの浮腫はよくみられ、注射のテクニック、使用する針またはカニューレ、組織損傷の程度、および注入量によって影響される。基本的には、特別な治療は必要ないが、クーリングパックでの冷却または薬で腫脹を軽減させることを推奨する。腫脹が重症でありかつ継続的であれば、専門医への受診および治療を受けることが望ましい。

### 6.2.2 ヒスタミン誘発浮腫

この浮腫は治療後に分泌されるヒスタミンにより生じるタイプである。このタイプの場合、適切な専門医を受診し、しっかり治療を受けなければならない。ヒスタミン誘発浮腫はクインケ浮腫（血管神経性浮腫）および蕁麻疹、またはいずれかの出現によって診断される（Snozzi および Van Loghern ら、2018）。

### 6.2.3 非抗体関連型（遅延型、タイプⅣ）アレルギー反応

非抗体関連型アレルギー反応の特徴は硬化、紅斑、および浮腫が挙げられる。1日で生じることもあれば数週間後に生じて数週間かけて消失することがある。これが生じた場合、すぐに専門医を受診して治療するべきである（推奨治療は Snozzi および VanLoghern ら、2018 を参照）。

## 6.3 感染

### 6.3.1 細菌感染

すべての侵襲性および低侵襲性処置には感染リスクはつきものであるが、大変まれである（Sattler および Sommers、2015）。有効な消毒によってこのような感染リスクの軽減ができる。丹毒およびレンサ球菌による蜂窩織炎がよくみられるが、膿瘍形成はまれである（Snozzi および Van Loghern ら、2018）。抗菌薬による治療は、重症度および関連細菌によって異なるため、必ず専門医の判断で薬を処方してもらうことが必要である。

### 6.3.2 ウイルス感染

口唇での HA 注入後でよくみられるウイルス感染は単純ヘルペスウイルスの再活性化によるものである。単純ヘルペスウイルス感染の既往歴または頻繁に発症する患者に対してアシクロビルの予防投与が推奨される。また、単純ヘルペスウイルスによる感染が生じた場合にもアシクロビルの投与が選択される。

## 6.4 結節形成

結節の種類としては、非炎症性によるもの、および炎症性による結節形成が挙げられる。

### 6.4.1 非炎症性結節形成

高架橋 HA フィラーが均一に注入されなかった場合、容易に触れられる小さな結節を認めることがある。軟らかめのジェルであれば、このような現象はあまりみられない。

触知可能な結節または目視可能な大小の結節は口唇の治療歴がある部位にみられる。考えられる要因としては以下のようなものが挙げられる：

・不適切な材料が使用されている
・必要以上の材料の注入
・不適切な材料の選択
・以前に注入された材料が確認できるようになる

まず始めに、治療中に生じた結節はマッサージによって減少、再拡散ができる。しかし、結合組織に囲まれると消失が困難になっていく。次のステップとして、結節を機械的につぶす、または穿通して HA フィラーを排出させる（Sattler および Sommer ら、2015）。これができなかった場合、ヒアルロニダーゼを使った酵素療法を行うことがある。

### 6.4.2 炎症性結節形成

まれなケースではあるが、HA フィラーに対する炎症により、肉芽組織および線維性組織形成、腫脹、発赤、時に膿疱が生じることがある。

一般的に炎症性肉芽組織形成は治療の数週間または数か月後にみられることがある。このような反応の機序は非常に複雑で説明がしばしば困難である。その原因は単純に感染関連菌によるものかもしれないが、一般的な皮膚常在菌によるバイオフィルムが形成され粘着性の保護マトリックスに囲まれたものとなるかもしれない。これによって不可逆的に不活性表面または生体構造に付着することができる。注入されたフィラーに細菌がコーティングされバイオフィルムを形成し、それに対する永続的な免疫反応で慢性的な肉芽組織形成につながる。その他の原因として考えられるのは免疫反応や、フィラー材の添加物によるものがある（Sattler および Sommer ら、2015；推奨治療は Snozzi および Van Loghern ら、2018 を参照）。

専門医による検査および患者の医療歴を熟知することが重要である。

## 6.5 血管系への併発症

血管系への併発症はまれで、注射テクニックに大きく影響される。血管系への併発症のリスクを上げる要因として鋭針の使用および量の多いボーラス注入が挙げられる。

動脈内に誤って注入した場合、虚血が生じ、最悪の場合、壊死することがある。このような併発症が生じる流れは次のように説明できる（DeLorenzi ら、2017）：

・注入直後の皮膚の蒼白化（ブランチング）
・数時間以内に網状皮斑が現れる
・数日後までに毛細血管内に徐々に充満され、薄暗い青－赤の変色が確認できるようになる
・水疱の形成と皮膚組織のはく離（壊死）がみられる

## 6.6 術後経過観察での評価

患者の口唇治療の１～２週間後に経過観察のアポイントをとるべきである。口唇以外の身体部位に比べて、治療後口唇に血腫や結節の形成、またはその他軽度な予測困難な反応が生じることが多いため経過観察が重要、かつフォローの際に修正治療が必要な場合があるためである。

１～２週間後、術者は治療の結果を確認することができる。チェックすべきポイントを次に挙げる：

・安静時の対称性を測定して確認する
・笑顔または話しているときに明らかな結節および非対称性がないか確認する
・炎症または副作用がないか確認する

併発症、副作用、経過観察での評価

- あざや血腫が消失したか確認する
- 患者の満足度を確認する

フォローを行う前に、治療前分析と同様に全方向から、そして口唇も動かしながら資料用写真を撮る（第3章3.2.5、p.62参照）術前・術後写真を撮ることで客観的な比較に役立つ。フォローアップ時に必要に応じて、修正治療を行う。

### 注意

**血管系への併発症が生じたときにするべきこと**

血管系への併発症は早期に発見し、積極的に治療をする必要があり、組織の壊死のような重篤で不可逆的な併発症を早期に予防しなければならない（Delorenziら、2014）。

**血管系への併発症に対して行うべき5つのステップ**
1. ただちに併発症を認識する。
2. ただちに対象血管に局所的にヒアルロニダーゼ（最大投与量）を投与する。血管透過性の増大は、治療者が血管内に注入しなくてもヒアルロン酸分解酵素が血管内の充填部位に到達することを可能にする（DeLorenziら、2014）。
3. 血流を促すためホットパックをあてるか、湯たんぽなどの温熱材、またはヘアドライヤーを使用する。冷やしてはならない。
4. 押さずにやさしくマッサージする。
5. 緊急に血管閉塞を処置できるよう、すぐに専門医が治療可能な医療施設を紹介し、必要に応じて外科処置も行う（SattlerおよびSommerら、2015；SnozziおよびVan Loghernら、2018）。

### 備考

鈍針のカニューレを使用することだけでは血管内への誤注入を防ぐことはできない。注入はゆっくりと、かつ患者に少しでも異常や痛みがあればすぐに知らせてもらうのが併発症のリスク低減のために重要である。予期せぬ事態にすぐに対処できるよう多職種連携が必要とされている。

Illustrated Guide "リップス"

# 7 診療室の内装および設備、材料と患者管理

| | | |
|---|---|---|
| 7.1 | クリニックの雰囲気 | 90 |
| 7.2 | 診療室の内装 | 90 |
| 7.3 | 診療室の衛生管理 | 92 |
| 7.4 | 術前および術後ケアに使用する機材・材料 | 92 |
| 7.5 | 施術中の患者管理 | 98 |

# 7 診療室の内装および設備、材料と患者管理

## 7.1 クリニックの雰囲気

　美容専門クリニックでは、第一印象が最も重要である。診療室は入りやすく魅力的なデザインであり、衛生面が配慮され、照明が明るく、換気がよく、静かであり、適切な温度に設定され、心地よい香りが保たれているべきである。また、美容専門クリニックでは患者のプライバシーを厳重に管理するべきである。患者資料およびボールペンはいつでも使えるようデスクに準備するとともに、患者の荷物等やメガネを置くのに便利な場を提供する。要望に応じて飲料も準備すべきであり、患者にプレッシャーを与えず、リラックスできる環境作りを心がける。

　ヒアルロン酸（HA）治療に必要な機材をすべて準備していく。施術用チェアは清潔で新しい布で保護し、周囲は邪魔になる物を置かないようにする。使い捨て保護クロス、清潔な布、またはタオルを必ず使用し、患者ごとに交換するべきである。施術チェアは外から見えないよう窓にブラインドやカーテンを使用すること。治療用照明は患者の眼に直接あたらないように配慮する。また、首裏や膝裏にクッションを置くことで患者がよりリラックスできる。

## 7.2 診療室の内装

　術者は研修の際、部屋の基本的な設備について習得するはずであるため、備品について少しだけ紹介していく。

### 7.2.1 チェア（Fig7.1）

　チェアはシンプルなソファから高性能なデザイナーズチェアまでさまざまなものが市場に出回っている。これらの大きな違いは、調整できる程度や機能性であるが、座り心地、使用している材料の品質はもちろん、コストに関してもさまざまである。

　術者と患者双方が治療中快適に過ごすためには、人間工学に基づいたデザインのチェアを使用することが最も重要である。術者が快適に全方向から患者にアプローチできるようチェア周囲に障害物がないようにし、施術箇所が術者の胸元の高さにあることが理想的である。

　術者のチェアの施術時のポジショニングは施術の質に大きく影響する。術者が快適に施術領域にアプローチするために姿勢をよくしなければならない。施術しやすいように、チェアをうまく利用しながら移動し、背中に負担がかからないように行う。注射の際、座ったまま行うのか、立ったまま行うのか、やりやすい方法を術者自身で判断して選択する。

　施術の際、治療内容にあわせて患者が起き上がったり、半仰臥位にできるよう、施術用チェアに調節機能があることが望ましい。起き上がった状態から水平位に倒すことができるよう背もたれが調節できるものを使用する。分析の際はいつも、垂直に起き上がった状態であったほうが顔のシワや影が鮮明となる。仰臥位では患者の顔が比較的リラックスしてしまう（第3章 3.2.4 p. 62 参照）。

　患者が快適に座った状態や横たわった状態でいるために動かせるフットレストのポジションを調整する必要がある。

　筆者の観点から、施術用チェアの基本的な設計を以下にあげる（p. 91 **Fig.7.1** 参照）：

・背もたれが90°〜180°の間で調整できる（**1**）
・フットレストを座った状態で90°、仰臥位で180°に調整できる（**2**）
・高さを調整できる（**3**）
・最低高さは 55.5 cm
・水平位でもしっかりと安定した状態に保てる
・快適なクッションがある
・アームレストにも両脇にクッションがあり、角度も180°まで調整ができ、必要に応じて取り外すことができる（**4**）
・高さを調整できるヘッドレスト（**5**）
・必須ではないが、電動式チェアが理想的である

### 7.2.2 照明

　照明は術前分析および治療後の確認のために重要な役割をもつ。（第3章 3.2.3 p. 61f 参照）その役割としてはシワやたるみの顔の皮膚の凹凸がクリアに見えるよう顔を照らすことである。また、顔面に照明を全方向から照らせるように動かせることが重要となる。

　拡大ルーペ付き照明を用いると術者がより精密に浅層部の注射のコントロールを行うことができる。ケーブル等につまずかないように天井に照明を固定することが推薦される。その他に、簡単なテーブルランプや三脚で固定された照明であっても問題なく使用することができる。

### 7.2.3 トレーとテーブル（Fig7.2）

　治療中、材料がつねに届きやすい位置にあるよう車輪付きトレーまたはテーブルを使用し、かつ調節しやすいようなものを使用する。トレーやテーブルはさまざまに適合する種類がある。

クリニックの雰囲気、診療室の内装

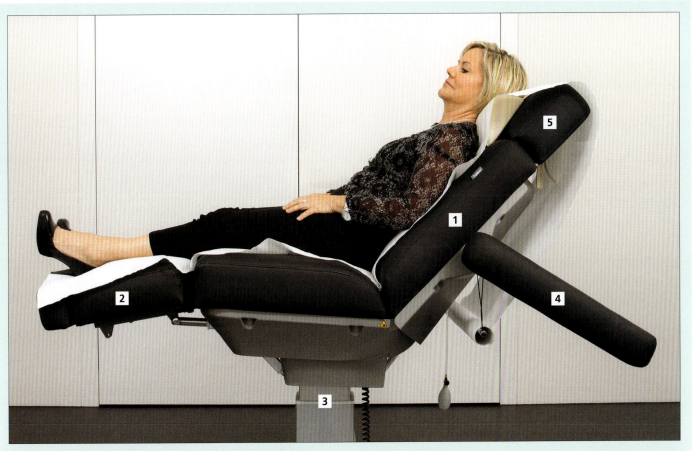

**Fig7.1** 施術用チェアの基本的な設計（7.2.1 参照）：調整できる背もたれ（**1**）、調整できるフットレスト（**2**）、高さの調整機能（**3**）、折りたたみ、および取り外せるアームレスト（**4**）、調整できるヘッドレスト（**5**）。

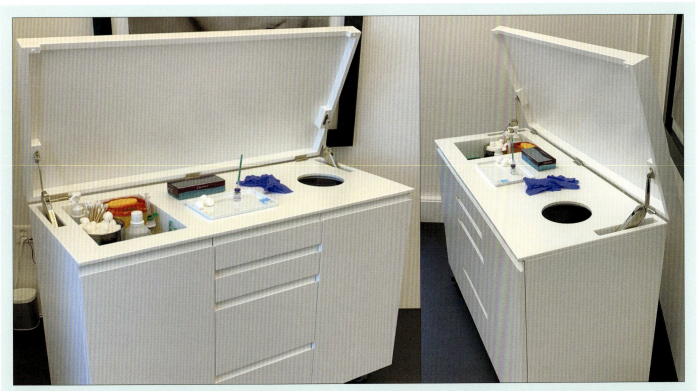

**Fig7.2** 美容真皮下フィラー注入治療のために開発したトレー／テーブルである。車輪付きで移動しやすく、衛生面を考慮した設計で機材を保管することができるうえに、フタでしっかり密封することもできる。

## 7.3 診療室の衛生管理

顔のシワへのフィラー注入治療における衛生管理は、その他の医療関連治療での衛生管理と同様である。
- しっかり換気された部屋
- 清潔な布、またはペーパーロールで保護された施術用チェア
- トレーとその他器具や材料の表面を消毒し、滅菌されたカバーをかける
- 滅菌された器具と設備（例：膿盆等）
- 鋭利物専用廃棄ボックスに針やカニューレを破棄する
- 治療ごとにゴミをすべて破棄する
- 手指でカニューレおよび針を触らないようにし、かつ、髪の毛または皮膚にも触れないようにする
- 注射する際は必ず使い捨ての滅菌グローブを使用する
- 口から鼻にかけての部位を保護する医療用マスクを使う
- 施術領域の皮膚の洗浄および消毒を行う

## 7.4 術前および術後ケアに使用する機材・材料

口唇に対するヒアルロン酸（HA）治療においての術前・術後ケアに必要な作業や機材・材料は以下のとおりである。

> **注意事項**
>
> **施術部位の皮膚の洗浄および消毒**
>
> 施術前に、施術部位のメイクをしっかり落とし、消毒液（例：ポピドンヨードまたはオクテニジン塩酸塩などのような粘膜にも適したもの）をつけた綿棒でしっかり消毒を行う。消毒作業を毎回新しい綿棒で消毒液につけて3回施術部位の消毒を繰り返す。施術時、術者は非アルコール消毒液をつけた綿棒を空いている手にもち、必要に応じて出血部位を拭き取り皮膚を消毒する。綿棒を一度使用したら、必ず新しいものに交換する。施術後、治療部位を再度消毒する。傷口の治癒促進クリームの使用を推奨する。

### 術前・術後ケアに使用する機材・材料

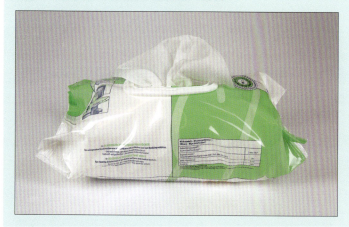

**Fig7.3 メイク落とし**－ウェットシート、または綿棒でメイク落とし関連商品を使用する。

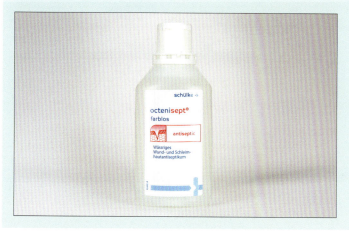

**Fig7.4 消毒**－施術前に、施術領域の消毒のため皮膚および粘膜に使用できる消毒液（例：ポピドンヨードやオクテニジン塩酸塩）を使用する。

## 術前・術後ケアに使用する機材・材料（続き）

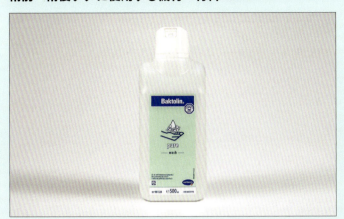

**Fig7.5 手指洗浄**－治療前および使い捨てグローブをつける前に、医療用石鹸でしっかり手指を洗浄し消毒を行う。

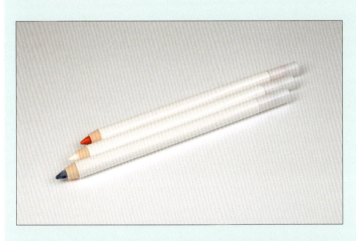

**Fig7.6 マーキング**－施術部位を白色またはその他色付きの皮膚用マーキング鉛筆でマーキングを行う。

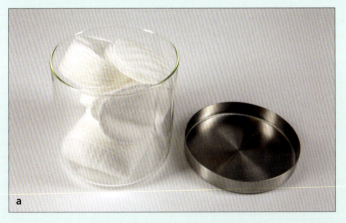

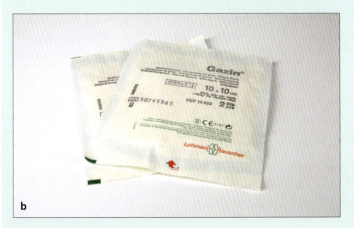

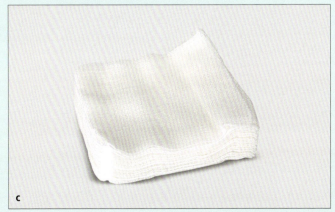

**Fig7.7 a-c 清拭用コットン**－一般的に拭き取りコットンとよばれるもの（a）および滅菌ガーゼ（b）の代わりに、皮膚にやさしく吸水性の高いコットンパフ（c）も使用できる。

### 術前・術後ケアに使用する機材・材料（続き）

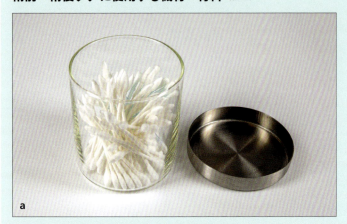

**Fig7.8 a+b 綿棒またはスパチュラ**－クリームは綿棒（a）またはスパチュラ（b）を使用して塗布できる。

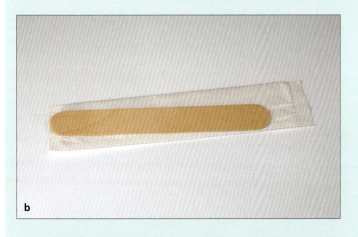

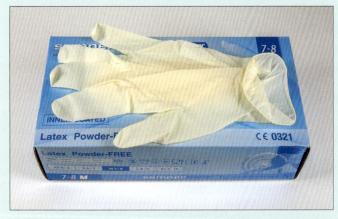

**Fig7.9 使い捨てグローブ**－グローブはシワがなく、しっかりフィットし、パウダーが含まれていないものが必須である；施術内容によっては滅菌済のものを使用する。さまざまな色のグローブもある（例：青、黒等）。カニューレで注射する場合は、滅菌グローブの使用が推奨される。ラテックスアレルギーがある患者には、ラテックスフリーのものを選ぶ。

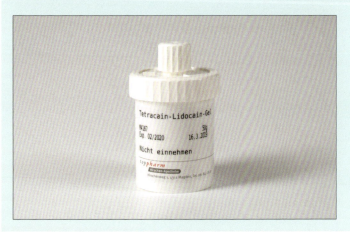

**Fig7.10 局所麻酔（クリーム、軟膏）**－例：25％以上テトラカインおよびリドカイン含有以上の成分を含む独自の製剤「Emla」（エムラ®クリーム）、（写真参照・日本ではアルミチューブ、パッチが流通している）、キシロカインスプレー等。

## 術前・術後ケアに使用する機材・材料（続き）

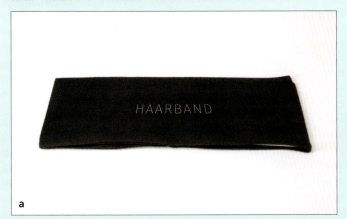

a

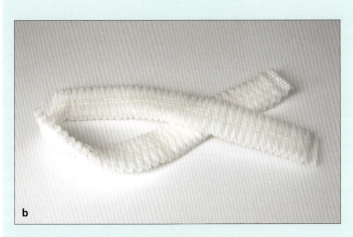

b

**Fig7.11 a+b ヘアバンド**－髪の毛が顔に触れないようにするのが重要である。サージカルキャップ、ヘアバンド（a）、ヘアネット（b）、またはヘアクリップ等を使用することができる。

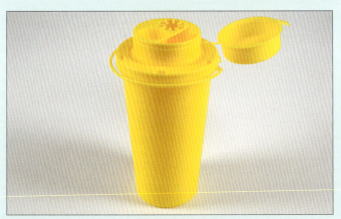

**Fig7.12 鋭利物専用廃棄ボックスおよび膿盆**－これらは必ず診療室に常備していること。

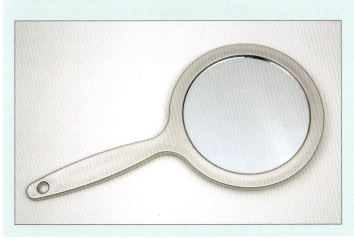

**Fig7.13 手鏡**－施術中に患者用に準備する。

### 術前・術後ケアに使用する機材・材料（続き）

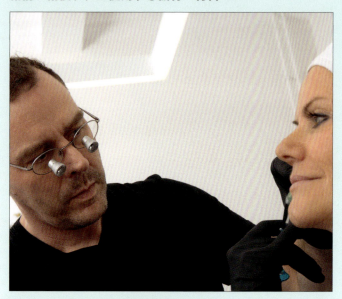

**Fig7.14 拡大鏡**－細かいシワおよび浅層に精密に注射する場合（例：蒼白化（blanching）テクニック）に推奨される。

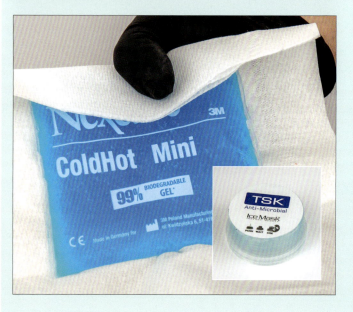

**Fig7.15 クーリングパックおよびマスク**－疼痛軽減のためにクーリングパックを使用する。多数のメーカーによるさまざまなサイズおよび形がある。口唇に対する治療を行った場合、口唇よりも大きいクーリングパックを選択する。

クーリングマスク（右下）はクーリングパックと同様に冷却の効果がある。このマスクはアロエベラ、HA、消毒液、および治癒促進を助ける添加物が含まれている。

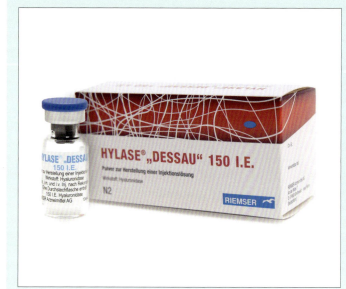

**Fig7.16 ヒアルロニダーゼ**－治療に失敗した場合、またはHAに対する拒絶反応が起きた場合に使用する。美容目的で注入されたHAを分解するために使用される。

警告：日本国内では、「ヒアルロニダーゼ」は美容目的で注入されたHAの分解については未承認であり、未認可の薬剤である。取り扱いには十分注意のうえ、使用の際は最新の情報を確認すること。

※ヒアルロニダーゼ標準品＊の取扱いについて
　日本薬局方標準品以外の標準品については、平成18年8月10日付け薬食審査発第0810001号「ヒアルロニダーゼ標準品の取扱いについて」において、『今後の医薬品の品質管理についてはEuropean Pharmacopoeia標準品を使用して差し支えない』となった。
　＊（平成18年8月10日）（薬食審査発第0810004号）
　（（財）日本公定書協会会長あて厚生労働省医薬食品局審査管理課長通知）

### 術前・術後ケアに使用する機材・材料（続き）

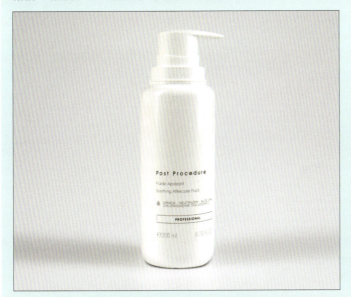

**Fig7.17 術後に使用するクリーム**－施術の後、傷口をしっかり洗浄し術後クリームを塗布するべきである。このクリームまたは軟膏は抗炎症作用があり、腫れの軽減および血腫の消失を促進することができる。数々の製薬会社によってさまざまなクリームがでているが、この図にはTeoxane社の商品を例として示す。

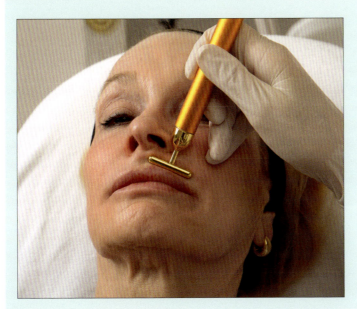

**Fig7.18 24Kゴールドビューティーバー**－この装置は真鍮およびアルミで作られており、ヘッド部分はT字形で術者が注射しやすいよう助手により口唇を裏返すために使用されることがある（消毒液でグローブが滑るため本装置が使用される）。24Kゴールドビューティーバーのもう1つの利点として、口唇内の血流をやさしく遮断することで、注入時血管内への誤侵入を防ぐことができる。

24KゴールドビューティーバーのT字ヘッドは、微振動を出すことができる。この機能によって、注入したHAを均一に拡げ、デコボコな部分を延ばし、蒼白化（ブランチング効果）によって生じた狭い部分に入りこむように促すことができる。

---

**チェックリスト－皮膚用フィラーを使用した口唇の治療に使用する術前・術後ケアの機材・材料**

- カメラ
- 資料＋ボールペン
- 鋭利物専用廃棄ボックス
- 使い捨てグローブ
- 手指用洗浄液
- 皮膚用消毒液
- 手指用消毒液
- 皮膚用マーキング鉛筆
- メイク落としウェットシート
- 清拭用コットン・ガーゼ
- スパチュラ、綿棒
- 膿盆

- 綿球
- リドカイン含有麻酔クリーム
- 局所麻酔用；使い捨てシリンジ、針
- 拡大ルーペ、またはライト付き拡大鏡
- ヘアバンド
- クーリングパックおよびマスク
- 手鏡
- ゴミ箱
- HAシリンジ
- 替えの針
- カニューレ
- Nokor針

- 術後用クリーム
- ヒアルロニダーゼ
- 鼻から口までを保護する医療用マスク

## 7.5 施術中の患者管理 (Fig7.19～7.38)

**術前計測および調整**

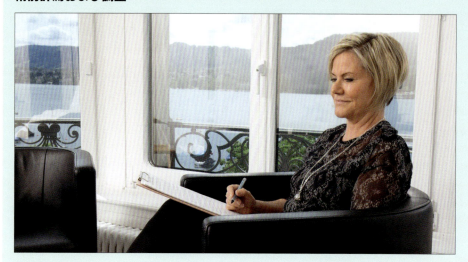

**Fig7.19** 患者の来院時、待合室で医療歴に関する問診票を記入してもらう。

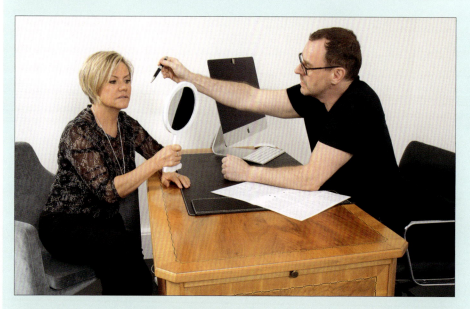

**Fig7.20** 患者の治療への希望を話し合う。術者は患者のコンサルテーションを行い、治療で期待される効果、予想される副作用について説明を行う。

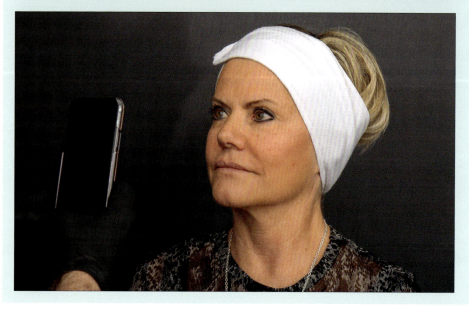

**Fig7.21** 次に写真資料撮りを行う。その後、患者を診療室へ誘導し、施術用チェアに案内する。

## 術前計測および調整（続き）

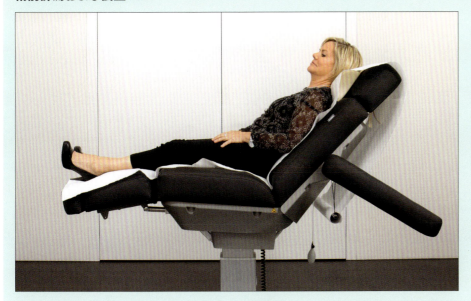

**Fig7.22** 分析時の施術用チェアのポジション：口唇ボリューム増大のための分析を行う際には、患者が起き上がった状態が望ましい。起き上がった状態で、顔の組織のたるみ、口角の下がり具合、および口元がどのような状態であるか確認できる。注射の際、特に赤唇への施術は仰臥位で行うのがよい。マリオネットラインおよびオトガイ領域においては、起き上がった状態がよい。

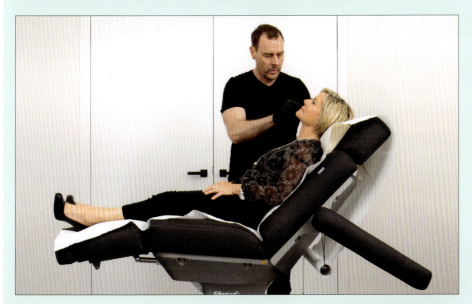

**Fig7.23** 患者が快適に座れるよう、かつ術者が治療しやすいポジションに施術用チェアを調整する。

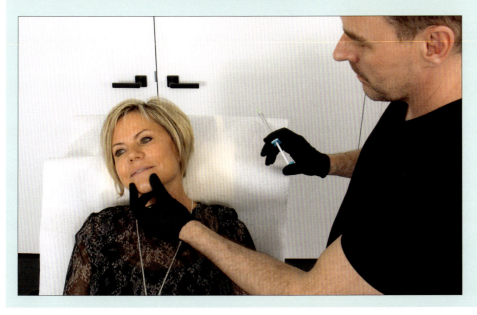

**Fig7.24** 術者は背中を垂直に姿勢をよくした状態で治療部位が届く状態にしなければならない。

診療室の内装および設備、材料と患者管理

## 術前計測および調整（続き）

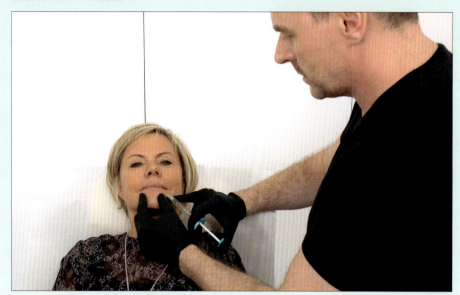

**Fig7.25** 術者は立ち上がった状態、または垂直に姿勢よく座っている状態にある。

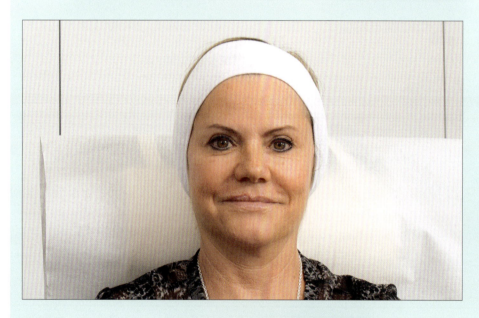

**Fig7.26** 施術部位に髪の毛が触れないようにヘアバンド、ヘアネット、またはサージカルキャップを使用する。

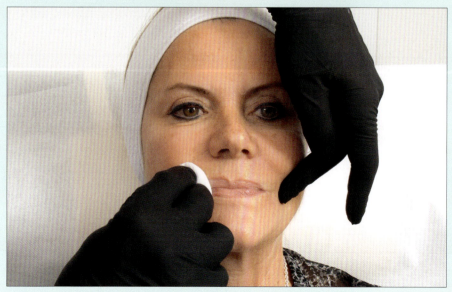

**Fig7.27** メイクはすべて徹底的に落とすことが重要である。

## 術前計測および調整（続き）

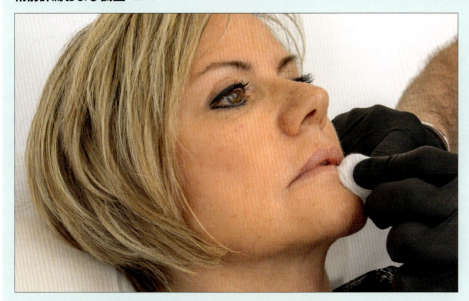

**Fig7.28** 洗浄および感染予防：治療前に皮膚をクロルヘキシジンまたはアルコール（70％）を用いて徹底的に消毒する。
　患者を感染から守る最適な方法は滅菌グローブおよび滅菌ガーゼを使用することである（Becker-Wegerichら、2016）。

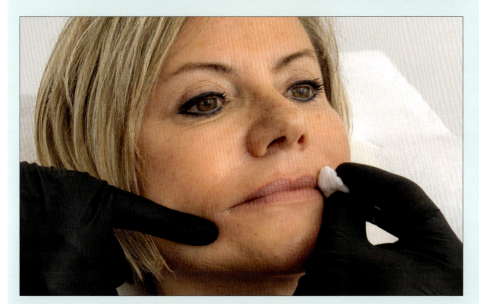

**Fig7.29** 消毒液に浸けた綿球を使用し、各治療部位に対して毎回新しい綿球で治療箇所をこすりながら消毒を行う。
　治療中に患者が不意に治療部位を触ることがあるため、このとき患者の手指も消毒するべきである。

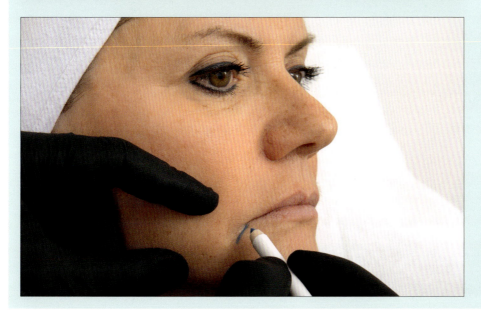

**Fig7.30** 注射を行う前に、施術部位のマーキングは起き上がった状態、または立った状態で行う。治療対象の影およびほうれい線を白色またはその他色付きの皮膚用マーキング鉛筆またはアイライナーを使用してマーキングする。

## 術前計測および調整（続き）

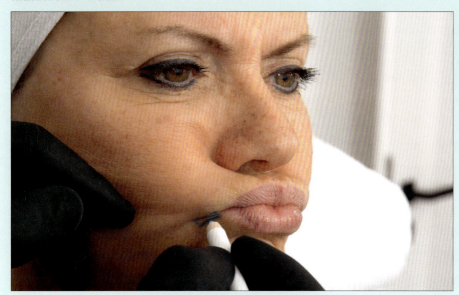

**Fig7.31** マーキングの際、患者にさまざまな表情に動かしてもらうことで問題の箇所をよりはっきり把握できる。施術部位はアイライナーまたは皮膚用マーキング鉛筆でマーキングし、必ず患者に確認してもらう。必要に応じて写真資料を撮る。

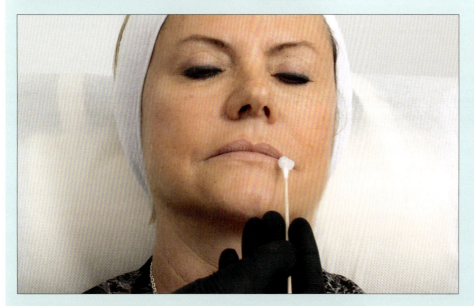

**Fig7.32** 治療部位にリドカイン含有麻酔クリームまたはその他方法（第5章p.78参照）を用いて麻酔を行う。麻酔が効くまで15〜30分かかる。必要に応じて、クールパックで治療部位を圧迫しながら冷却することで、疼痛に対する感覚の軽減が期待される（Sattler および Sommer ら、2015）。

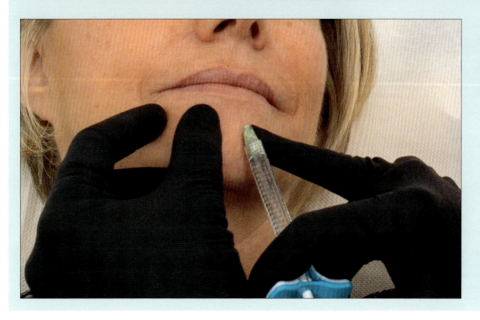

**Fig7.33** 治療で精密な操作を行うためには手をしっかり固定しなければならない。そのために、術者は患者を固定源として手を支える。

**最終決定して資料に記録した口唇の治療計画に沿って治療を行う（第9章p.127以降参照）。**

施術中の患者管理

## 口唇増大直後の術後計測

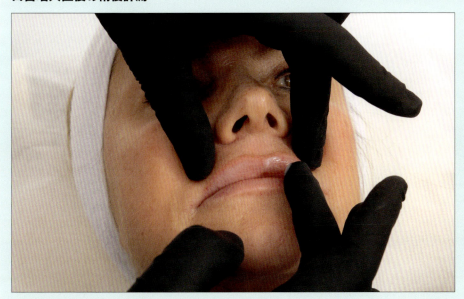

**Fig7.34** 口唇増大術後、術後用クリームを皮膚の広い範囲に塗布する。

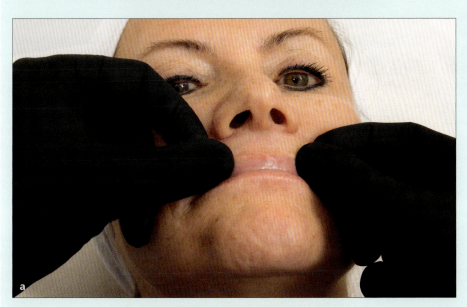

**Fig7.35 a+b** 余剰フィラーの注入箇所を確認するには、口唇をやさしくマッサージする動作で目視でき、触れることができる。上口唇および下口唇をやさしくなでるように触診を行う。

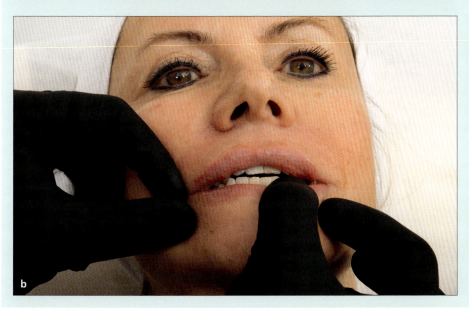

### 口唇増大直後の術後計測（続き）

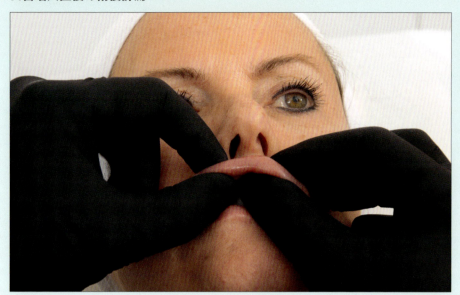

**Fig7.36** 口唇増大後にマッサージを行うべきなのかについては議論がある。筆者らはカニューレテクニック後、注入された材料を均一にするためにマッサージを推奨する。もし鋭針による治療を行った場合、非対称性または結節形成がみられる場合のみにマッサージを行う。

術後、施術で傷ついた繊細な組織にさらなるストレスを加えないよう気をつけながら、注入された材料を少しずつ均一に分散させる必要がある。

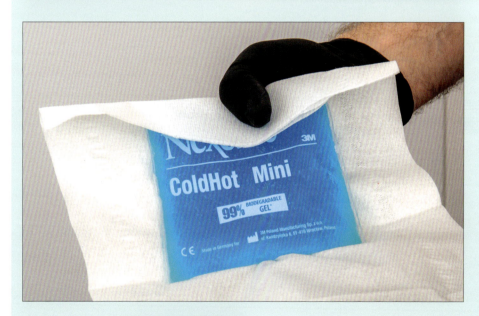

**Fig7.37** 口周りの治療後、腫れに対する冷却のためのクーリングパックを提供するべきである。口唇よりも大きなクーリングパックを使用すること。

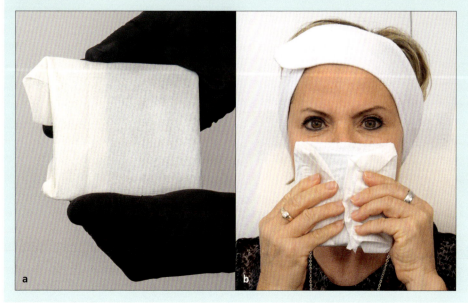

**Fig7.38 a+b** クーリングパックを布で巻き（**a**）、患者自身が口唇に直接あてて冷やす（**b**）。

資料にするために、術後の写真を撮る。また、患者カルテに使用した商品、ロット番号、適応症、商品特徴、経過観察など詳細にカルテに記録するべきである。

経過観察の際には、写真で記録を撮り、術後の経過チェックを行い、必要に応じてまた追加で注射を行う。治療の終わりに、患者へ注入後の口唇ケア方法についての説明書をわたす。

**チェックリスト－治療の概略**

- 患者来院・受付を行う
- 患者に挨拶する
- 前治療歴について問診する
- 患者の希望、治療で期待されることを聞く
- 局所麻酔（リドカイン）に対する副作用・副反応を聞く
- 資料取りを行う
- 治療費に合意する
- 写真資料撮りを行う
- 分析を行う
- 治療目的、治療計画を立てる
- 施術部位のマーキングを行う
- 患者の皮膚のメイク落とし、洗浄
- 麻酔をする（効くまで20〜40分かかるため時間に余裕をもつ）
- 治療用チェアを調節する
- 術者の手指の洗浄および消毒
- 使い捨てグローブを装着する
- 患者の消毒を行う
- 商品を包装から取り出す
- シリンジを組み立て、必要に応じてNokor針を準備する
- 綿球を準備する、過酸化水素に浸けた綿球も準備する（小出血を素早く止められる）
- 消毒を行う
- 注射・注入を行う
- 消毒を繰り返す
- 術後用クリームを塗布する
- 必要に応じてやさしくマッサージを行う
- 治療部位を冷やす
- 必要に応じてアルニカ含有製剤またはイブプロフェンを処方する
- 術後写真を撮る
- 経過観察の来院予約をとる
- 術後ケアの説明書を患者にわたす

Illustrated Guide "リップス"

# 8 注入テクニック

| 8.1 | はじめに | 108 |
|---|---|---|
| 8.2 | 皮膚層に応じた注入 | 108 |
| 8.3 | 注入テクニックと効果－鋭針 | 110 |
| 8.4 | 注入テクニックと効果－鈍カニューレ | 118 |
| 8.5 | テクニック集、経験に基づく観察、実用的なヒント集 | 122 |

# 8 注入テクニック

## 8.1 はじめに

本章では、口唇の増大に用いられる実用的なすべての注入技術の概要を解説する。望ましい結果を生み出すことができる技術的なバリエーションは多数あり、この章では、各状況下で推奨されるテクニックを説明する。

第9章では、45種類のテクニックを詳しく説明し、第10章では、難易度、注射技術の詳細、適応を示す表も掲載している（p.312～参照）。以上から、これらのテクニックの実際の応用がひとめでわかる指標が提供される。基本的に、注入の原理は明確である。特定の効果を得るには、治療する領域の特定の場所に、決められた量の皮膚用フィラーを正確に注入する必要がある。目的は若返りと美容である。治療の成功を左右する要素は次の4つである。

- 患者の年齢と皮膚の硬さ
- 選択した器具（針、カニューレ）
- 選択したヒアルロン酸（HA）製品
- 施術者の解剖学の知識と技術

患者が設定した要件と予算の枠組み内においてさえも、上記の要素の相互関係によって、治療にかなりの自由度がもてる。口唇、特にその軟らかく赤い部分、すなわち赤唇は非常に薄い真皮で覆われており、血液の循環が非常によいため、増大、保湿、および整形に使用する注入法の選択は、細心の注意を払って行う必要がある。

最良の治療結果につなげるには、注射針、製品、手順を選択することも含まれる。皮膚層と注射方向の問題については、口唇の特定の注射技術を扱うセクションで詳しく解説する（第9章、p.127以降参照）。

ここで説明する口唇の増大テクニックには、適応症や施術者の経験に応じて、さまざまな針が使用でき、鋭い皮下注射針または鈍カニューレのいずれかを使用できる。

## 8.2 皮膚層に応じた注入 (→ Fig8.1～8.5)

### 8.2.1 皮内注射（浅層の増大）

ごく浅い部分に注射する場合は、針のカット面を上に向けること。針は皮膚からわずかに見える。材料（HAフィラー）が注入されると、注射部位の組織が一時的に蒼白化することがあるが、数秒後には消える。この層は、ごく微細な表面のシワや線の治療、および皮膚の再活性化と保湿に適している。赤唇部分への皮内注射は、この部分の唇の皮膚の3層が非常に薄く、脂肪層がないため、不可能である。

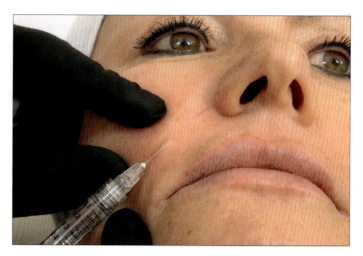

**Fig8.1** 皮内注射。針は皮膚を通して見える。皮膚の毛穴が大きすぎると、そこからフィラーが漏れ出す。望ましくない蒼白化は、よくある副作用である（第6章、6.1.3、p.86参照）。

### 8.2.2 真皮下注射（中深部増大）

真皮下注射法は、浅皮下注射ともよばれる。この方法では、針を持ち上げると皮膚がわずかに膨らむため、注射は浅いものと見なされるが、皮膚を通して針が見えなくなる。針のカット面は、適応症に応じて上方向または下方向に向けることができる。この技術は一般的に使用されている。過注入は虫さされのような膨らみを引き起こす。この層では、高度に架橋されたHAによる増大が浅すぎると、チンダル効果を引き起こす可能性がある（第6章、6.1.2、p.86参照）。鋭針で赤唇部の真皮下注射をすることは、皮膚が薄すぎて穿孔のリスクが高すぎるため、事実上不可能である。そのため、このような場合はカニューレテクニックが使用される。

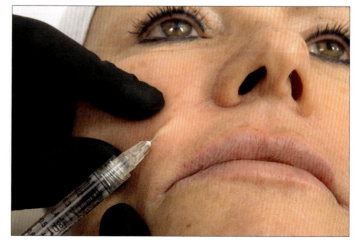

**Fig8.2** 真皮下皮内注射。針が見えなくなり、顕著な増大が見られる。

皮膚層に応じた注入

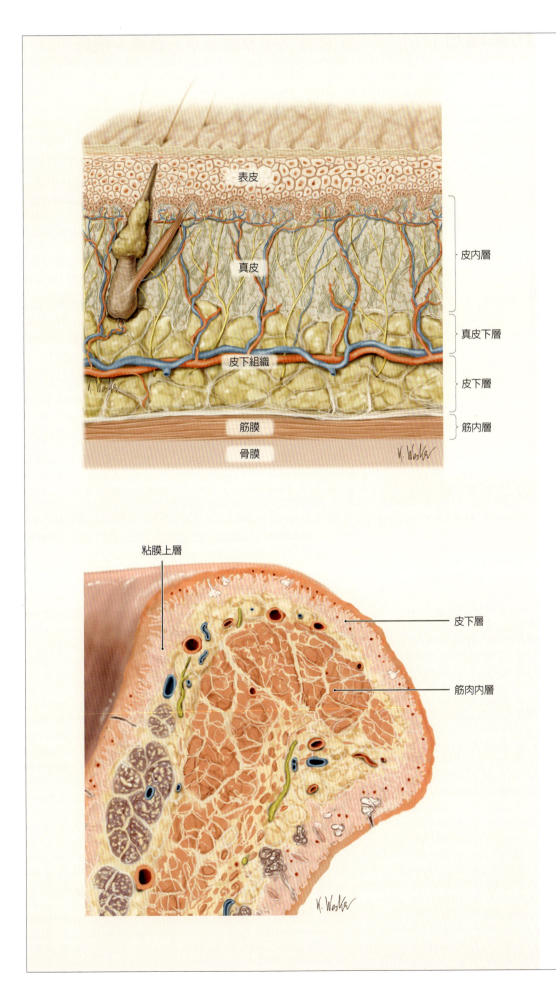

Fig8.3 ここに示す皮膚層は口腔周囲領域に関係している。

Fig8.4 赤唇の皮膚は非常に薄く、注射をする際に3つの皮膚層を区別することはできない。ここでは、皮下層、筋肉内層、粘膜上層について説明する。

### 8.2.3 皮下／粘膜上注射（より深い増大）

粘膜への皮下注射は粘膜上注射ともよばれる。針を持ち上げると、わずかに膨らみが見える。この層はおもにボリュームアップや深いシワに適している。口唇の外側の皮膚の厚さは2〜5mmだが、この領域では皮下組織の割合に応じて大きく異なる可能性があり、それが治療手順に影響する。

注入が深くなるほど、材料の上にある組織が多くなり、組織がより軟らかく増強される。赤唇部の場合、「真皮下」と「皮下」は同じ意味である。皮膚が非常に薄く、実際には個々の層を区別できないためである。

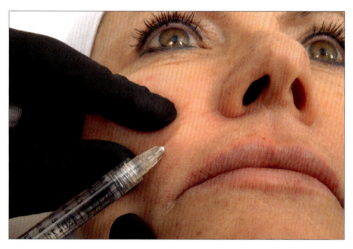

**Fig8.5** 皮下注射。針は見えなくなり、緩やかで広範囲にわたり増強されているのが明らかである。

### 8.2.4 筋肉内注射

この方法では、HAを筋肉に直接注入する。口唇の増大手術では、HAを口輪筋に注入するときにこの状況が発生する。

### 8.2.5 骨膜上注射

口唇の治療では、オトガイ唇溝を治療する際に、口唇の外側の口腔周囲部分にのみ骨膜上注射が行われる。

## 8.3 注入テクニックと効果－鋭針

### 8.3.1 鋭針の特性

鋭い皮下注射針の利点は、組織に非常に簡単に貫通し、必要な精度でHAを対象領域に配置できることである。皮内増大治療や細かい修正に非常に適している。口唇のテクニックで最もよく使用されるサイズは27〜30G（ゲージ）である。特定のテクニックでは、針の長さを変えることを推奨する。

鋭針の欠点は、組織の損傷が大きくなり、患者にとって治療がより苦痛になることである。また、より多くの血腫や腫れも生じる。鋭針は、血液供給の不可逆的な喪失をともなう血管内閉塞のリスクがある。したがって、鋭針を使用する場合は注意が必要である。

通常、HAには適切なサイズの鋭い注射針が付属している。施術者が独自の針を使用する必要がある場合は、HA粒子が狭すぎる内腔によって破壊されないように、HAに適したゲージを選択するように注意する必要がある。

鋭針を数回使用すると、針先が鈍くなり、患者にさらに痛みを与えることになる。このため、微小穿刺テクニックを用いた治療など、より頻繁な刺入が必要な場合は、針も頻繁に交換する必要がある。

針のカット面が上を向いているか下を向いているかは、一般的に施術者次第で異なる。カット面が上を向いている場合、HAは表層真皮に向かって注入される。この技術は、低架橋または非架橋ゲルで皮膚の表面を保湿することが目的の場合、意図的に使用される。ただし、高架橋HAの場合、潜在的な欠点として、チンダル現象や皮膚表面に凹凸が生じる可能性がある。カット面が下を向いている場合、HAは下向きに供給される。これは、口唇の輪郭モデリングなどの治療では正しい手順である。このテクニックにより、以前損傷した隔壁が存在する場合、HAが口唇の皮膚部分に移動するのを防ぐ。

### 8.3.2 ポイントテクニック

ポイントテクニックとは、隣接する個々の注射ポイントを短い間隔で正確に配置することである。同義語とバリエーションには、ドロップレットテクニック、マイクロドロップレットテクニック、マルチパンクチャーテクニック、マルチマイクロインジェクション、マイクロウェルインジェクション、シリアルパンクチャーテクニックなどがある。挿入角度は 30～45°で、針のカット面が上を向く。皮内または皮下注射が標準的な方法である。このテクニックは、表面的な治療や、凹凸の軽微な修正に特に適している。

#### ■ シリアルポイントテクニック（→ Fig8.6）

皮膚のシワや線に沿って、次々に配置される一連の注射点の投与は、シリアルポイントテクニックとよばれる。小さな点状の HA を連続的に皮内に投与することで、真皮下部を均一に形成し、ごく小さなくぼみやその他の小さな欠陥を修正することができる。

#### ■ 微小穿刺テクニック（→ Fig8.7）

このテクニックは、マルチポイントテクニックまたはナパージュテクニックともよばれ、特に若い皮膚に非常に少量の HA を表面注入するのに適している。HA の細い線が、一定の間隔で連続的に皮内または皮下層に注入される。このテクニックは、あまり高度に架橋されていない材料を使用し組織へ水分補給するために使用される。

#### ■ マイクロパピュールテクニック

マイクロパピュールテクニックはポイントテクニックの改良版で、針のカット面が下を向いていることと、ポイントが最小量で 2～3 mm の距離でできるだけ浅く届くという点が異なる。この方法は、老化した肌に潤いを与えるために使用される。

> **注意**
>
> 高度に架橋された HA 製品を真皮の表面に膨疹の形で注入すると、凹凸として目に見えるようになり、最長 4 か月またはそれ以上持続することがある。ポイントテクニックを使用して表面注入する場合は、架橋度の低い HA を選択する必要がある。

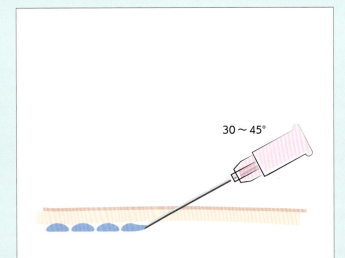

**Fig8.6 シリアルポイントテクニック**

**挿入角度：** 30～45°
**針のカット面：** 上向き
**層：** 皮内、皮下
**注入量：** 1 点あたり 0.01～0.05 mL

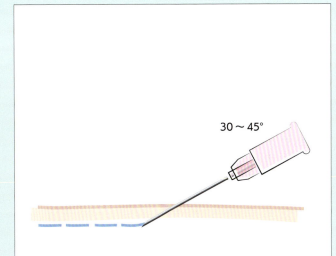

**Fig8.7 微小穿刺テクニック**

**挿入角度：** 30～45°
**針のカット面：** 上向き
**層：** 皮内、皮下
**注入量：** 1 点あたり 0.01 mL

### 8.3.3 線状テクニック

■ **トンネルテクニック**（→ Fig8.8）

トンネルテクニック（線状/シリアルテクニック）は、皮膚のシワに直接、または組織の直線に沿って注射を行う方法である。このテクニックは、適応症に応じて、あらゆる製品を使用して、あらゆる皮膚層に適用できる。

このテクニックは、針による穿刺回数が少なくて済むため、より低侵襲な施術が求められる深部注入に適している。針の全長が、シワの頂点またはそれを支える領域に挿入される。注入されたこれらの線は1本の糸を形成し、皮膚のシワを希望するレベルまで引き上げる。

■ **線状滴下（linear droplet）テクニック**（→ Fig8.9）

線状滴下テクニックは線状テクニックの変形であり、唯一の違いは、線状注射の開始時に、終了時よりもかなり多くの材料が注入される。つまり、材料は細長く先細りの液滴の形で注入される。

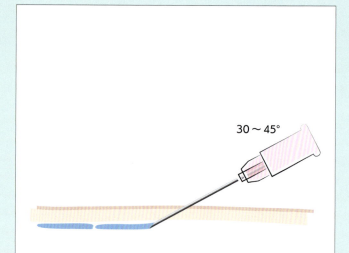

**Fig8.8 トンネルテクニック（線状/シリアルテクニック）**
**挿入角度：** 30～45°
**針のカット面：** 上向き
**層：** 皮内、皮下
**挿入方向：**「線」（約10 mm）を皮膚のシワまたは線の長さに沿って注入する。

> **注意**
> 高度に架橋されたHAをあまりにも表層に送達すると、チンダル効果が生じる可能性がある（第6章、6.1.2、p.86参照）。

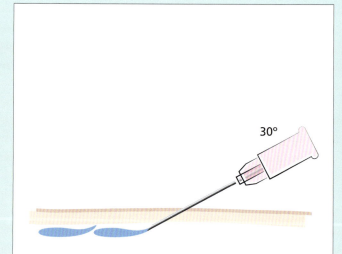

**Fig8.9 線状滴下（linear droplet）テクニック**
**挿入角度：** 30°
**針のカット面：** 上向き
**層：** 皮下
**挿入方向：** 材料は、細長く先細りの滴の線としてシワに注入する。

### 8.3.4 扇形テクニック（→ Fig8.10）

扇形テクニックは、穿刺箇所が限られている比較的広い範囲をカバーするのに適している。名前が示すように、材料は三角形の扇状で皮膚に挿入される。このとき、針は治療が完了するまで皮膚から完全には引き抜かれない。針の挿入点は三角形の頂点を形成する。

線状テクニックと同様に、針は増大する領域の周辺に挿入される。一度材料を注入したら、針は完全には引き抜かれない。その代わり、針の方向を変えて、再び直線状に材料を注入する。この手順を繰り返して扇形を形成する。

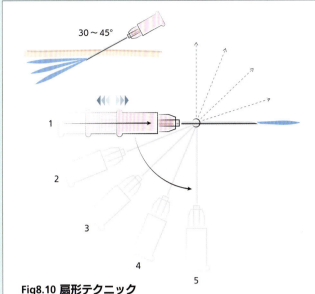

**Fig8.10 扇形テクニック**

**適応症**：鼻唇溝、口角のシワ
**挿入角度**：30 〜 45°
**針のカット面**：上向き
**層**：皮内、皮下
**挿入方向**：逆行性法（針を引き抜きながら材料を注入する）を使用して、さまざまな方向に材料の「線」を注入する。

### 8.3.5 クリスクロステクニック（→ Fig8.11）

クリスクロステクニックは、より広い範囲やより深い注入に適している。たるんだ組織の安定化や顔の整形に使用される。線状テクニックと同様に、針は治療する領域の周辺に挿入される。目的の領域をカバーするために、5 〜 10 mm 間隔で多数の平行線が並んで注入される。同じ方法で、最初の線に対して 90°の角度で追加の平行線が注入され、組織を強化するグリッドが形成される。

このテクニックは口唇周囲領域に非常に適している。つまり、頬の微妙なボリュームアップ／引き締め、皮膚の細かいシワ、および低架橋または非架橋 HA による乾燥肌の再活性化に最適である。

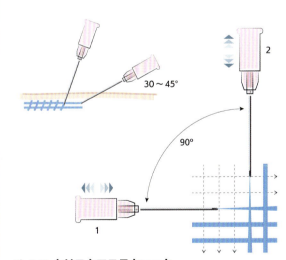

**Fig8.11 クリスクロステクニック**

**挿入角度**：30 〜 45°
**針のカット面**：上向き
**層**：皮内、皮下
**挿入方向**：逆行性法を使用して、治療する領域の長さに沿って 3 〜 5 mm 間隔で HA の平行「線」を注入する。同じ方法を使用して、HA 線を交差方向（元の線に対して 90°の角度）に領域に注入し、グリッドを形成する。

注入テクニック

### 8.3.6 急速注入テクニックと貯留テクニック
（→ Fig8.12、8.13）

**急速注入テクニック：** HA を皮膚へ垂直に急速注入して対象領域の中心に注入されるようにすることにより組織が盛り上がり、影が矯正される。その際、注入する領域を母指と示指でつかむことを推奨する。これにより、HA が広がりすぎないようにする逆圧が発生する。

**貯留テクニック：** 複数回の急速注入を連続で行うことでボリュームを増やすことができる。また、複数の貯留部を対象領域に配置することで組織を安定化できる。治療領域が大きい場合、複数の小さな貯留部を並べて配置するか、双方で重ねて配置すると、材料が結合組織で包まれるのを防ぐことができる。

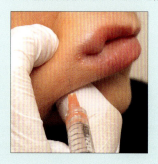

**Fig8.13** 施術者が母指と示指で頬の外側を圧迫して、注入に対してある程度の抵抗を生み出すと、粘膜上の貯留部位を物質が失われた標的領域に正確に配置できる（垂直貯留テクニック）。大きな血管の浸潤を防ぐために、事前に吸引しておくことを推奨する。

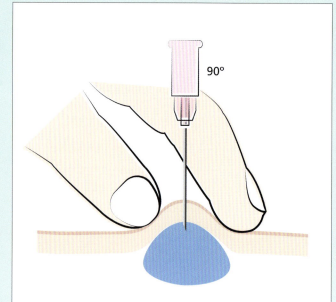

**Fig8.12 急速注入テクニックと貯留テクニック**

**挿入角度：** 90°
**針のカット面：** 対象部位の中心部
**層：** 真皮深部および中層、皮内
**注入量：** 逆行性法を使用して 0.05 〜 0.1 mL の急速注入を 1 〜 2 回。

### 8.3.7 サンドウィッチテクニック（→ Fig8.14）

サンドウィッチテクニックは、さまざまな組織層に材料を配置して組織を持ち上げたり、筋肉の影響を抑えたり、影を修正したりするのに適している。

これは、貯留部を複数層に配置する急速注入テクニックの一種である。これを行うには、組織（たとえば、マリオネットラインに沿って）を母指と示指で持ち上げ、貯留部を 1 つずつ重ねて注入する。同様の方法で、異なる HA 濃度を層状に注入することもできる。

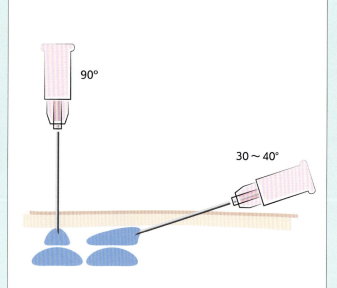

**Fig8.14 サンドウィッチテクニック**

**挿入角度：** それぞれ 30 〜 40° と 90°
**針のカット面：** 上向き
**層：** 真皮の深部と中層
**挿入方向：** 材料は、2 層に重ねて領域に沿って注入される。この方法で複数の貯留部が配置される。

### 8.3.8 ストレッチングテクニック（→ Fig8.15）

ストレッチングテクニックは、表面矯正のための線状およびポイント注入テクニックに適用される。注入中、皮膚は挿入方向に対して横方向に、そして可能な限り伸ばされる。伸ばされた皮膚の逆圧により、過注入を防ぎ、HAが組織内に広く行きわたるのを助ける。助手に手伝ってもらうと便利である。

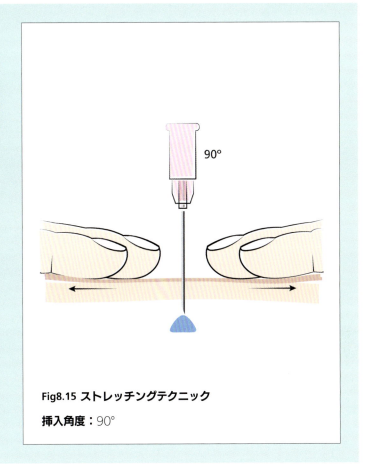

**Fig8.15 ストレッチングテクニック**
**挿入角度：**90°

### 8.3.9 圧縮テクニック（→ Fig8.16）

圧縮テクニックは、線状、ポイント、急速注入テクニックに適応される。注入中、治療する領域の周囲の皮膚が母指と示指の間で圧縮される。これにより組織圧力が変化し、HAの分布が制限される。こうして、HAを特定の領域に「強制的に」注入できる。

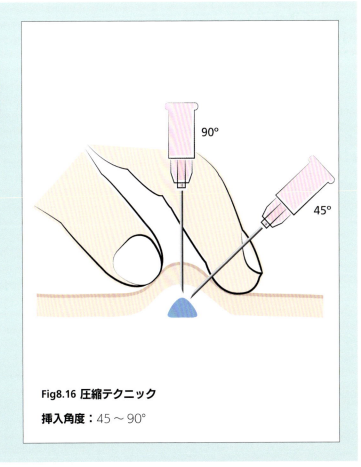

**Fig8.16 圧縮テクニック**
**挿入角度：**45～90°

## 8.3.10 蒼白化テクニック（→Fig8.17）

蒼白化（ブランチング効果）とは、注入された材料の圧力によって皮膚が青白くなることである。これは、線状テクニックを使用して皮内に材料を注入し、ごく浅いところに注入することで実現する。このテクニックに使用する材料は、非架橋または低架橋のHAでのみ行われる。HAの拡散とその結果生じる変位により、表在血管が圧迫され、皮膚が青白く見える。

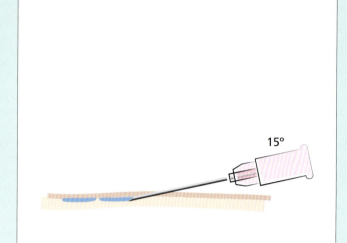

**Fig8.17 蒼白化テクニック**

挿入角度：15°
針のカット面：上向き
層：皮内
挿入方向：HAは、非常に浅く、縦方向に、逆行性法で注入される。

## 8.3.11 フォルド（深層）テクニック（→Fig8.18）

このテクニックは、皮膚のシワの最も深い角質化陥入部に表面蒼白化テクニックを治療部位に適用する方法について説明する（第9章、9.3.3、p.178以降参照）。

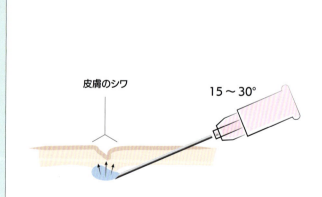

**Fig8.18 フォルド（深層）テクニック**

挿入角度：15～30°
針のカット面：上向き
層：皮内
挿入方向：皮膚のシワの頂点に沿って挿入する。HAは必要に応じて注入される。

## 8.3.12 シダ様テクニック（Tom van Eijk による）（→ Fig8.19）

このテクニックは、皮内注射ラインをシダの葉の形に配置するもので、針はつねに皮膚のシワ、線、または線状の真皮のくぼみの中心から挿入される（第9章、9.3.4、p.182以降参照）。シダ様テクニックの目的は、不必要なボリュームを追加せずに真皮を強化することである。

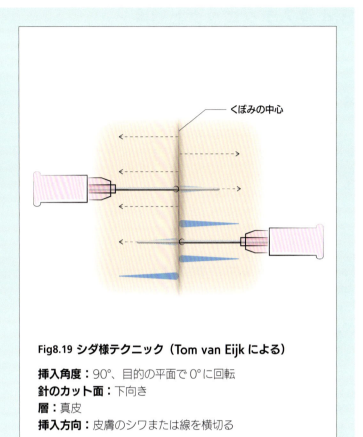

**Fig8.19 シダ様テクニック（Tom van Eijk による）**

**挿入角度**：90°、目的の平面で0°に回転
**針のカット面**：下向き
**層**：真皮
**挿入方向**：皮膚のシワまたは線を横切る

## 8.3.13 フィッシュボーンテクニック（→ Fig8.20）

このテクニックは、皮膚のシワや線に作用する表情筋の力を阻害する。このテクニックは、シワの長さに沿って注入を行い、同時に、シワに作用する圧力を分散させるために、1mm間隔でシワを横切るように小さな弓状の材料の線を注入する。その結果、魚の骨のような形の材料の骨組みができる。

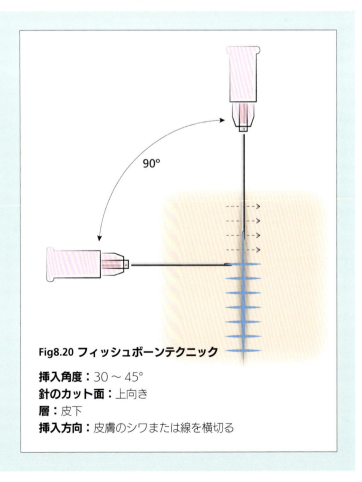

**Fig8.20 フィッシュボーンテクニック**

**挿入角度**：30～45°
**針のカット面**：上向き
**層**：皮下
**挿入方向**：皮膚のシワまたは線を横切る

## 8.4 注入テクニックと効果－鈍カニューレ

### 8.4.1 鈍カニューレの特徴

名前が示すように、鈍カニューレ（→ **Fig8.21**、**8.22**）は、丸みを帯びた鈍端と側面の出口穴を備えた注射針で、組織や筋肉への刺入時の痛みを軽減する。刺入する際、カニューレは組織を切断せずに、線維間の連結部を滑る。これにより、大血管を損傷するリスクを軽減しながら、外傷を起こさずに組織を移動させることができる。鈍カニューレは複数のメーカーから提供され、さまざまなサイズと柔軟性の製品が流通している（例：TSK STERi-GLIDE、Pix'L、SoftFil、Magic Needle。第12章付録 参照Webサイト一覧、p.339参照）。鈍カニューレは、次の点で異なる。

- **針の先端が丸い**（→ **Fig8.23**）－先端が尖っていないほど、または丸いほど、注射による外傷は少なくなる。ただし、先端が丸いと、カニューレが組織内をスムーズに滑らない。
- **ルーメン**（→ **Fig8.23**）－ルーメン開口部は、先端からさまざまな距離に配置できる。先端に近い開口部の利点は、材料を針の先端の正確な位置に配置できることである。この利点により、標的領域に正確に注入できる。
- **柔軟性**－カニューレが細いほど柔軟性が増すが、方向を変えたり、針を確実に誘導したりすることが難しくなる。この点は、メーカー間でも質的に異なっている。どのカニューレをどの適応症に使用するかは、施術者が決定する。例えば、口唇の輪郭を定義する場合は、抵抗に逆らって柔軟なカニューレを一定の線に沿って誘導することが難しいことから、安定性が高く柔軟性の低いカニューレが推奨される。
- **長さ**－カニューレにはさまざまな長さがある。長さは治療する領域のサイズに応じて選択する必要がある。口唇の治療には、針の誘導をよくするために長すぎないカニューレ（25〜30 mm）を推奨する。一方、口腔周囲の治療には、施術者が挿入する箇所をできるだけ少なくするために、長めのカニューレ（50 mm）を選択すべきであろう。

### 8.4.2 カニューレテクニック

カニューレテクニックによる注入の原理は、できるだけ少ない入口で広い範囲を治療することである。**Fig8.24**は、新しい刺入点を穿刺することなく、1つの入口から片側の口唇の領域全体に到達する方法を示している（風車テクニック）。カニューレによるHAの口唇治療には、線状テクニックと扇形テクニックが使用される。このテクニックを用い、次のような治療を行うことができる。

- 保湿／再活性化
- 輪郭形成
- ボリュームアップ／保湿
- マリオネットラインの治療

> **注意**
>
> **鈍カニューレによる患者の快適性**
>
> - 治療は実質的に無痛であるため、麻酔が不要になる場合がある。
> - カニューレはシリコンでコーティングされているため、挿入が容易である。
> - 想定通りの結果となる。
> - 腫れや血腫のリスクが低い。
> - ダウンタイムがない。
>
> **カニューレテクニックと鋭針による注入の組み合わせ**
>
> 複数の手技を組み合わせた方法ももちろん使用される。特定の適応症では、口唇の一部をカニューレで治療し、別の部分を鋭針で治療する。実際によく行われる組み合わせの1つは、カニューレテクニックで口唇を増大する方法（第9章、テクニック20、p.206〜参照）と、小さな非対称が生じた場合である。その後、鋭針で修正する（第9章、テクニック44、p.302〜参照）。口唇をカニューレテクニックで保湿し（第9章、テクニック3、p.136〜参照）、その後、鋭針を使用して口唇の皮膚部分から増大することもできる（第9章、テクニック26、p.230〜参照）。

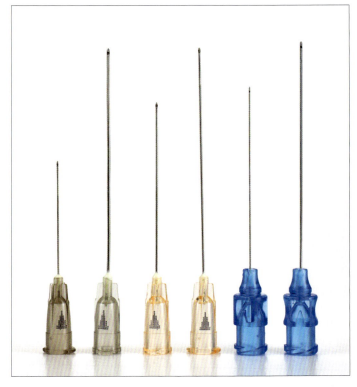

**Fig8.21** さまざまな品質の鈍カニューレが多数のメーカーから販売されている。

注入テクニックと効果－鈍カニューレ

## 鈍カニューレの特徴

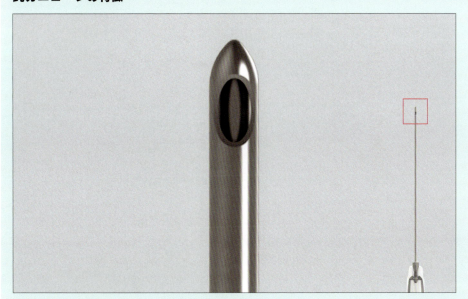

**Fig8.22** 先端が鈍角のカニューレにより、皮下組織を非外傷的に貫通して進めることができ、患者にとって実質無痛となる。

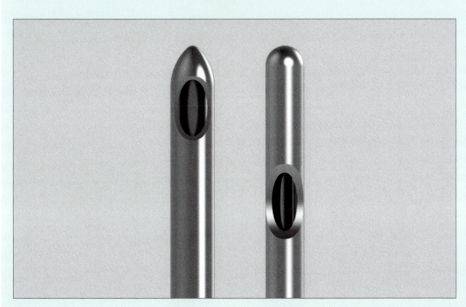

**Fig8.23** 鈍カニューレのヘッドと内腔開口部の違い：より尖ったカニューレ（左）は組織をスムーズに通過するため誘導が容易だが、丸いカニューレヘッド（右）は組織損傷が少なくなる。カニューレの出口穴の位置も関係する。この開口部がカニューレヘッドの前方にあるほど、材料をより正確に配置できる。

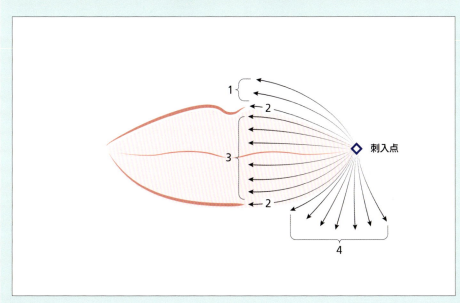

**Fig8.24** 片側の口唇の領域全体に1つの刺入点から到達できる（風車テクニック）。

1 保湿、活性化
2 輪郭
3 ボリューム、保湿
4 マリオネットライン

注入テクニック

**カニューレテクニックによる処置**（→ Fig8.25 〜 8.31）

- 施術範囲測定。
- カニューレ挿入部位を Nokor 針で事前に穿刺する。
- カニューレを挿入する。
- 順行性または逆行性の注入で材料を注入する。
- 挿入部位を離れずにカニューレの挿入方向を変更する。

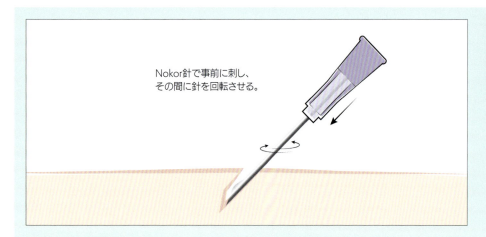

**Fig8.25** 鈍カニューレで組織に到達するには、鋭針で点切開（Nokor 針を使用して 1 〜 2 mm の深さ）し、挿入点の皮膚を穿孔する必要がある。Nokor 針を回転させて挿入部位を広げると、カニューレが滑りやすくなる。

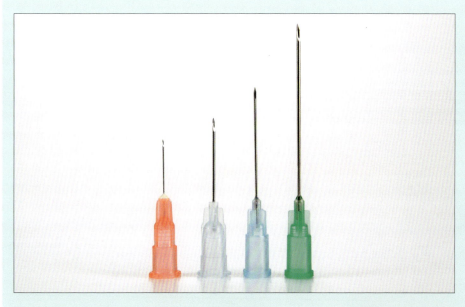

**Fig8.26** カニューレのサイズに応じて適切な Nokor 針を選択する。Nokor 針のゲージは、事前に穿刺した挿入点に挿入しやすくするために、つねにカニューレのゲージより 1 単位大きいものにする必要がある。

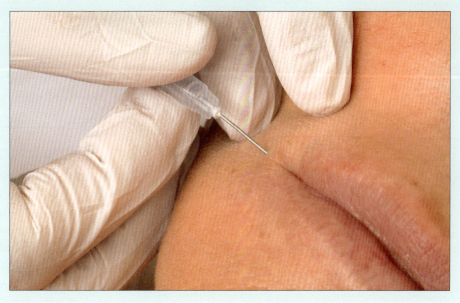

**Fig8.27** Nokor 針先を約 1 〜 2 mm の深さまで差し込み、ゆっくり回転させる。Nokor 針で事前穿刺する際に血管をできるだけ傷つけないようにするため、組織に 2 mm 以上刺入しないこと。ただし、血腫を完全に防ぐことができるとは限らない。

## カニューレテクニックによる処置（続き）

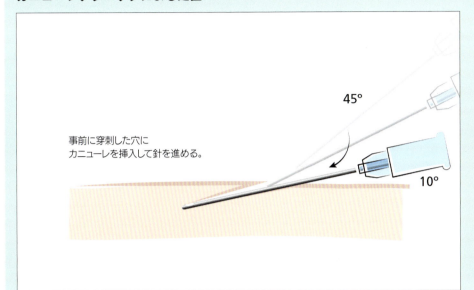

**Fig8.28** 事前に穿刺した穴にカニューレをゆっくりと挿入する。カニューレの先端の最初の2 mmを45°の角度で挿入する。その後、挿入角度をゆっくりと10°まで下げ、カニューレを皮膚の下に進める。

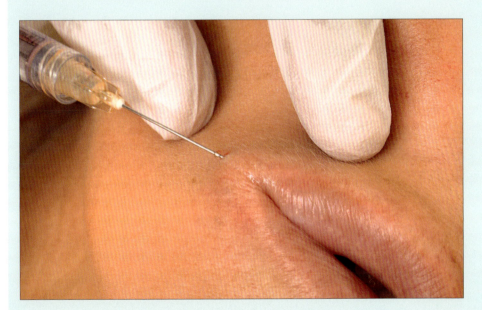

**Fig8.29** 母指と示指で皮膚を少し伸ばすと、カニューレが口唇に滑り込む。

カニューレの挿入が難しい場合、つまり挿入に抵抗がある場合は、無理に押し込まないこと。代わりに、別の層を探すこと。カニューレは、「正しい」層の組織であれば、簡単に滑り抜ける。

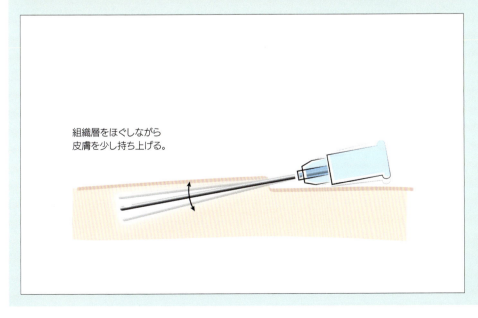

**Fig8.30** カニューレの先端をヘラのように挿入し、赤唇の真皮または皮膚部分を分離する。この動作により、皮膚がわずかに持ち上げられる。この手順を「引き離し」という。

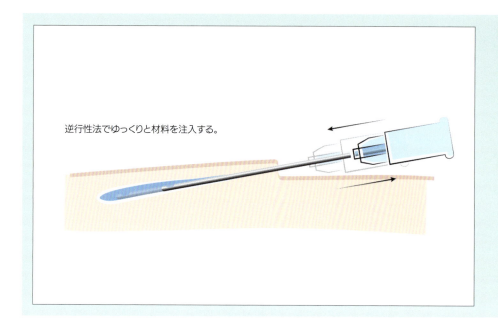

**Fig8.31** カニューレが標的部位に到達したら、逆行性法でHAを均一に注入する。

逆行性法でゆっくりと材料を注入する。

### 注意

**組織層をほぐす**

口唇の広い範囲を治療するには、カニューレの先端をヘラのように挿入し、赤唇の真皮または皮膚部分をほぐすようにゆっくりと前後に動かす。この手技を「組織層をほぐす」という。

**リドカインを含むHAによる鎮痛**

カニューレが皮膚に入ったら、痛みに敏感な患者には、事前に組織を麻痺させるために、リドカインを含む少量のHAを順行性に注入すると効果的である。注入後は、リドカインが作用するまで少なくとも1分間待つこと。

## 8.5 テクニック集、経験に基づく観察、実用的なヒント集

**ストレッチ**－治療する組織を伸ばすには、人差し指で頬をつかみ、組織を自分の方に引っ張る。これにより組織が伸び、材料を小さな対象領域に正確に配置しやすくなる。

**刺入点**（→ **Fig8.32、8.33**）－ Nokor針で事前に穿刺した開口部が非常に小さく、すぐに再び閉じて見えなくなる場合は、組織を軽く押すと傷口から血液が滴り落ち、穴が見えるようになる。

**皮膚の「ひだ」または「シワ」の頂点**（→ **Fig8.34**）－目に見えるシワの中心は、通常、壊死した上皮と関連している。この部分の皮膚は繰り返しねじれるため、いわゆる「ひだ」またはシワの頂点が形成される。

**血管を避ける**（→ **Fig8.35**）－鋭針で注射する場合、血管を傷つけないことは事実上不可能である。注射するたびに血管は傷つく。

血管内への誤注入を避けるには、血管を指で圧迫して吸引すると効果的である。また、高架橋HAの急速注入による特大の貯留を血管の近くに置くことも避ける。このような急速注入は血管に圧力をかけることで灌流不足や壊死を引き起こす可能性がある。

**カニューレのサイズ**－口唇周囲の組織を補強し、赤唇を増強するには27～30Gのカニューレが推奨されるが、下顎領域の厚い真皮には25Gのカニューレが推奨される。カニューレが太いほど、組織を滑らせるときに感じる痛みが少なくなる。

テクニック集、経験に基づく観察、実用的なヒント集

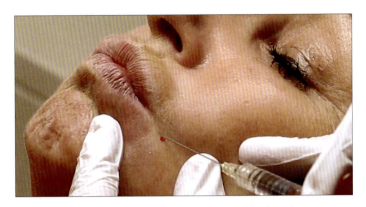

Fig8.32 カニューレの挿入口が出血点によって明らかになる。

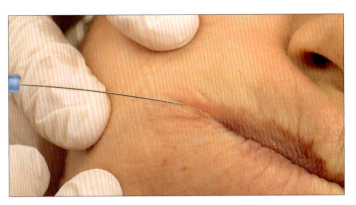

Fig8.33 別の方法として、患者に頬をしっかりと膨らませてもらう方法がある。伸ばされた組織に穴がすぐに見えるようになる。頬を膨らませると、鈍カニューレが事前に穿刺したチャネルに簡単に滑り込む。

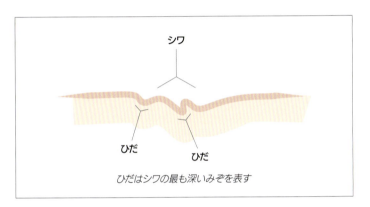

Fig8.34 さまざまな深さのシワとその頂点（ひだ）。

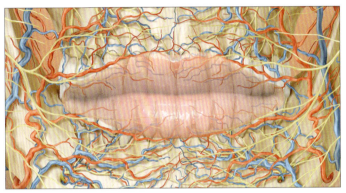

Fig8.35 口の領域の血管と神経のネットワーク。

針刺しの切開をできるだけ小さくし、不必要に永久的な傷跡を残さないため、細いカニューレを使用するのが一般的である。細いカニューレ（27～30G）の欠点は、事前に穿刺した穴に正確に挿入するのが難しいことである。同様に、細いカニューレはより柔軟で制御が難しいため、正しい層に滑り込ませることが必ずしも簡単ではない。

**HAの投与**－投与されるHAの量は正確に制御する必要がある。最善の方法は、材料を投与する際のプランジャーの動きを観察し、シリンジの目盛りを使用して口唇の各領域に投与された材料量を記録することである。材料は正確かつ均一に投与する必要がある。

**材料の注入（逆行性/順行性）**（→ Fig8.36）－材料は通常、逆行性法で注入される。針を挿入し、治療対象領域の端まで針を進め（**1**）、針を引き抜きながら材料を均一に注入する（**2**）。針が完全に引き抜かれる直前には材料を注入しないこと。この時点では針は真皮上部にあり、ここに材料を注入すると目に見える凹凸が生じるためである。順行性注入法は、組織に事前に注入することで、フィラー内のリドカインの麻酔作用を利用するために使用される。これを行うには、針またはカニューレを組織に数cm挿入、1～2個の微小液滴を注入し（**3**）、数分間待ってから、針をゆっくりと進めて、さらに数滴の液滴を注入ラインの端まで注入する（**4**）。この手順は非常に時間がかかるが、患者にとって痛みは少なくなる。

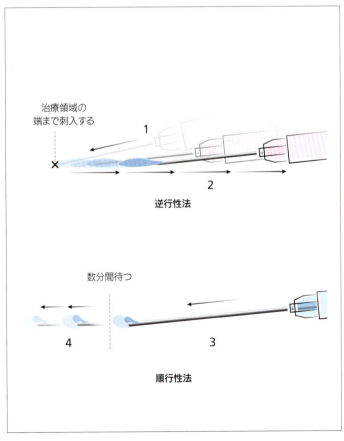

Fig8.36 材料の逆行性および順行性注入（送達）。

## 注入テクニック

**材料の損失**－材料の損失を避けるために、針を引き抜く前に注射を止めるように注意する必要がある。そうすることで、針の出口穴の端に、目に見える見苦しい隆起が生じるのを防ぐこともできる。

**針のカット面**－注入の間、針のカット面は、施術者の達成目標に応じて、上向きまたは下向きになる。カット面が上向きの場合、材料は周辺領域に移動する。この方法の使用例としては、組織または水分補給の隆起、および材料を皮下または皮内に注入する場合などがある。針のカット面の向きは、皮膚の深層ではそれほど重要ではない。施術者が口唇の輪郭形成治療を行うときなど、材料が口唇の皮膚部分に移動しないようにしたい場合は、針のカット面を下向きにする必要がある（この問題は、光線による皮膚損傷によって隔壁が破壊されている場合によく発生する）。

**針先**－材料は針先の位置で注入される。材料を正確に注入するには、施術者はこの正確な位置を知る必要があり、指で触診するか、組織内で針をそっと持ち上げると目視で確認できる。

**針の交換**－鋭針は数回刺すと鈍くなり、患者にとって処置の痛みがより強くなるため、10回刺したら針を交換する必要がある。

**つまむ方法**－組織を母指と示指でつかんで保持する（→ **Fig8.37**）。これにより、針も材料も逸れないようにしながら、2本の指の間の明確なガイドラインに沿って針を組織に挿入できる。

**ノギス**－この器具は、顔のさまざまな部分の相対的な比率を測定するために使用される。また、口唇の分析にも使用される（→ **Fig1.54**、p. 35参照）。

**緊張**－皮膚に少し緊張があると注射しやすくなる。そのため、母指と示指の間の皮膚を引き伸ばすことを推奨する。

**スイートスポット**－この用語は、注入する組織の最も深い部分を表す領域に使用される。皮膚のシワや、シワの最も深い部分、またはボリュームが失われた部分の最も深い部分が含まれる場合がある。

**注入する手**－注射器を持つ注入する手は、注射を行う間安定している必要がある。注入する手が支えられずに浮いてしまうと、不均一な注入のリスクがかなり高まるためである。必要な安定性を確保するため、小指を使って手を患者の顔に当てて支えることもできる。
　**Fig8.38 ～ 8.44** は、口唇のさまざまな領域を治療するときに注入する手を支えるさまざまな方法を示している。

**反対の手で支える方法**－カニューレまたは鋭い皮下注射針を安全かつ正確に組織に導くには、注入する手と反対の手で組織を所定の位置に保持することが重要である。**Fig8.37 ～ 8.44** は、これを行うさまざまな方法を示している。

**目視チェック**－治療中に継続的に目視チェックを行うことで、施術者は治療が計画通りに進んでいることを確実に確認できる。このため、施術者は治療の進行中に患者を直立姿勢で繰り返しチェックする必要がある。

### 口唇のさまざまな部位を治療する際に、注入する手を反対の手で支える（→ Fig8.37 ～ 8.44）

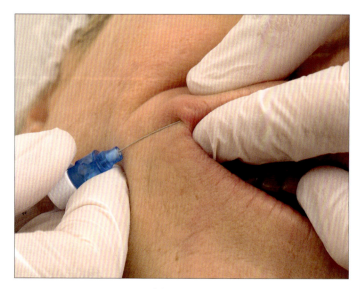

**Fig8.37** カニューレを口唇に挿入するときに方向を明示するには、母指と示指の間を通るようにすると便利である。

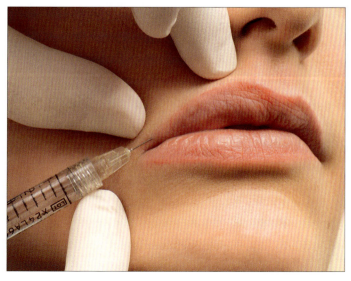

**Fig8.38** 注入する手の小指を患者の顎に当てることで、鋭針をスムーズかつ安全に導くことができる。

テクニック集、経験に基づく観察、実用的なヒント集

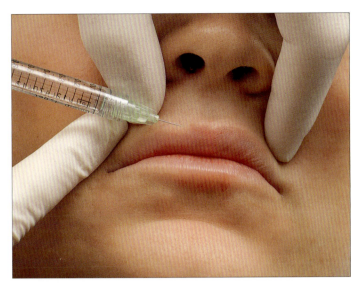

**Fig8.39** 上口唇の治療：小指を上口唇の外側縁に当て、もう一方の手で口唇がピンと張るまで伸ばす。

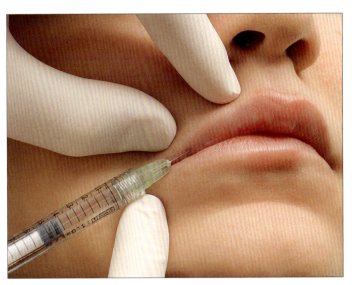

**Fig8.40** 口角の治療（上口唇）：小指を下口唇の外側縁に当て、もう一方の手で口唇がピンと張るまで伸ばす。

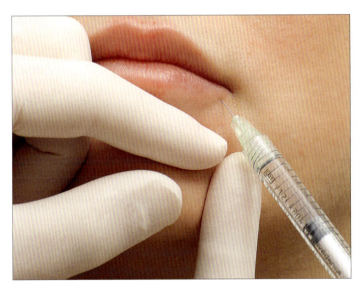

**Fig8.41** 口角の治療（上口唇）：小指を下口唇の外側縁に当て、もう一方の手で皮膚を下方に引っ張ってピンと張るようにする。

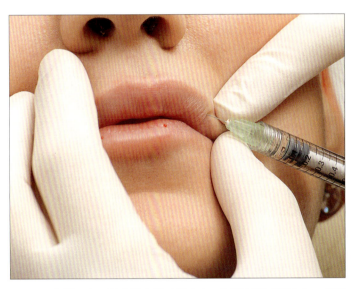

**Fig8.42** 小指で上口唇の縁を軽く押すと、口唇が軽く膨らみ、ドライ／ウェットラインが現れる。

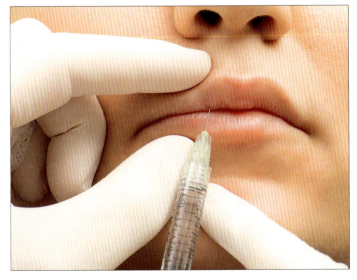

**Fig8.43** 口裂付近の口唇の治療：小指を顎に当て、もう一方の手で口唇をそっと開く。

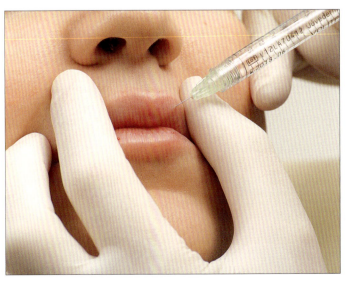

**Fig8.44** 小指を頬骨に沿って縦に支え、もう一方の手で口唇を固定する。

125

Illustrated Guide "リップス"

# 9 口唇治療のための45のテクニック

口唇への処置を行う際には、口唇のある一部のみに注意を払うのではなく、口唇全体の形態を考慮しながら処置を行う必要がある。ここでは、以下の6つのトピックに沿って、合計45のテクニックを紹介する：

| | | |
|---|---|---|
| 9.1 | 保湿と再活性化 | 128 |
| 9.2 | アクセント | 144 |
| 9.3 | 口元のシワ | 168 |
| 9.4 | 口唇のボリューム | 186 |
| 9.5 | 口唇周囲のボリューム | 242 |
| 9.6 | シェイピングと美化 | 274 |

われわれが口唇治療を行う際、処置に用いる材料およびその量をはじめ、注射針が刺入される方向や深さ、さらには皮膚層内の位置などのさまざまな要因を考慮せねばならない。これらの要因は、患者個人が有する口唇の解剖学的形態や患者の求めるゴールに応じて、術者が自身の臨床経験に基づき臨機応変に調整する必要がある。本章では、口唇治療におけるさまざまなアプローチを供覧する。しかし、後述するテクニックおよびその詳細は、1つの推奨事項であり、前述のような臨床的な配慮が必要であることを忘れてはならない。

本章の目的は、目的に応じた注射テクニックを紹介することで、口唇治療成功への一助とすることである。術者は自身の「ベストプラクティス」を追求しながら、その手技の再考および改善をつねに検討しなければならない。審美的な処置というものは、患者の表情や価値観に合わせて、つねに動的な変化をともなわねばならないからである。

## 9.1 保湿と再活性化

特殊な注射テクニックを用い、皮膚の保湿および再活性化を行うことにより、皮膚を若々しく保つことが可能となる。再活性化では、低架橋あるいは非架橋ヒアルロン酸（HA）を真皮内の浅層に注入するという点で他の注射テクニックと異なる。鋭針により、組織の複数部位を穿刺することで、線維芽細胞が誘導され、それに続くコラーゲン新生が引き起こされる（Kercherら、2008）。長期的な効果を得るためには、2～3回の処置を繰り返す必要があるとされている。さらに、本処置に用いられるHAは保水能力が高く、組織のアンチエイジングに有効であると考えられる。注射による線維芽細胞の誘導およびコラーゲン新生、HAの保水能力の2つの特性が組み合わせられることで、皮膚の再活性化が促される。このことから、使用される製品はスキンブースターともよばれている。カニューレを使用して経皮的に皮膚の保湿を行うことも可能であるが、この手技で期待できるのは組織の保湿効果のみであり、線維芽細胞形成は見込めない。しかし、低架橋HAは高い保湿効果を有しているため、微量の組織増大ならば期待できるとされている。

### 9.1.1　テクニック1
#### 保湿と再活性化 -
#### 口唇周囲皮膚部（鋭針の使用）

本処置により、口腔周囲領域（口唇周囲皮膚部）の保湿を行い、若々しく張りのある口元を取り戻す。鋭針を用いて、微量の低架橋あるいは非架橋HAを注入することにより、皮膚の保湿が可能となる。口唇周囲皮膚部の広範囲にHAを注入することで、十分な保湿がなされる。広範囲への鋭針刺入の刺激により、軽微な組織損傷が生じるが、その結果としてコラーゲンの新生が引き起こされる。これは、一般的な皮膚の再生過程においてポジティブな影響があるとされている。

**患者選択**

- 加齢にともなう皮脂腺の減少による口腔周囲皮膚の乾燥やダメージ、遺伝的要因を有する患者（外的要因および内的要因の双方が重要な要素となる）
- より若々しく良好な肌感を求める比較的若い世代の患者

**注入図および計画**（→ テクニック1 – Fig1、2）

注入は鋭針を用いて行う。少量のHAを真皮内に1mm間隔で注入する。広範囲かつ複数の部位に注入する。これにより、コラーゲン新生および線維芽細胞形成が促進され、組織再生が可能となる。処置は2～3週間の間隔で2～3回繰り返す必要がある。

**テクニック**：ポイントテクニック
**刺入方向**：皮膚の線やシワに沿って、あるいは横切るように刺入する
**層**：真皮内

**材料**：XSソフト 規格品
**使用量**：1点あたり0.01 mL
**針**：30～33Gの鋭針
**麻酔**：リドカインクリーム

テクニック１：保湿と再活性化 – 口唇周囲皮膚部（鋭針の使用）

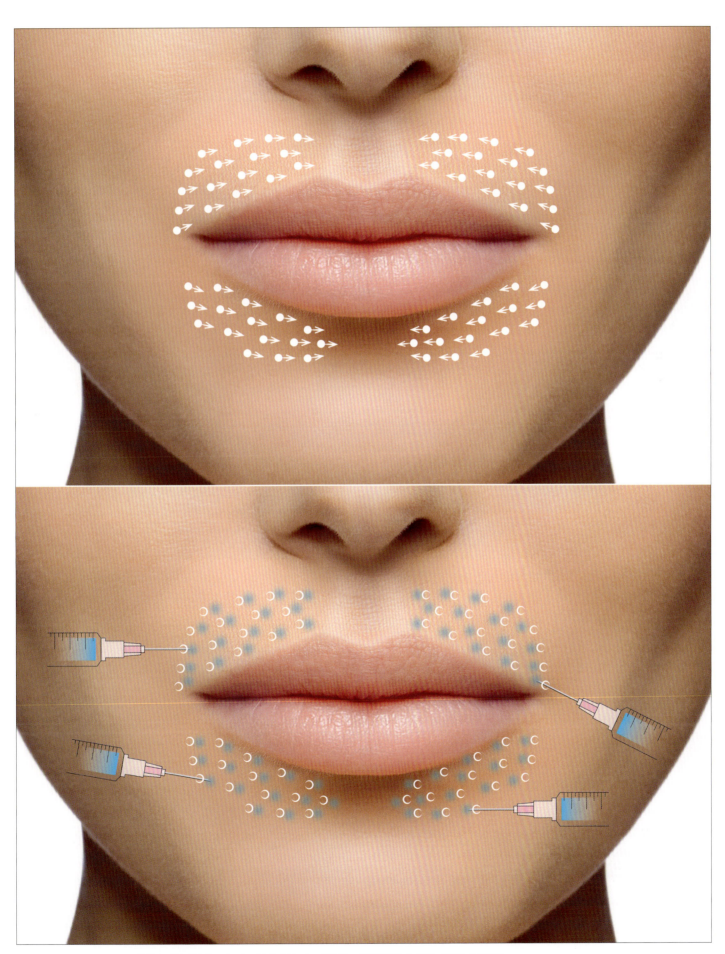

**テクニック１ – Fig1、2** 保湿と再活性化のための注入図および計画 – 口唇周囲皮膚部（鋭針の使用）。

### 治療方法（→ テクニック 1 – Fig3 ～ 6）

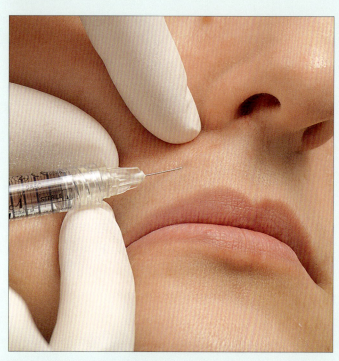

**テクニック 1 − Fig3** 注射針のカット面を上にして 15°の角度で皮膚表面より深さ 1 mm まで刺入する。ポイントテクニックを使用し、口唇上部皮膚部の真皮内に少量の薬液を注入する。

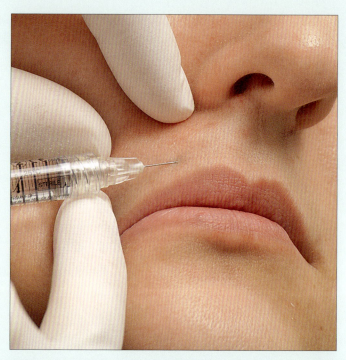

**テクニック 1 − Fig4** 薬液を各分割領域へ注入する。使用する薬液自体にリフトアップ能力はなく、単に組織の保湿および再活性化を促すものであるため、シワの線や走行に沿わせる必要はない。

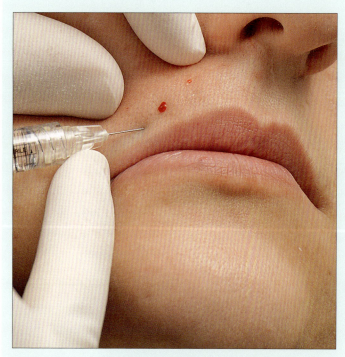

**テクニック 1 − Fig5** 2 ～ 4 mm 間隔でこの手順を繰り返す。各分割領域に約 15 ～ 20 回の薬液注入を行う。

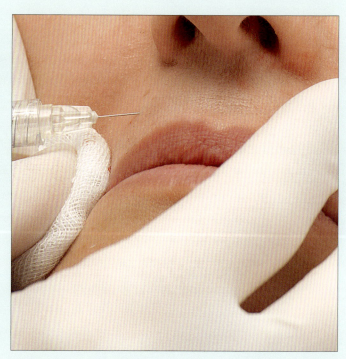

**テクニック 1 − Fig6** 患者の皮膚を伸展させることで、注射針挿入時および薬液注入時の疼痛軽減が可能である。

## テクニック1：保湿と再活性化 - 口唇周囲皮膚部（鋭針の使用）

### 💡 注意事項

患者は抗凝固療法を受けるべきではない。

#### ⚠ 予想される副作用
薬液の水分保持能力に応じた軽度の腫脹、発赤、炎症。

#### ⚠ 望ましくない副作用
炎症、結節の発生。

### 📝 治療プロトコルの概要

- 病歴、患者情報の取得と評価
- インフォームドコンセント
- 「術前」写真資料の取得：処置前後の比較のため
- 処置予定部位の分析およびマーキング
- クリーニング
- 徹底した術野の消毒
- 必要に応じた局所麻酔（リドカインクリーム）
- 注入テクニック：ポイントテクニック
- 層：真皮内
- 材料：XSソフト 規格品
- 使用量：最大1 mL
- 注射針：鋭針（30～33 G）
- 術後マッサージは不要
- 必要に応じた冷却
- 術後処方：ヘパリンクリーム（血腫予防）、経口イブプロフェン（鎮痛）、アルニカ含有製剤（疼痛緩和、抗炎症）
- 「術後」写真資料の取得：処置前後の比較のため
- 施術後の注意事項説明
- 8～14日後のリコール

## 9.1.2 テクニック 2
### 保湿 – 口唇周囲皮膚部
### （鈍カニューレの使用）

　本処置により、口腔周囲領域（口唇周囲皮膚部）の保湿を行い、若々しく張りのある口元を取り戻す。HA の介在により、筋線維による皮膚の牽引が軽減することで、微細なシワが減少し、皮膚の質感（きめ）が改善される。さらに、口唇周囲皮膚部への HA 注入は保湿効果も発揮する。カニューレ刺入の刺激により、軽微な組織損傷が生じるが、その結果としてコラーゲン新生が起こることが期待できる。これは、一般的な皮膚の再生過程においてポジティブな影響があるとされている。通常、2～3 回の処置後 3～6 週間で効果が現れる。

**患者選択**

- 加齢にともなう皮脂腺の減少による口腔周囲皮膚の乾燥やダメージ、遺伝的要因を有する患者（外的要因および内的要因の双方が重要な要素となる）

**注入図および計画**（→ テクニック 2 – Fig1、2）

　注入はカニューレを用いて行う。口唇周囲皮膚部全体にアクセスすることが可能な口角部外側に 1 か所の刺入点を設置する。HA 注入領域の面積を事前に十分確認する。線状テクニックを用いて薬液を口唇周囲皮膚部の真皮下へと注入する。皮膚のシワが軽微な症例では、27～30 G カニューレを使用し、扇形テクニックを用いて処置予定部に 4～6 本の薬液注入経路を形成し、薬液を注入する。皮膚のシワが顕著な症例では、HA を均一に注入するため、処置領域全体の真皮部浅層組織と皮膚を分離する必要がある（**Fig8.30**、p.121 参照）。

**テクニック**：扇形テクニック
**刺入方向**：コースに関係なく、口輪筋により形成される線やシワに沿って、あるいは横切るように刺入する
**層**：真皮内
**材料**：XS ソフト 規格品
**使用量**：上唇半側につき 4～6 本の薬液注入経路を形成し、薬液を注入（1 本あたり薬液 0.1 mL）する
**針**：27～30 G カニューレおよび 25 G 以上の Nokor 針
**麻酔**：リドカインクリーム

テクニック2：保湿 - 口唇周囲皮膚部（鈍カニューレの使用）

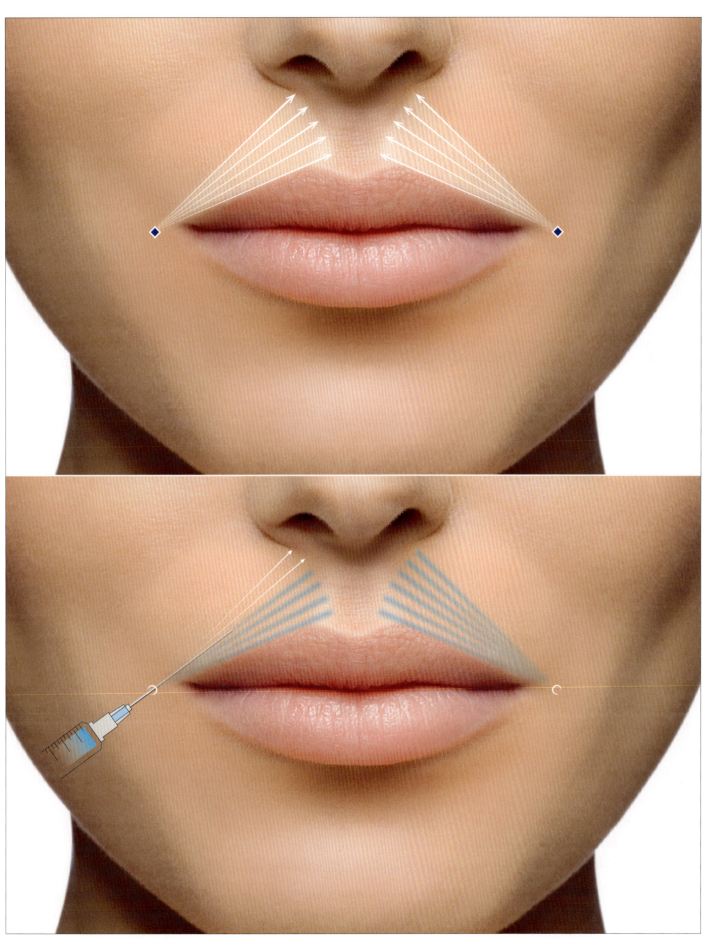

**テクニック2 － Fig1、2** 口唇周囲皮膚部の保湿のための鈍カニューレによる注入図および計画。

## 治療方法（→ テクニック2 – Fig3〜6）

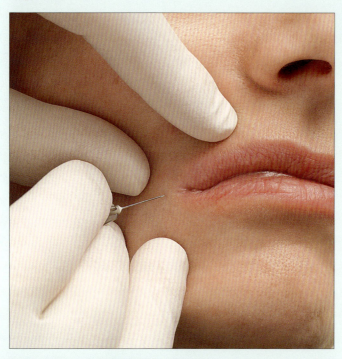

**テクニック2 – Fig3** 皮膚を軽く伸展させ、Nokor針のカット面上向きに、わずかに回転させるように皮膚表面から2〜3 mmの深さまで刺入し、アクセスホールを形成する。

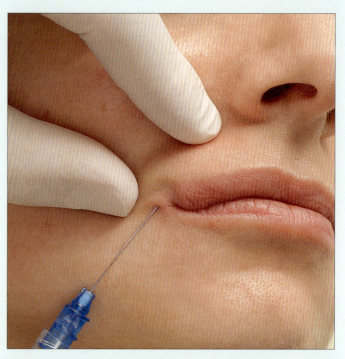

**テクニック2 – Fig4** 皮膚の伸展を維持しながら、カニューレを慎重に挿入する。カニューレの柔軟性が高くなるほど、コントロールは困難となる。

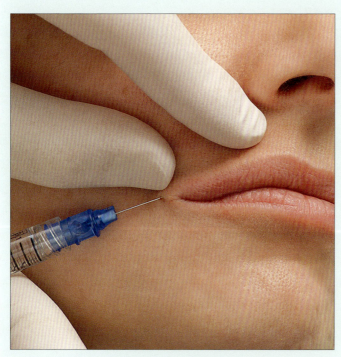

**テクニック2 – Fig5** カニューレを人中付近まで挿入することで、真皮部浅層組織と皮膚を分離する。

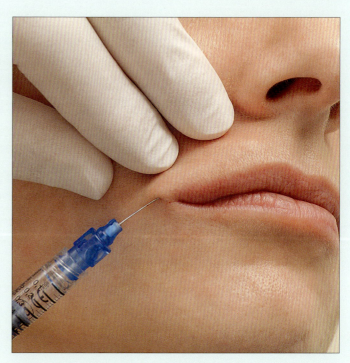

**テクニック2 – Fig6** 薬液注入経路に沿ってカニューレを逆行させながら薬液を均一に注入し、処置部位全体を軽微な力でマッサージする。処置後、最大で1〜4日間にわたり処置部の腫脹が生じる可能性がある。これは、HAの水分保持能力に起因している。

テクニック 2：保湿 - 口唇周囲皮膚部（鈍カニューレの使用）

## 注意事項

### ⚠ 予想される副作用
1～4日間にわたる軽度から中等度の炎症、発赤、腫脹。

### ⚠ 望ましくない副作用
口腔領域の著しい形態変化を引き起こす過剰な処置や左右非対称な薬液注入。

## 治療プロトコルの概要

- 病歴、患者情報の取得と評価
- インフォームドコンセント
- 「術前」写真資料の取得：処置前後の比較のため
- 処置予定部位の分析およびマーキング
- クリーニング
- 徹底した術野の消毒
- 必要に応じた局所麻酔（リドカインクリーム）
- 注入テクニック：扇形テクニック
- 層：真皮内
- 材料：XS ソフト 規格品
- 使用量：最大 1～1.5 mL
- 注射針：27～30 G カニューレあるいは 25 G 以上の Nokor 針
- 軽微な力での術後マッサージ
- 必要に応じた冷却
- 術後処方：ヘパリンクリーム（血腫予防）、経口イブプロフェン（鎮痛）、アルニカ含有製剤（疼痛緩和、抗炎症）
- 「術後」写真資料の取得：処置前後の比較のため
- 施術後の注意事項説明
- 8～14 日後のリコール

## 9.1.3 テクニック3
### 赤唇部の保湿
### （鈍カニューレの使用）

本処置により赤唇部の保湿および再活性化を行う。乾燥により、赤唇部表皮のシワやはく離が生じる。保湿により、口唇部の質感（きめ）を大きく改善することが可能である。

**患者選択**

- 加齢にともなう皮脂腺の減少による口唇の乾燥や遺伝的要因を有する患者（外的要因および内的要因の双方が重要な要素となる）

**注入図および計画**（→ テクニック3 – Fig1、2）

注射はカニューレテクニックを用いて薬液注入を行う。口角から約5 mmの部位に鋭針（Nokor針）を刺入し、アクセスホールを形成する。その後アクセスホールより鈍カニューレを注意深く挿入する。カニューレを挿入することで、真皮部浅層組織と皮膚を慎重に分離していく。カニューレを引き抜きながら、ゆっくりと赤唇部に低架橋HAを注入していく（カニューレによる水平的移動テクニック）。薬液の注入後、軽微な力でマッサージを行い、薬液を浸透させる。

**テクニック**：線状テクニック
**刺入方向**：筋線維の走行に沿わせる
**層**：赤唇部皮下
**材料**：XS～Sソフト 規格品
**使用量**：上唇および下唇に0.5 mLずつ、合計1.0 mLとなるように薬液を注入
**針**：27～30 Gカニューレおよび25 G以上のNokor針
**麻酔**：リドカインクリーム、伝達麻酔

テクニック3：赤唇部の保湿（鈍カニューレの使用）

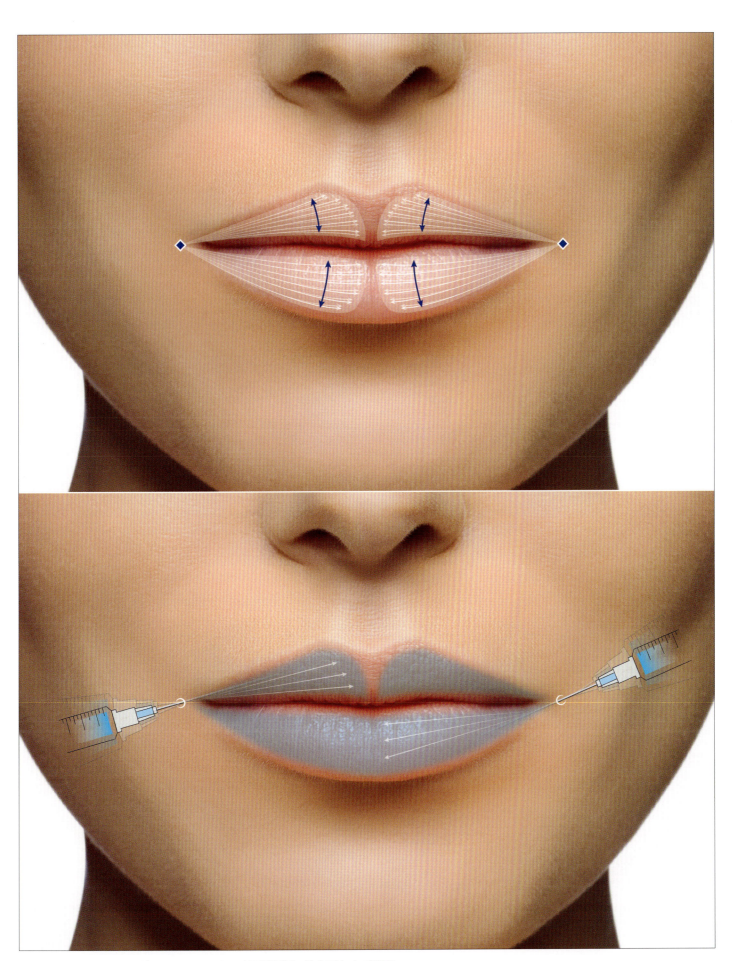

**テクニック3 — Fig1、2** 鈍カニューレによる赤唇部保湿の注入図および計画。

## 治療方法（→ テクニック3 – Fig3〜7）

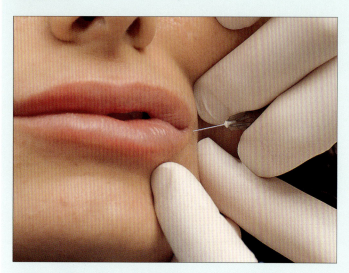

**テクニック3 – Fig3** Nokor針を用いて口角から3〜5 mmの部位を皮膚表面より2〜3 mmの深さまで刺入し、アクセスホールを形成する。

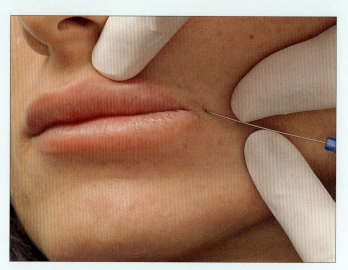

**テクニック3 – Fig4** 口唇皮膚部の伸展により、カニューレの挿入が容易になる。カニューレ先端を口唇皮膚部に圧接することで、先端の位置を確認する。

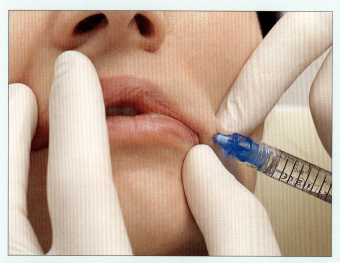

**テクニック3 – Fig5** 筋線維の走行に沿ってカニューレを挿入することで、真皮部浅層組織と皮膚を慎重に分離し、薬液の注入経路を形成する。その後、カニューレを引き抜きながら、ゆっくりと注意深く低架橋HAを注入していく。

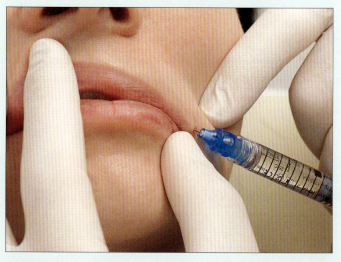

**テクニック3 – Fig6** HA注入により生じる皮膚の膨隆で、カニューレ先端部の位置を確認する。

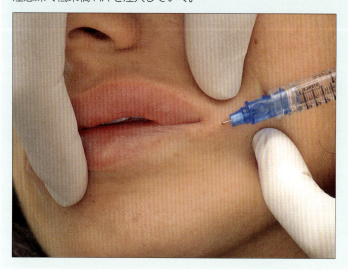

**テクニック3 – Fig7** 下唇も同様の手順で処置を行う。カニューレ先端を口唇皮膚部に圧接することで、先端の位置を確認する。

## 注意事項

　本処置では、非常に柔軟かつ細いカニューレ（27〜30 G）を用いる。そのため、カニューレの正しい挿入方向を維持することが困難である。親指と人差し指で口唇を軽くつまみながら、形成した薬液注入経路に材料を注入する。これにより、カニューレの逸脱を回避できる。予定した処置部全体にこの手順を繰り返す。口唇皮膚部下層に複数の薬液注入経路を形成することで、広範囲への低架橋HA注入が可能となる。

### 予想される副作用

軽度から中等度の炎症、発赤、腫脹および血腫の形成。

### 望ましくない副作用

　口腔領域の著しい形態変化を引き起こす過注入や左右非対称な薬液注入。

## 治療プロトコルの概要

- 病歴、患者情報の取得と評価
- インフォームドコンセント
- 「術前」写真資料の取得：処置前後の比較のため
- 処置予定部位の分析およびマーキング
- クリーニング
- 徹底した術野の消毒
- 必要に応じた局所麻酔（リドカインクリーム）、伝達麻酔
- 注入テクニック：線状テクニック（上唇および下唇に複数の薬液注入経路を形成する）
- 層：皮下
- 材料：XS〜Sソフト 規格品
- 使用量：最大1 mL
- 注射針：27〜30 Gカニューレあるいは25 G以上のNokor針
- 軽微な力での術後マッサージ
- 必要に応じた冷却
- 術後処方：ヘパリンクリーム（血腫予防）、経口イブプロフェン（鎮痛）、アルニカ含有製剤（疼痛緩和、抗炎症）
- 「術後」写真資料の取得：処置前後の比較のため
- 施術後の注意事項説明
- 8〜14日後のリコール

## 9.1.4 テクニック 4
## Patrick Trevidic による
## 赤唇部の再活性化（鋭針の使用）

本処置により口唇の保湿を行うと同時にその輪郭を強調する。また、副次的に口唇周囲の微細なシワも改善されると考える。本処置は鋭針を用いて行う。HA を口唇全体に注入することで、確実な保湿が可能となる。また、鋭針の刺入により軽微な組織損傷が生じるが、その結果としてコラーゲン新生が引き起こされる。

**患者選択**

- 加齢にともなう皮脂腺の減少による口唇の乾燥や遺伝的要因を有する患者（外的要因および内的要因の双方が重要な要素となる）

**注入図および計画**（→ テクニック 4 – Fig1、2）

扇形テクニックを用いて処置を行う。乾燥による微細なシワが顕著な症例においてはキューピッドの弓も含めて処置を行う。1 つの刺入部位から扇状に 3 本の薬液注入経路を形成する。これらの経路は術前の十分な精査に基づいて決定する。本処置では、薬液を均一に注入できるかどうかが成功の鍵となる。また、本処置では術後の疼痛および腫脹が予測される。そのため、センシティブな患者では伝達麻酔の施行が推奨される。より長期的な効果を希望する患者では、低架橋 HA の使用を検討する。

**テクニック：** 扇形テクニック
**刺入方向：** 口輪筋線維の走行に沿わせる、あるいはそれを横切るよう皮下に刺入
**層：** 口輪筋部皮下
**材料：** XS ソフト 規格品
**使用量：** 各薬液注入経路につき 0.1 mL ずつ、上下口唇で合計 1.0 mL となるように薬液を注入
**針：** 20 mm の 27 G 鋭針
**麻酔：** リドカインクリーム、伝達麻酔

テクニック 4：Patrick Trevidic による赤唇部の再活性化（鋭針の使用）

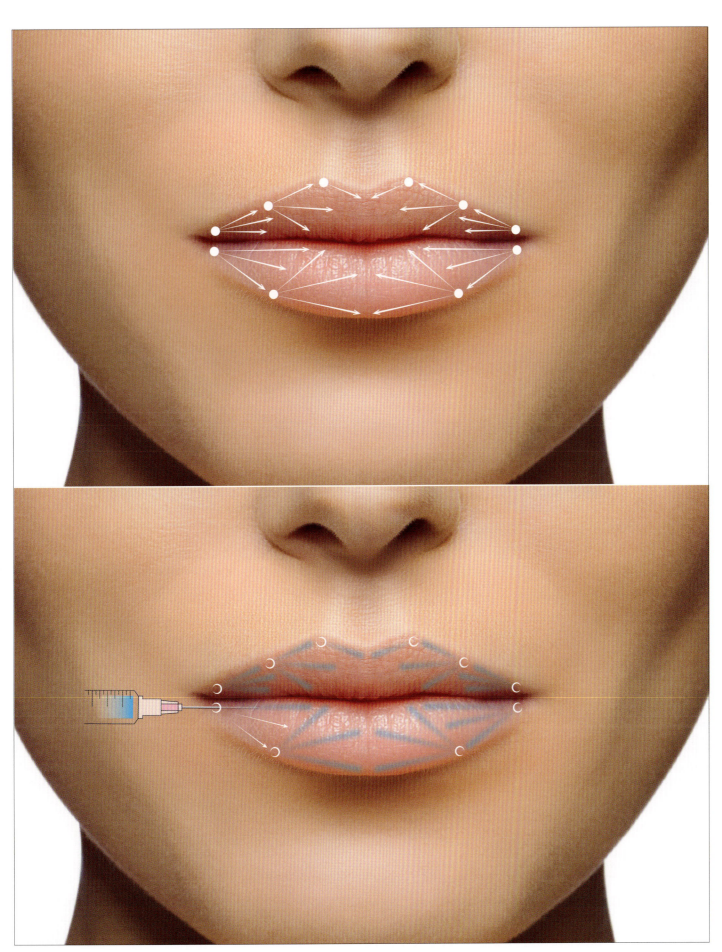

**テクニック 4 − Fig1、2** Patrick Trevidic による赤唇部再活性化（鋭針の使用）の注入図および計画。

### 治療方法（→ テクニック 4 – Fig3、4）

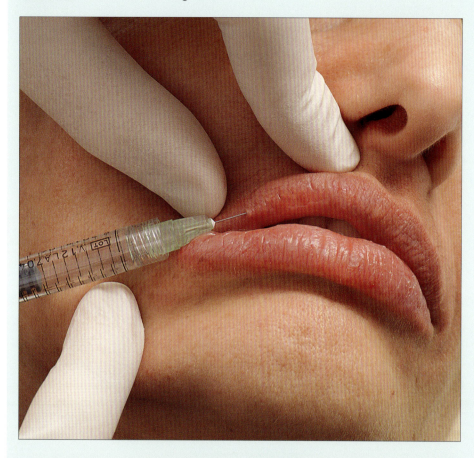

**テクニック 4 - Fig3** 本処置では極めて表皮に近い真皮浅層に薬液注入を行うため、扇形テクニックを施行する際には、口唇皮膚の穿孔や裂開の有無を確認し、薬液溢出防止に努める。

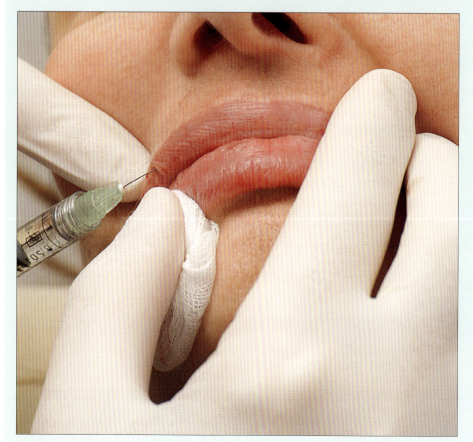

**テクニック 4 - Fig4** より長期的な効果を得るためには、2〜3回の処置を繰り返す必要があるとされている。本処置では術中および術後の疼痛および腫脹が予測されるため、比較的強力な麻酔クリームあるいは伝達麻酔の適応を検討する。

## テクニック4：Patrick Trevidicによる赤唇部の再活性化（鋭針の使用）

### 💡 注意事項

本手技は、患者にとって非常に侵襲的であり不快感も大きくともなうため、カニューレを用いた保湿テクニックのほうが治療選択肢としての優先度は高い（テクニック3、p.136参照）。術後数日間、腫脹や発赤等の副作用が持続する可能性がある。

### ⚠ 予想される副作用

数日間持続する軽度から重度の炎症、発赤、腫脹および血腫の形成。

### ⚠ 望ましくない副作用

重度の炎症、左右非対称な薬液注入、上皮の壊死。

### 📝 治療プロトコルの概要

- 病歴、患者情報の取得と評価
- インフォームドコンセント
- 「術前」写真資料の取得：処置前後の比較のため
- 処置予定部位の分析およびマーキング
- クリーニング
- 徹底した術野の消毒
- 必要に応じた局所麻酔（リドカインクリーム）、伝達麻酔
- 注入テクニック：扇形テクニック
- 層：皮下
- 材料：XSソフト 規格品
- 使用量：最大1 mL
- 注射針：27 G 鋭針
- 術後マッサージは不要
- 必要に応じた冷却
- 術後処方：ヘパリンクリーム（血腫予防）、経口イブプロフェン（鎮痛）、アルニカ含有製剤（疼痛緩和、抗炎症）
- 「術後」写真資料の取得：処置前後の比較のため
- 施術後の注意事項説明
- 8〜14日後のリコール

## 9.2 アクセント

口唇の輪郭、人中、キューピッドの弓、口角により口唇全体の形態は決定される。本セクションでは、微量のHA注入により口唇のフレッシュアップを行う方法を紹介する。本処置では、口唇への微量の薬液注入により微細な輪郭形成を行うことで、顕著な変化ではなくアクセントとしての小さな変化を求める患者の要望に対応する。

### 9.2.1　テクニック5
### フレッシュアップ（鋭針の使用）

「フレッシュアップ」とは、口唇（赤唇）の輪郭部のみに最小限のHA注入を行う処置法である。口唇の一部を微細に強調することで、形態の大きな変化をきたすことなく口唇の印象を改善する。本処置により、口唇の微細な凹凸感やシワを改善することが可能である。以下に示すフレッシュアップの処置例は、日常臨床において一般的に用いられる4つの刺入点を示している。

**患者選択**

- 口唇の顕著な形態変化に抵抗があり、微細な印象の変化を求める患者
- HAによる処置を初めて受ける患者

**注入図および計画**（→ テクニック5 – Fig1 ～ 7）

フレッシュアップにおける注入図（鋭針の使用）- 口唇における代表的な4つのポイントの例を示す。微量なHAを各ポイントに注入することで、軽微な印象の改善を行う。必要に応じて薬液注入に用いるポイントを変更する。

**テクニック**：ポイントテクニック
**刺入方向**：選択したポイントの中心に前方から刺入
**層**：皮下
**材料**：S/M ソフト 規格品
**使用量**：1点あたり最大 0.03 mL
**注射針**：27 ～ 30 Gの鋭針
**麻酔**：リドカインクリーム

# テクニック 5：フレッシュアップ（鋭針の使用）

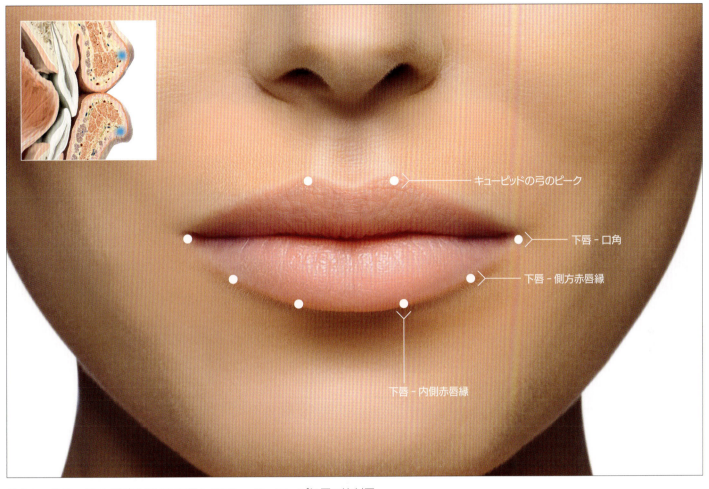

**テクニック 5 – Fig1** 鋭針を用いた口唇へのフレッシュアップ処置の注射図。

## キューピッドの弓および口角 (→ テクニック 5 – Fig2～5)

薬液を注入する方向により、口唇の形状をコントロールすることが可能である。ここでは、キューピッドの弓のピーク（頂点）に処置を施す 3 つの手技を示す。

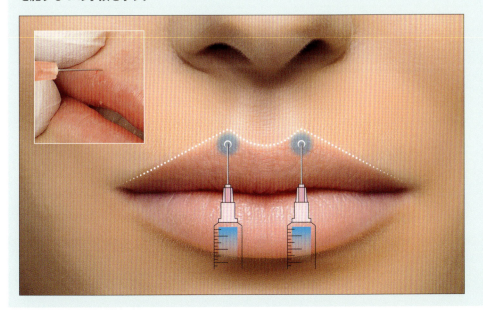

**テクニック 5 – Fig2**

**バリエーション 1：** 口唇輪郭部に対して正確に薬液注入が可能な部位に注射針を刺入する。各ポイントに、鋭針を用いて約 0.03 mL の HA を注入し、貯留させる。キューピッドの弓の形態を強調する際には、人中の末端が赤唇と接する部位に注射針のカット面を上方に向けて刺入し、ポイントテクニックを用いて薬液を皮下に注入する。

## キューピッドの弓および口角（続き）

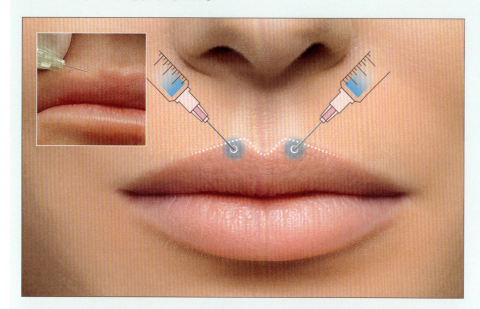

**テクニック5 – Fig3**

**バリエーション2**：口唇外側からアプローチを行い、キューピッドの弓のピークに薬液を注入する。これにより、キューピッドの弓のくぼみが強調される。側方アプローチにて薬液を注入する際は、母指と示指にて口唇を伸展させることで手技が容易となる。

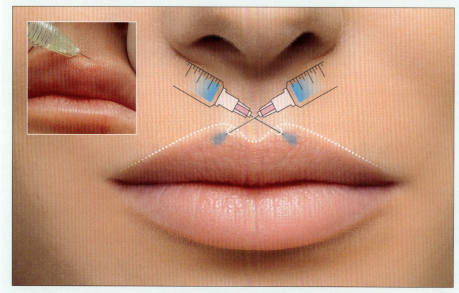

**テクニック5 – Fig4**

**バリエーション3**：口唇内側からアプローチを行い、キューピッドの弓のピークから外側にかけて薬液を注入する。これにより、キューピッドの弓に丸みをもたせることが可能となり、口唇の蝶形が強調される。内側からの薬液注入では、口唇の輪郭の不自然な形態変化をもたらす可能性があるため、注意深く少量ずつ薬液を注入する。

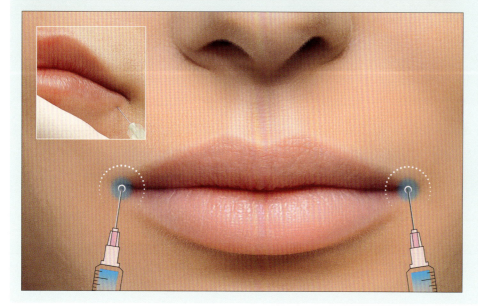

**テクニック5 – Fig5**

口唇正面からアプローチを行い、口角部に薬液を注入することで、口角の安定化を図り、口角の下垂を防止する。これにより、上唇が軽微に圧迫され、口角が挙上することで、口元に明るい表情を生み出すことが可能である。左手（右利きの場合）の指先で皮膚を保持し、下唇下縁部を明示する。口角から3 mm内側の部位を刺入点とし、正面から垂直に注射針を刺入する。

## 下口唇（→ テクニック 5 – Fig6、7）

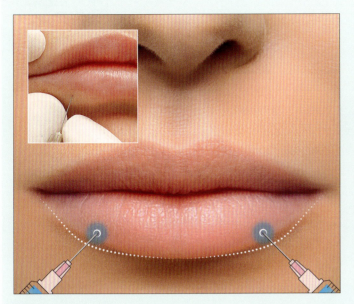

**テクニック 5 － Fig6**

**側方赤唇縁**：口角から 1～1.5 cm の部位を 1 点選択し薬液を注入する。これにより、口唇の形態をわずかに外側に広げることができる。また薬液の注入量に応じて口唇の形態を変化させることが可能である。よって、形態の調整が必要な場合は、速やかに追加処置に移行し調整を行う。2 回目の治療セッションで薬液の再注入を行うことが望ましい。

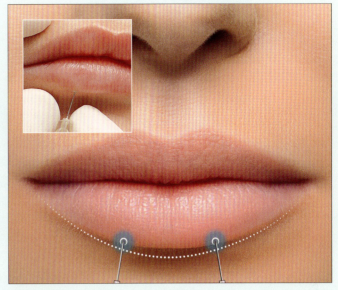

**テクニック 5 － Fig7**

**内側赤唇縁**：人中の頂点と反対側に位置する下口唇の内側部 2 点に薬液を注入する。これにより、下口唇の形態をわずかに下方に拡げることが可能となる。注射針の先端を皮膚表面から 0.5 cm の深さまで刺入し、目視で確認をしながら、少量ずつ注意深く薬液を注入していく。

## 注意事項

口唇の輪郭にアクセントを加え、軽微な形態修正を行う症例が対象

### ⚠ 予想される副作用

軽度の炎症、発赤、腫脹およびまれに血腫の形成。

### ⚠ 望ましくない副作用

重度の炎症、左右非対称な薬液注入、過注入、極浅層への薬液注入による皮膚の蒼白化、上皮の壊死。

## 治療プロトコルの概要

- 病歴、患者情報の取得と評価
- インフォームドコンセント
- 「術前」写真資料の取得：処置前後の比較のため
- 処置予定部位の分析およびマーキング
- クリーニング
- 徹底した術野の消毒
- 必要に応じた局所麻酔（リドカインクリーム）
- 注入テクニック：ポイントテクニック（部位に対して 1 点の注入部位とする）
- 層：皮下
- 材料：S/M ソフト 規格品
- 使用量：最大 0.03 mL
- 注射針：27～30 G 鋭針
- 術後マッサージは不要
- 必要に応じた冷却
- 術後処方：ヘパリンクリーム（血腫予防）、経口イブプロフェン（鎮痛）、アルニカ含有製剤（疼痛緩和、抗炎症）
- 「術後」写真資料の取得：処置前後の比較のため
- 施術後の注意事項説明
- 8～14 日後のリコール

## 9.2.2 テクニック6
### 輪郭形成および強調
### （鋭針の使用）

　赤唇の境界部は、赤唇縁ともよばれる（**Fig1.5、p. 5 参照**）。口唇の形態は赤唇縁により決定され、個人差が大きく生じるところである。加齢や、特に女性の場合はホルモンレベルの低下や外的要因により、口唇の輪郭は大きく変化する。形態の不規則化、放射状のシワの発生などにより、口唇形態の非対称的変化が生じてしまう。

　口唇の輪郭形成により、赤唇縁の修正および口腔周囲のシワを改善することが可能である。これにより、口唇に大きな変化を与えることなく、若々しく張りのある口元を再現することができる。また選択的に薬液を注入することで、キューピットの弓の形態を強調することが可能である。

**患者選択**

- 加齢にともなう口唇の萎縮が認められ、輪郭の不鮮明化が生じている患者
- 軽微な口唇の修正により若々しく張りのある口元を再現したい患者
- 口唇形態の再構成を要する患者
- 口唇形態の予防的修正を要する患者

### 注入図および計画（→ テクニック6 – Fig1 〜 4）

　鋭針を用い、口角からキューピッドの弓にかけて線状テクニックにより薬液を注入する。4分割領域ごとに2〜3セグメントに分けて逆行性に薬液注入を行う。セグメント数は口角からキューピッドの弓までの距離に応じて決定する。

　本手技には、最初の刺入点による2つのオプションがある：

　口角に最初の刺入点を設定した場合、2番目の刺入点を最初の刺入経路末端に設定する。次いで、3番目の刺入点は2番目の刺入点の刺入経路末端に設定する。

　この手技の利点は、各刺入点からの材料溢出を回避できることにある。

　また、内側から外側に向かって処置を行うこともできる。キューピッドの弓から開始した場合は、注射針の刺入点が最初のラインの終点を示すため、線状テクニックによりシームレスに薬液を注入することが可能となる。

　材料の注入部位は、治療目的によって変更する。

**テクニック**：線状テクニック
**刺入方向**：上口唇は2〜3のセグメントに分割する。薬液により上口唇口角部の圧迫が生じると、口角下垂が引き起こされる。これを回避するため、上口唇では薬液注入を口角より3 mm 手前までに止める。注射針のカット面を上向き（皮膚側）にし、逆行性に薬液を注入する
**層**：真皮下
**材料**：S/M ソフト 規格品；口唇のクリアな輪郭形成を行いたい場合には高粘度シリンジを使用し、ソフトな輪郭形成を目的とする際には低粘度シリンジを使用する
**使用量**：各領域あたり最大 0.5 mL
**注射針**：27 〜 30 G の鋭針
**麻酔**：リドカインクリーム

テクニック 6：輪郭形成および強調（鋭針の使用）

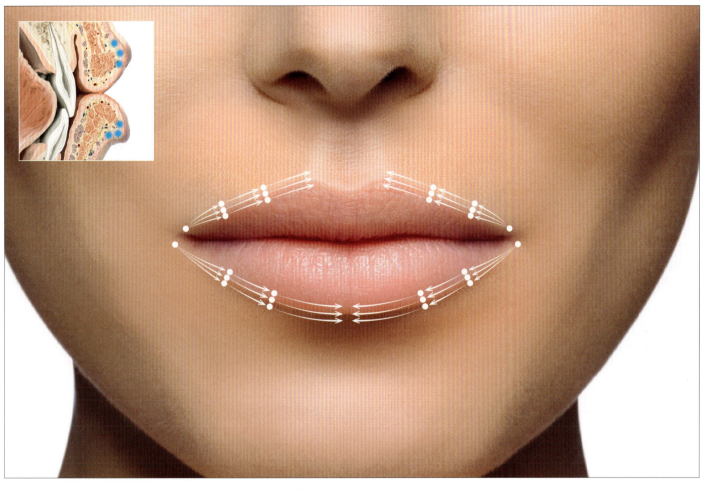

**テクニック 6 − Fig1** 輪郭形成および強調のための注入図（鋭針の使用）。

## バリエーション 1：赤唇縁への薬液注入 − 赤唇縁の輪郭形成および強調

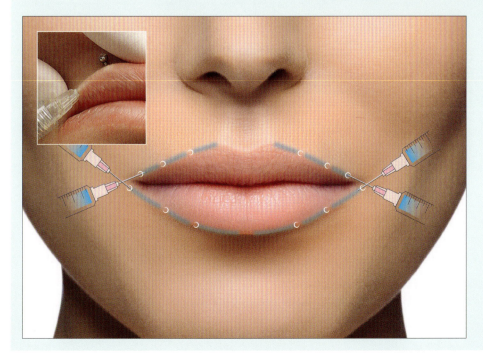

**テクニック 6 − Fig2** HAを赤唇縁に注入することで、口唇の輪郭が明瞭化され、シワの発生を防止する。赤唇縁に薬液を注入する際には、口唇を軽く伸展させるとよい。本処置は、初期のキューピットの弓のボリュームダウンに対して行う。注射針は、赤唇縁の頂点から刺入し、ポイントテクニックを用いて薬液を真皮下に注入する。

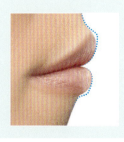

### バリエーション2：赤唇外側への薬液注入－口唇部豊隆の強調

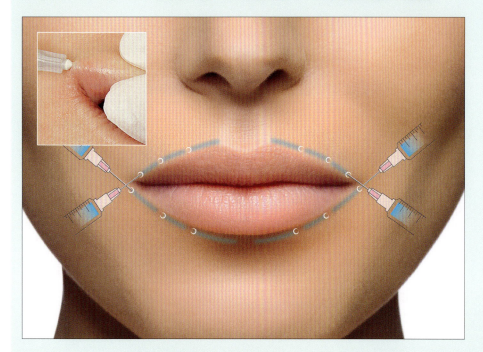

**テクニック6－Fig3** 赤唇縁の上下にそれぞれHA注入を行う。これにより、口唇がなめらかに上向きかつ凸状にボリュームアップし、軟らかい口元の再現が可能となる。赤唇の輪郭に沿って薬液の注入を行う。このとき、口唇の外側への過度な突出（アヒルぐち効果）を回避するため、過剰注入は避ける。母指と示指で口唇の輪郭部に沿うよう把持し、下方にゆっくりと回転させると、正確な薬液注入が容易になる。

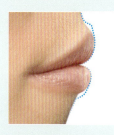

### バリエーション3：赤唇内側への薬液注入－口唇部の湾曲部とボリュームの強調

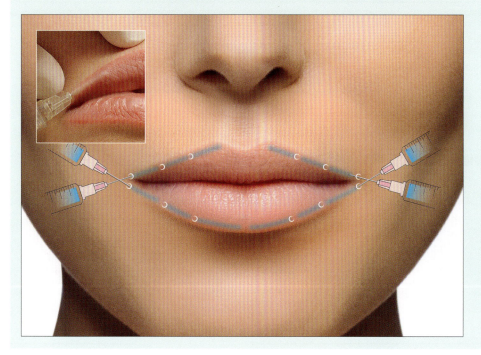

**テクニック6－Fig4** 赤唇縁の内側にHA注入を行う。これにより、口唇の湾曲部がなめらかに強調され、アヒルぐち効果を引き起こすことなく口唇のボリュームアップが可能である。上下赤唇の輪郭に沿って薬液注入を行う。本手技は、口唇の萎縮がすでに生じている、あるいは口唇が生来菲薄な場合、または口唇の微量のボリュームアップが必要とされる場合に推奨される。注射針を口唇皮膚に圧接することで、薬液注入部位を確認できる。

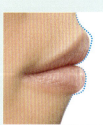

## テクニック6：輪郭形成および強調（鋭針の使用）

### 💡 注意事項

- 高齢患者では、下口唇－オトガイ間の距離が短くなるため、フィラーを下口唇の輪郭内側あるいは輪郭上に注入すると、口唇が過度に強調されてしまう。したがって、このような場合には、赤唇部に直接薬液を注入する。一方で、高齢患者は上口唇皮膚部の距離が長くなり、口唇が内転し平坦化するため、菲薄な様相を呈する。このため、薬液は赤唇縁上に注入し、平坦化した上口唇の起伏部をなめらかに凸状にボリュームアップさせる必要がある（Verner、2013）。
- 赤唇部と皮膚部の組織間にはある種の交通経路が存在しているため、まれに注入された薬液が人中付近の皮膚部へ溢出してしまうことがある。特に口角部からキューピットの弓付近に薬液を注入する際には注意が必要である。
- 赤唇縁への過度な薬液注入により、輪郭の白変が生じる可能性がある。このような場合は、組織が元の色調に回復するまで軽微な力でマッサージを行う。
- 薬液注入時、母指と示指で輪郭を把持する。以前に治療歴があるような口唇では、組織内の損傷が生じており、薬液注入時に予定外の部位への薬液流入が生じる可能性があるが、口唇の把持によりこうした薬液の逸脱を防止することができる。
- 治療目標が口唇輪郭の明瞭化である場合は、より硬度の高い架橋HA製品を注入することが推奨される。

### ⚠ 予想される副作用

軽度の炎症、発赤、腫脹、チンダル現象（輪郭部への過剰な薬液形成により生じる青い線）。

### ⚠ 望ましくない副作用

重度の炎症、左右非対称な薬液注入、過注入、極浅層への薬液注入による皮膚の蒼白化、上皮の壊死、チンダル現象。

### 📝 治療プロトコルの概要

- 病歴、患者情報の取得と評価
- インフォームドコンセント
- 「術前」写真資料の取得：処置前後の比較のため
- 処置予定部位の分析およびマーキング
- クリーニング
- 徹底した術野の消毒
- 必要に応じた局所麻酔（リドカインクリーム）、伝達麻酔
- 注入テクニック：線状テクニック（各領域に対して2～3本のラインで薬液注入を行う）
- 層：皮下
- 材料：S/Mソフト 規格品
- 使用量：各4分割領域につき0.1 mL、最大0.5 mL
- 注射針：27～30 G 鋭針
- 術後マッサージは不要
- 必要に応じた冷却
- 術後処方：ヘパリンクリーム（血腫予防）、経口イブプロフェン（鎮痛）、アルニカ含有製剤（疼痛緩和、抗炎症）
- 「術後」写真資料の取得：処置前後の比較のため
- 施術後の注意事項説明
- 8～14日後のリコール

## 9.2.3 テクニック 7
### 輪郭形成（鈍カニューレの使用）

　鈍カニューレを用いて薬液注入を行うことで、低侵襲で口唇の輪郭形成を行うことができる。言い換えれば、本処置は患者にとっては痛みが少なく有益であるといえる。鈍カニューレによる薬液注入は、鋭針によるものと比べても血管損傷リスクが大幅に低く、壊死のリスクも軽減される。

　口角部に刺入点を 1 つ設定し、鋭針（Nokor 針）によりあらかじめ刺入点を形成するため、組織損傷は大幅に軽減され、血腫形成のリスクも低減される。鋭針による薬液注入と比較し、カニューレテクニックでは非常になめらかな口唇輪郭の再現が可能である。しかし、瘢痕や重度のシワにより口唇輪郭の不明瞭化が生じている症例では、カニューレテクニックの適応は困難である。

**患者選択**

- 口唇にさりげないアクセントが欲しい
- 口唇輪郭を予防的に補強したい
- 目立った口唇の形態変化を望んでいないが、さりげなくより若々しいボリューム感のある口元を求めている
- 口唇形態が不規則である場合や、放射状のシワが生じている場合、口唇の形態に非対称性を認める場合：口唇の輪郭を補正し、組織の引き締めが可能
- コメント：若者の間では、セルフィー（自撮り）が流行しているが、このトレンドを過小評価すべきではない。18 歳〜 30 歳代におけるセルフィーの利用人口は増加している。口唇をすぼめてセルフィーを行うとき、シワや陰影を写したくないという理由から、美容医療を受ける者もいる。本項で紹介するカニューレテクニックは、これらの目的に適していると考える。

**注入図および計画**（→ テクニック 7 – Fig1、2）

　本処置は鈍カニューレを用いて行う。口角外側に刺入点を設定し、右側上唇からカニューレの挿入を開始し、左側上唇へと移行していく。その後、下唇の刺入点形成に移行する。

　鋭針（Nokor 針）を用いて、口角外側の 1 mm 離れた部位に刺入点を設定する。片側の刺入点より、下唇全体にアクセスする。カニューレをゆっくりと挿入し、HA を線状に口角からキューピッドの弓／人中の皮下へと注入する。リドカイン含有製剤を用いる際には、少量ずつ順行性に薬液を注入することで麻酔効果を確実に得られる。それに次いで、HA を逆行性に注入する。薬液の注入は両側均一に行うように努める。その際、口唇のボリューム自体とシリンジプランジャーに残る薬液の量につねに注意を払う。口腔内外から口唇を把持し、注入経路を確保することも有効である。薬液の浸透にムラが生じ、凹凸感がある場合は、軽微な力でマッサージすることで均一化が図れる。

**テクニック**：線状テクニック、口角外側約 5 mm に刺入点を設定
**刺入方向**：赤唇縁に沿いキューピッドの弓まで導入
**層**：皮下
**材料**：S/M ソフト 規格品
**使用量**：上唇：0.2 mL、下唇：0.3 mL を最大量とし、合計 0.5 mL
**注射針**：長さ約 38 〜 40 mm の 27 〜 30 G カニューレ、25 G 鋭針（Nokor 針）
**麻酔**：リドカインクリーム

テクニック 7：輪郭形成（鈍カニューレの使用）

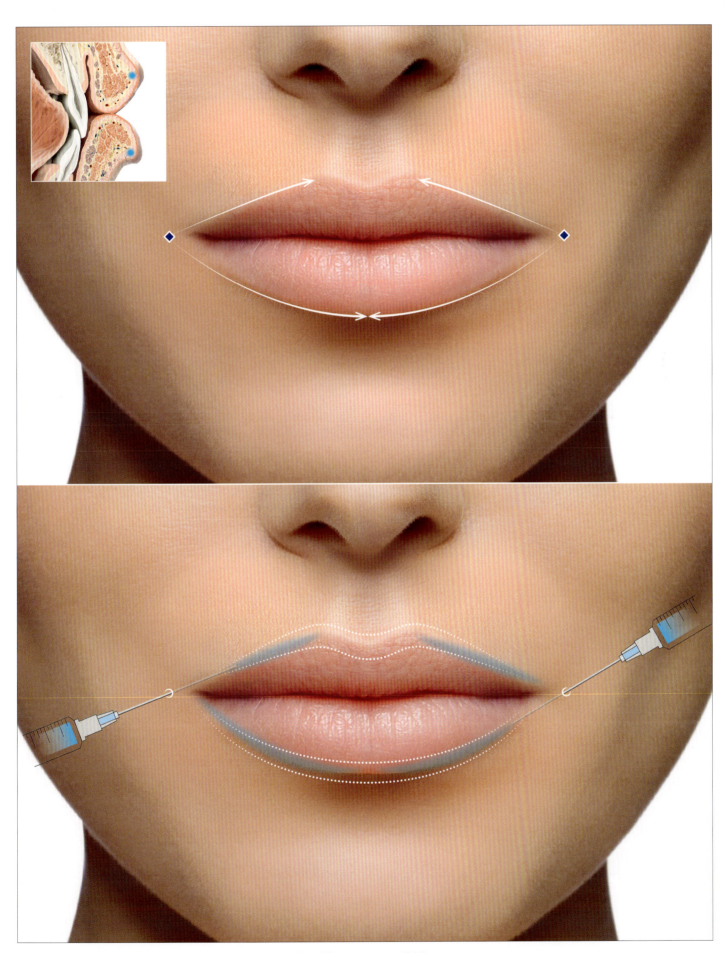

**テクニック 7 – Fig1、2** 輪郭形成のための注入図および計画（鈍カニューレの使用）。

## 口唇治療のための45のテクニック

**治療方法**（→ テクニック7 – Fig3〜5）

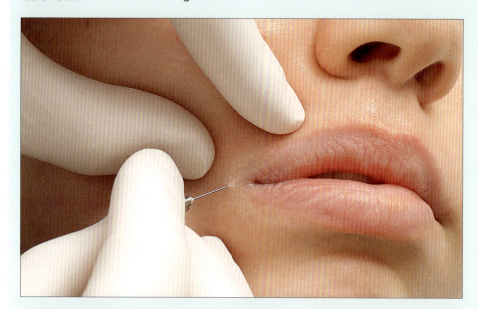

**テクニック7 – Fig3** 鋭針（Nokor針）で皮膚を刺入し、カニューレのアクセスホールを形成する。注射針の直径が大きいほどカニューレを挿入しやすくなるため、カニューレよりわずかに大きいゲージの注射針を選択する。

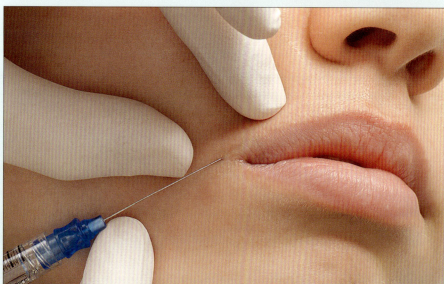

**テクニック7 – Fig4** 皮膚を伸展させると、鈍カニューレの挿入が容易になる。15°の刺入角度にて、皮膚表面と平行に皮膚浅層にカニューレを挿入する。

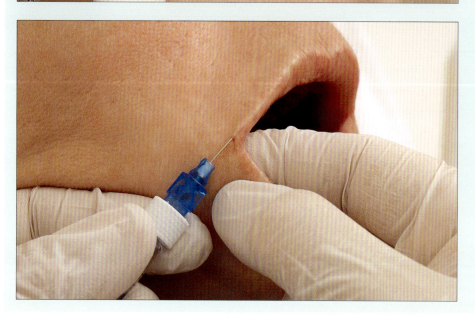

**テクニック7 – Fig5** 皮内に挿入中の注射針先端を上皮に圧接することで、注射針先端部の位置確認を行う。

テクニック7：輪郭形成（鈍カニューレの使用）

## 💡 注意事項

- 感染防止のため、カニューレへの術者の手指、患者の毛髪、皮膚の接触を回避する。理想的には、カニューレを片側ごとに交換する必要がある。カニューレ先端を上皮に圧接することで、先端部の位置確認を行う。
- 刺入点へのカニューレのスムーズな挿入は非常に困難である。患者に頬を膨らませてもらい皮膚を伸展させると、刺入点の確認が容易になる。
- メーカーにより異なるが、27Gあるいは30Gの鋭針は非常に柔軟であるため、口唇輪郭部への正確な薬液注入は困難であるといえる。母指と示指で口唇を把持することで、注射針の刺入が容易になる。

### ⚠ 予想される副作用

Nokor針穿刺による血管損傷およびそれにともなう局所的な血腫形成、軽度の炎症、発赤、腫脹、血腫の形成。

### ⚠ 望ましくない副作用

過注入、左右非対称な薬液注入。

## 📝 治療プロトコルの概要

- 病歴、患者情報の取得と評価
- インフォームドコンセント
- 「術前」写真資料の取得：処置前後の比較のため
- 処置予定部位の分析およびマーキング
- クリーニング
- 徹底した術野の消毒
- 必要に応じた局所麻酔（リドカインクリーム）、伝達麻酔
- 注入テクニック：線状テクニック
- 層：皮下
- 材料：S/Mソフト 規格品
- 使用量：上唇；0.2mL、下唇；0.3mLを最大量とし、合計0.5mL
- 注射針：長さ約38〜40mmの27〜30Gカニューレ、25G鋭針（Nokor針）
- 必要に応じた術後マッサージ
- 必要に応じた冷却
- 術後処方：ヘパリンクリーム（血腫予防）、経口イブプロフェン（鎮痛）、アルニカ含有製剤（疼痛緩和、抗炎症）
- 「術後」写真資料の取得：処置前後の比較のため
- 施術後の注意事項説明
- 8〜14日後のリコール

## 9.2.4 テクニック8
### キューピッドの弓の輪郭形成／再形成（鋭針の使用）

　キューピッドの弓は、上口唇の中央部をハート型に形作る特徴的な部位であり、口唇に個性や表情を付与する重要な部位である。鋭針（27〜30 G）と少量の高粘度微粒子HAを用いることで正確な輪郭形成が可能である。通常、キューピッドの弓は人中と合わせて薬液注入がなされるため、人中が強調されてしまうことがある。これにより、キューピッドの弓の肥厚や浅化など、口唇形態の著しい変化をきたすこともあるため注意が必要である。

**患者選択**

- 加齢、ヘルペス、紫外線などによる皮膚へのダメージで変形や平坦化が生じたキューピッドの弓の再建を要する患者
- 特徴的なキューピッドの弓を有する患者では、低粘性の薬液を用いることで、軟らかい輪郭を再現することが可能である

**注入図および計画**（→ テクニック8 – Fig1、2）

　鋭針を用いて口唇輪郭部へ薬液注入を行う。キューピッドの弓のピーク（人中陵）より注射針を皮下部に刺入し、キューピッドの弓の中心（人中窩）まで針を進める。そこから逆行性に薬液注入を行う。あるいは、その逆の手技も可能である。薬液注入の際には親指と人差し指で口唇を把持し、薬液注入部に軽圧をかけることで、過剰投与による大きな形態変化を回避することができる。

**テクニック**：線状テクニック
**刺入方向**：キューピッドの弓のピーク（人中陵）からキューピッドの弓の中心（人中窩）に向かって、あるいはその逆
**層**：真皮化
**材料**：S/M ソフト 規格品
**使用量**：各ライン：0.1 mL、最大：0.2 mL
**注射針**：27〜30 G 鋭針
**麻酔**：リドカインクリーム、神経ブロック

テクニック 8：キューピッドの弓の輪郭形成／再形成（鋭針の使用）

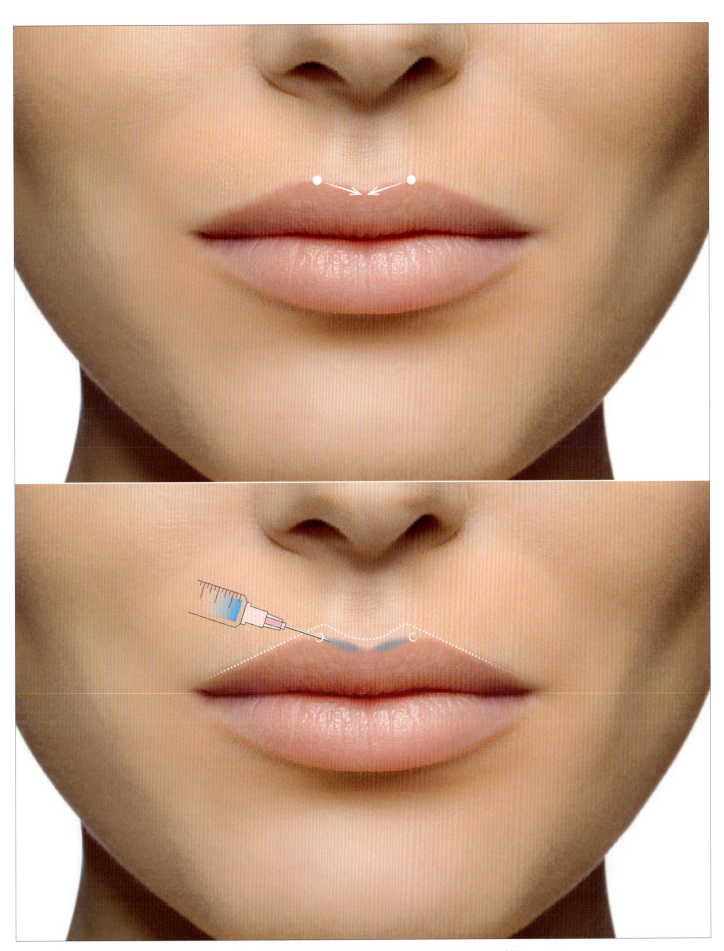

**テクニック 8 − Fig1、2** 鋭針を用いたキューピッドの弓の輪郭形成／再形成のための注入図および計画。

口唇治療のための 45 のテクニック

**治療方法**（→ テクニック 8 – Fig3〜5）

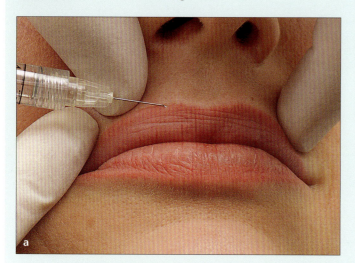
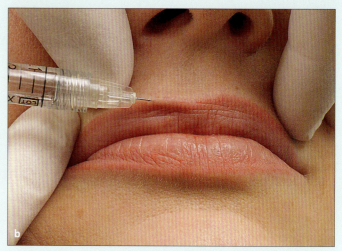

**テクニック 8 – Fig3 a+b** キューピッドの弓のピーク（人中陵）からキューピッドの弓の中心（人中窩）まで直線的に注射針の刺入を行い、逆行性に口唇輪郭部への薬液注入を行う。親指と人差し指で皮膚を伸展させる（**a**）。皮内に位置する注射針先端を上皮に圧接することで、先端部の位置確認を行うことが可能である（**b**）。

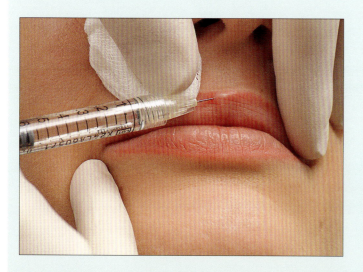

**テクニック 8 – Fig4** キューピッドの弓の中心（人中窩）からキューピッドの弓のピーク（人中隆起）へと上向きに薬液注入を行うことも可能である。linear droplet（線状滴下）テクニックを応用することで、キューピッドの弓の形態を美しく再形成し、強調することが可能である。

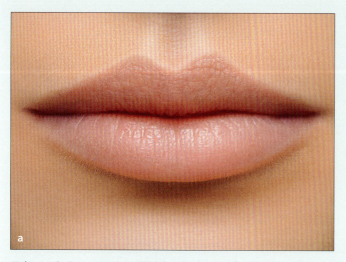
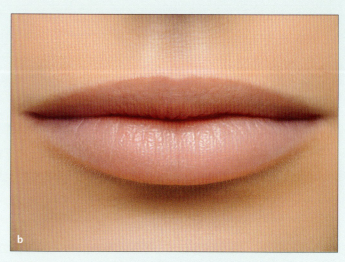

**テクニック 8 – Fig5 a+b** 明瞭化したキューピッドの弓の形態（**a**）、平坦化したキューピッドの弓の形態（**b**）。本手技によるキューピッドの弓の形態の変化量には限界がある。

## テクニック8：キューピッドの弓の輪郭形成／再形成（鋭針の使用）

### 注意事項

- 本処置では、薬液の過剰投与により大きな形態変化が生じてしまう可能性があるため、少量ずつ薬液注入を行う必要がある。
- 生来キューピッドの弓を有していない症例では、キューピッドの弓の該当部への処置を行っても形態回復を行うことはできない。むしろ、処置により口唇形態が大きく変化し、不自然な外観を呈してしまう可能性があるため注意が必要である。

### 予想される副作用

軽度の炎症、発赤、腫脹、血腫の形成。

### 望ましくない副作用

過注入、左右非対称な薬液注入、極浅層への薬液注入による皮膚の蒼白化、上皮の壊死。

### 治療プロトコルの概要

- 病歴、患者情報の取得と評価
- インフォームドコンセント
- 「術前」写真資料の取得：処置前後の比較のため
- 処置予定部位の分析およびマーキング
- クリーニング
- 徹底した術野の消毒
- 必要に応じた局所麻酔（リドカインクリーム）、伝達麻酔
- 注入テクニック：線状テクニック（片側につき1ライン）
- 層：皮下
- 材料：S/M ソフト 規格品
- 使用量：片側につき 0.1 mL、最大 0.2 mL
- 注射針：27〜30 G 鋭針
- 術後マッサージは不要
- 必要に応じた冷却
- 術後処方：ヘパリンクリーム（血腫予防）、経口イブプロフェン（鎮痛）、アルニカ含有製剤（疼痛緩和、抗炎症）
- 「術後」写真資料の取得：処置前後の比較のため
- 施術後の注意事項説明
- 8〜14日後のリコール

## 9.2.5 テクニック9
### 人中の輪郭形成
### （鋭針の使用）

　人中は鼻と上口唇の間に存在する凹凸部であり、その深さは個人によって異なる（**Fig1.43**、p. 28 参照）。本処置により人中隆起を強調することにより、上口唇をより際立たせることが可能である。

**患者選択**

- 加齢、脂肪蓄積、弾性線維症、紫外線による皮膚へのダメージ、ボリュームの減少により、自然な人中隆起が減少あるいは消失している患者
- 人中の輪郭が目立たない若い口唇

**注入図および計画**（→ テクニック9 – Fig1、2）

　人中隆起は鼻孔の内側より起始し、わずかに外側に伸びながら上唇のキューピッドの弓部に停止し、人中窩を形成する。人中隆起が不明瞭化している症例では、口唇を三次元的に分割し、マッピングすることで、強調部を確認する（第1章6.2、p. 29 参照）。キューピッドの弓のピークに位置する（存在する場合）、赤唇部と皮膚部の境界部に注射針を刺入する。人中隆起への薬液注入は、鼻孔側からキューピッドの弓へと逆行性に行う。

**テクニック**：線状テクニック
**刺入方向**：人中隆起に沿って鼻孔側からキューピッドの弓へと逆行性に薬液注入
**層**：皮下
**材料**：M ソフト 規格品
**使用量**：片側人中の線につき 0.05 ～ 0.1 mL、合計 0.2 mL
**注射針**：27 G 鋭針
**麻酔**：リドカインクリーム、神経ブロック

テクニック9：人中の輪郭形成（鋭針の使用）

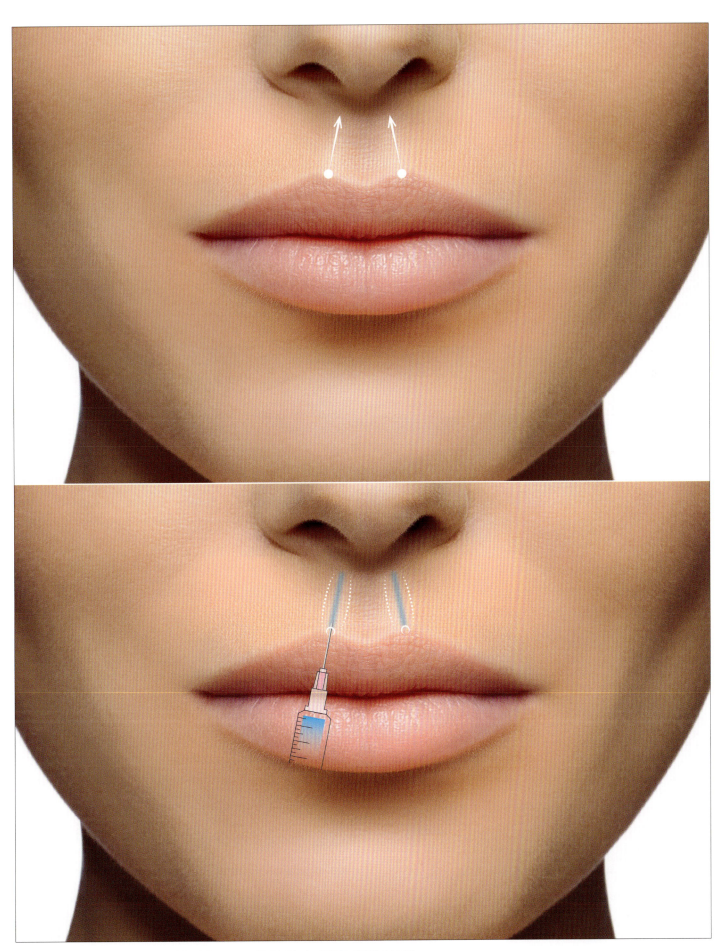

**テクニック9 − Fig1、2** 人中の輪郭形成のための注入図および計画（鋭針の使用）。

## 治療方法（→ テクニック9 – Fig3〜5）

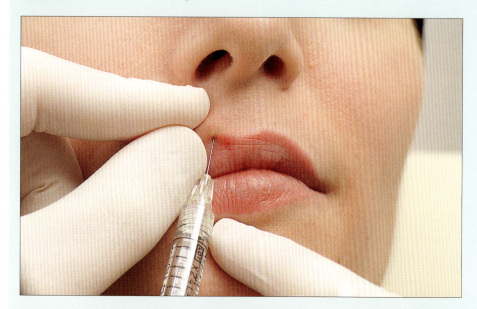

**テクニック9 – Fig3** 口唇縁内側の赤唇部から上方の皮下層に注射針を刺入する。皮内に位置する注射針先端を上皮に圧接することで、先端部の位置確認を行う。目視で注入量を確認しつつ、線状（linear）テクニックを用いて逆行性に薬液を注入する。

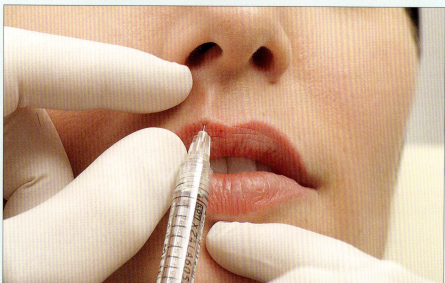

**テクニック9 – Fig4** 上口唇部から人中隆起を軽く圧迫しつつ、注射針を鼻孔側に向かって上方に進める。

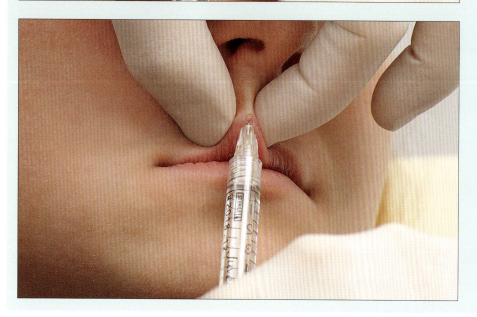

**テクニック9 – Fig5** 母指と示指で人中隆起を把持することで、薬液注入経路を明示する。また、皮膚を圧迫しつつ緩徐に薬液を注入することで、患者の疼痛が軽減される。圧迫による人中隆起の明示は、人中本来の形状が喪失している症例やキューピッドの弓部が浅化している症例において特に重要である。

## 注意事項

- 本処置では、口唇の自然な形態を再現するため、薬液を人中隆起に沿って正確に注入する必要がある。
- 生来人中を有しない症例における人中の形成は、結果として非常に不自然な外観につながってしまう可能性がある。経験の浅い術者では特に注意が必要である。
- 薬液の注入部位が深すぎると、人中の強調効果が失われてしまう。逆に、注入部位が浅すぎると、異常な人中部の強調がなされ、外観の違和感につながるため注意が必要である。

### ⚠ 予想される副作用

軽度の発赤、まれに炎症の発生、血腫形成、腫脹。

### ⚠ 望ましくない副作用

過注入、左右非対称な薬液注入、極浅層への薬液注入による皮膚の蒼白化、上皮の壊死。

## 治療プロトコルの概要

- 病歴、患者情報の取得と評価
- インフォームドコンセント
- 「術前」写真資料の取得：処置前後の比較のため
- 処置予定部位の分析およびマーキング
- クリーニング
- 徹底した術野の消毒
- 必要に応じた局所麻酔（リドカインクリーム）、伝達麻酔
- 注入テクニック：線状テクニック（片側人中線につき1ライン）
- 層：皮下
- 材料：Mソフト 規格品
- 使用量：片側人中線につき0.05〜0.1 mL、両側で最大0.2 mL
- 注射針：27 G 鋭針
- 術後マッサージは不要
- 必要に応じた冷却
- 術後処方：ヘパリンクリーム（血腫予防）、経口イブプロフェン（鎮痛）、アルニカ含有製剤（疼痛緩和、抗炎症）
- 「術後」写真資料の取得：処置前後の比較のため
- 施術後の注意事項説明
- 8〜14日後のリコール

## 9.2.6 テクニック10
### 人中およびキューピッドの弓の輪郭形成（鋭針の使用）

　本項では、キューピッドの弓および人中を緩やかに挙上し、ボリュームアップを図る方法を示す。キューピッドの弓および人中に対して複合的に薬液注入を行い、これらをあわせて挙上することで、口元の印象を特徴づけるうえで重要なこれらの領域を強調することが可能である。このテクニックでは、前述のテクニックでは推奨されていない、平坦化が生じた上口唇に、特徴的な形態を付与することが可能である。

**患者選択**

- 加齢による口唇形態の変化により上唇形態の不明瞭化が生じた症例、生来上唇の輪郭が平坦な症例

**注入図および計画**（→ テクニック10 – Fig1、2）

　鋭針を用いてキューピッドの弓のピークおよび人中末端部の皮下層へ複合的に薬液注入を行う。人中隆起は、鼻孔内側より起始し、わずかに外側に伸びながら上唇のキューピッドの弓部に停止し、キューピッドの弓を形成する。

**テクニック**：線状テクニック
**刺入方向**：キューピッドの弓のピークから人中隆起に沿って逆行性に刺入（上口唇のみに適用可能）
**層**：皮下
**材料**：S/M ソフト 規格品
**使用量**：キューピッドの弓の片側につき 0.1 mL、人中片側につき 0.1 mL、合計約 0.4 mL
**注射針**：27 ～ 30 G 鋭針
**麻酔**：リドカインクリーム、神経ブロック

テクニック 10：人中およびキューピッドの弓の輪郭形成（鋭針の使用）

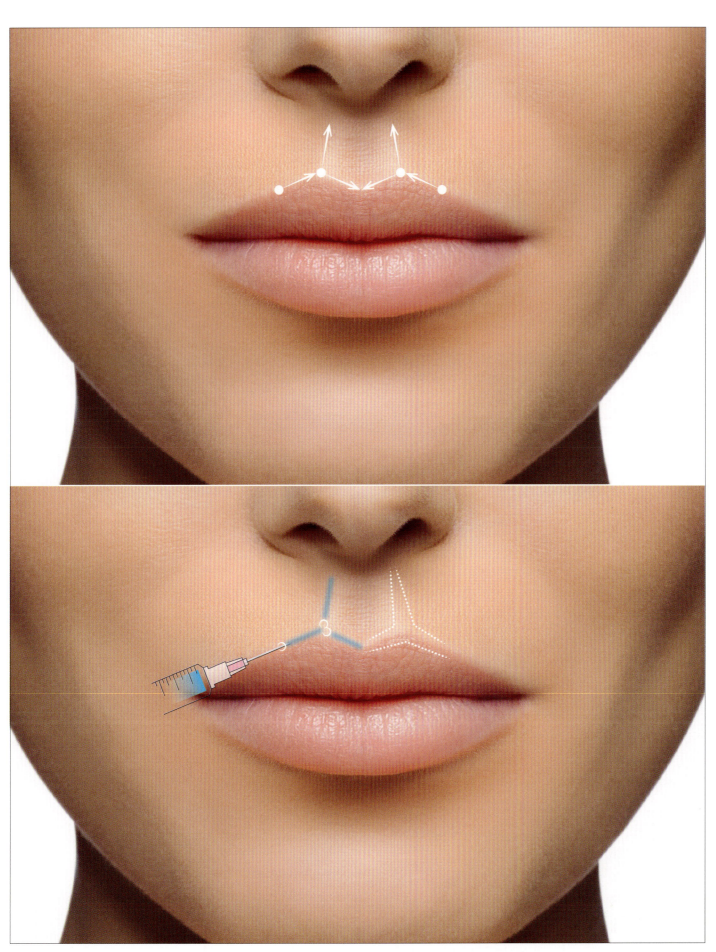

**テクニック 10 − Fig1、2** 人中およびキューピッドの弓の形成のための注入図および計画（鋭針の使用）。

165

## 治療方法 （→ テクニック10 – Fig3〜5）

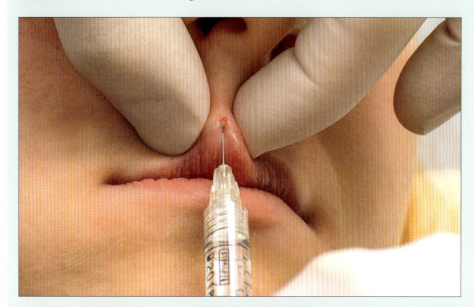

**テクニック10 – Fig3** キューピッドの弓から人中隆起の全長1/3に限定して薬液注入を行うことで、人中を緩やかに強調することが可能である。本手技は、生来人中およびキューピッドの弓の突出感に乏しく、人中全体に薬液注入を行うことで、外観の違和感が生じる可能性が高い患者に適応が可能である。

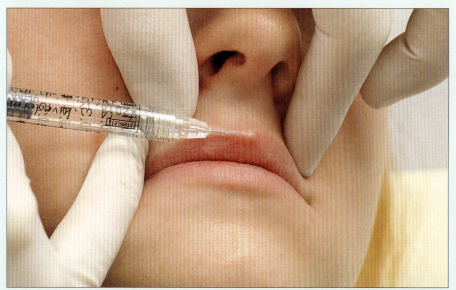

**テクニック10 – Fig4** 母指と示指で口唇を伸展させ、キューピッドの弓のピークから最下点（人中窩）に向かい皮下層へ薬液注入を行う。

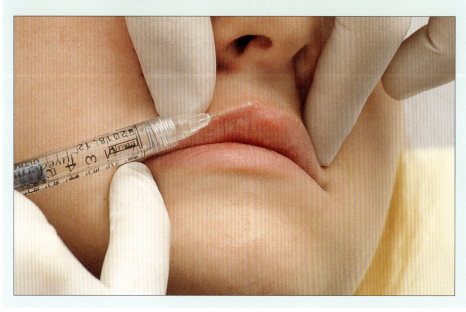

**テクニック10 – Fig5** 母指と示指で口唇を伸展させ、キューピッドの弓の頂点より0.5 cm外側の部位から、皮下層へ逆行性に薬液注入を行う。

## テクニック 10：人中およびキューピッドの弓の輪郭形成（鋭針の使用）

### 注意事項

- 本処置では、口唇の自然な形態を再現するため、薬液を人中隆起に沿って正確に注入する必要がある。
- 生来人中を有しない症例における人中の形成は、結果として非常に不自然な外観につながってしまう可能性がある。経験の浅い術者では特に注意が必要である。

#### 予想される副作用
軽度の発赤、まれに炎症の発生、血腫形成、腫脹。

#### 望ましくない副作用
過注入、左右非対称な薬液注入、極浅層への薬液注入による皮膚の蒼白化、上皮の壊死。

### 治療プロトコルの概要

- 病歴、患者情報の取得と評価
- インフォームドコンセント
- 「術前」写真資料の取得：処置前後の比較のため
- 処置予定部位の分析およびマーキング
- クリーニング
- 徹底した術野の消毒
- 必要に応じた局所麻酔（リドカインクリーム）、伝達麻酔
- 注入テクニック：線状テクニック（人中の線片側につき1ライン）
- 層：皮下
- 材料：S/M ソフト 規格品
- 使用量：キューピッドの弓片側につき 0.1 mL、人中の線片側につき 0.1 mL、合計約 0.4 mL
- 注射針：27～30 G 鋭針
- 術後マッサージは不要
- 必要に応じた冷却
- 術後処方：ヘパリンクリーム（血腫予防）、経口イブプロフェン（鎮痛）、アルニカ含有製剤（疼痛緩和、抗炎症）
- 「術後」写真資料の取得：処置前後の比較のため
- 施術後の注意事項説明
- 8～14 日後のリコール

## 9.3 口元のシワ

高齢者が口元のシワの改善を目的として来院することは少なくない。加齢変化は口元にもっとも顕著に現れるといっても過言ではない。

口元のシワの改善には、いくつかのアプローチがある。これらの処置法はどれもわずかに異なり、古典的な線状（linear）テクニック／フィッシュボーン（fishbone）テクニックのほか、ストレッチング（stretching）テクニック、圧縮（compression）テクニック、ポイント（point）テクニック、および蒼白化（blanching）テクニック等がある。ここで示す手技により、喫煙などのような外因性因子や外的損傷、加齢変化、特にホルモン欠乏などの原因により生じた口元のシワの改善または除去を行う。口唇ボリュームの増大を行う際には、口唇皮膚部も含めた増大を検討することが推奨される。これにより、顔貌と調和のとれた自然な口元を再現することが可能となる。口元のシワの深化が進行するほど、処置はより困難となることは明らかであり、処置による効果を得ることも困難となる。

### 9.3.1 テクニック11
#### 口元のシワに対する線状テクニックおよびフィッシュボーンテクニック（鋭針の使用）

本処置により、口腔周囲領域（口唇周囲皮膚部）の保湿を行い、若々しく張りのある口元を取り戻す。鋭針を用いて、微量の低架橋あるいは非架橋HAを注入することにより、皮膚の保湿が可能となる。口唇周囲皮膚部の広範囲にHAを注入することで、十分な保湿がなされる。広範囲への鋭針刺入の刺激により、軽微な組織損傷が生じるが、その結果としてコラーゲン新生が引き起こされる。これは、一般的な皮膚の再生過程においてポジティブな影響があるとされている。

**患者選択**

- 加齢にともなう皮脂腺の減少による口腔周囲皮膚の乾燥やダメージ、遺伝的要因を有する患者（外的要因および内的要因の双方が重要な要素となる）
- より若々しく良好な肌感を求める比較的若い世代の患者

**テクニック**：線状テクニック／フィッシュボーンテクニック
**刺入方向**：口唇輪郭から鼻およびオトガイに向かって、あるいは口元のシワに沿って
**層**：口唇皮膚部皮下
**材料**：XS/S ソフト 規格品
**使用量**：シワの深さに応じて約 0.5 mL
**針**：27〜30 G の鋭針
**麻酔**：リドカインクリーム

テクニック11：口元のシワに対する線状テクニックおよびフィッシュボーンテクニック（鋭針の使用）

## 注入図および計画（→ テクニック11 – Fig1～4）

**線状テクニックは、口元のシワの主線に沿って**薬液を注入し、シワの改善または除去を行うために用いられる標準的なテクニックである。上下口唇輪郭の周囲皮膚部のシワ単体にアプローチする。本処置では、緩やかなリフトアップ効果獲得のため、低架橋HAを用いる。激しい表情運動は注入された薬液の溢出につながるため注意が必要である。上下口唇輪郭の周囲皮膚部に薬液を注入する際、上唇ではシワの口唇側より鋭針を皮下層に刺入し、シワの下部を通過させながら上方に針を進める。その後、逆行性に薬液を注入する。下唇では、シワのオトガイ側より注射針を刺入し、口唇側へ針を進める。口腔周囲領域へのポイントテクニック（テクニック 12、p.172以降を参照）と同様に、本手技は、ストレッチングテクニックおよび圧縮テクニックを併用することで微調整を行うことが可能である。

**フィッシュボーンテクニックでは、口元のシワの主線に対向して薬液を注入する。**シワの主線に沿って薬液を注入する線状テクニックに対して補助的な効果を発揮することができる。まず、30Gの鋭針を用いた線状テクニックにより、シワの主線に沿って低架橋HAを注入する。次に、母指と示指にて皮膚を伸展し、シワの浅い部位に薬液を注入する。表情運動による組織間での薬液の圧縮により、広範囲へと薬液が浸透する。注入方向に制限はなく、近遠心側から薬液注入は可能である。過剰な形態変化を回避するため、薬液の使用量は最小限にとどめる。

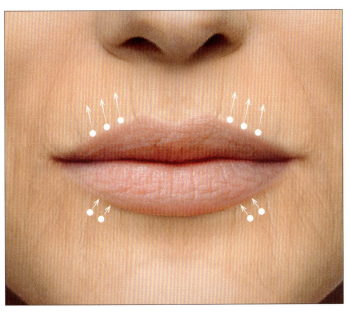 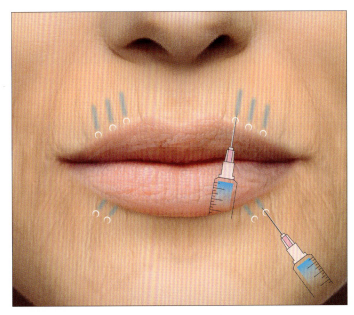

**テクニック11 – Fig1、2** バリエーション1の注入図および計画：口元のシワに対する線状テクニック（鋭針の使用）。

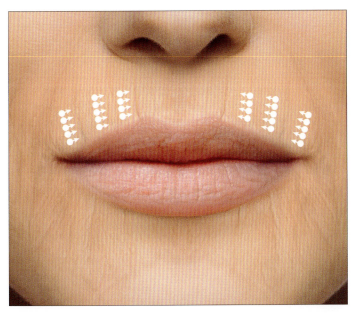 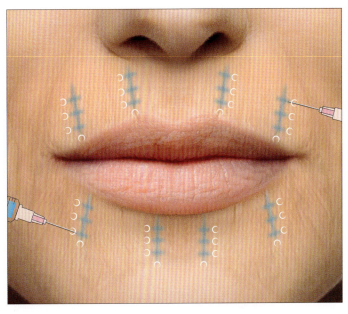

**テクニック11 – Fig3、4** バリエーション2の注入図および計画：口元のシワに対するフィッシュボーンテクニック（鋭針の使用）。

## 口唇治療のための45のテクニック

### 治療方法（→ テクニック11 – Fig5〜7）

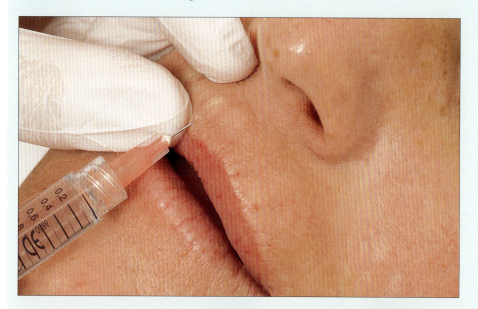

**テクニック11 – Fig5**

**バリエーション1（線状テクニック）：** 注射針を皮下に刺入すると、皮膚上での注射針の透過が確認できる。その後、皮下に逆行性にHAを注入する。過度なシワの修正は違和感につながるため、少量の薬液から処置を開始する。図で確認できる皮下に注入されている薬液（白色部）は、注入後に母指で圧迫することで平坦化が可能である。

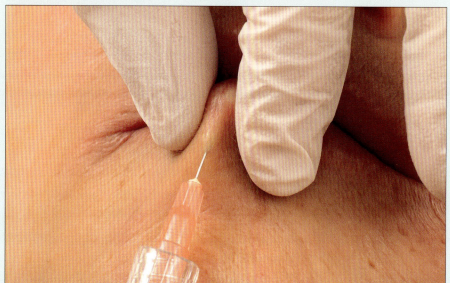

**テクニック11 – Fig6**

**バリエーション1（線状テクニック）：** シワを手指にて圧迫すると、線状テクニックによる口腔周囲への薬液注入をコントロールしやすくなり、薬液を均一に注入することができる。

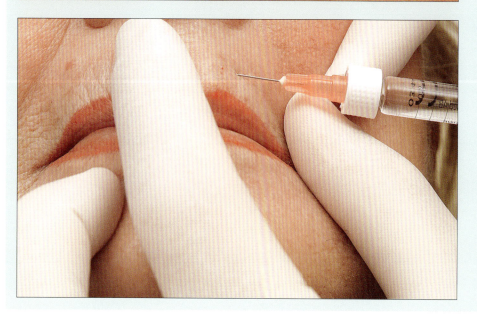

**テクニック11 – Fig7**

**バリエーション2（フィッシュボーンテクニック）：** シワの主線に沿って薬液を注入した後（上記参照）、シワの側方約1mmの部位に注射針を刺入し、シワの下から反対側約1mmの点まで針を進める。その後、逆行性に少量の薬液を注入する。表情運動による組織間での薬液の圧縮により、広範囲へと薬液が浸透する。

## テクニック11：口元のシワに対する線状テクニックおよびフィッシュボーンテクニック（鋭針の使用）

### 💡 注意事項

- 本処置は、加齢により萎縮した皮膚の増大に適している。しかし、過度なシワの修正は、皮膚表面の凹凸形成および縞模様の発現などの審美的問題につながる可能性があるため注意する必要がある。
- 皮膚表層付近への薬液注入過多により、皮膚下に青みがかったガラスのような色調が発現する。これをチンダル現象といい、皮下への薬液注入処置の合併症として発生する可能性が高い。

### ⚠ 予想される副作用

軽度の発赤、まれに炎症の発生および血腫形成、軽度から重度の腫脹、チンダル現象、皮膚の蒼白化。

### ⚠ 望ましくない副作用

重度の炎症、縞状もしくは結節状の薬液貯留形成による過注入、左右非対称な薬液注入、上皮の壊死。

### 📝 治療プロトコルの概要

- ▶ 病歴、患者情報の取得と評価
- ▶ インフォームドコンセント
- ▶「術前」写真資料の取得：処置前後の比較のため
- ▶ 処置予定部位の分析およびマーキング
- ▶ クリーニング
- ▶ 徹底した術野の消毒
- ▶ 必要に応じた局所麻酔（リドカインクリーム）、伝達麻酔
- ▶ 注入テクニック：線状テクニック（シワ1本につき1ラインの薬液注入およびフィッシュボーンテクニック）
- ▶ 層：口唇周囲皮下部
- ▶ 材料：XS/S ソフト 規格品
- ▶ 使用量：シワの深さに応じて約 0.5 mL
- ▶ 注射針：27～30 G 鋭針
- ▶ 術後マッサージは不要
- ▶ 必要に応じた冷却
- ▶ 術後処方：ヘパリンクリーム（血腫予防）、経口イブプロフェン（鎮痛）、アルニカ含有製剤（疼痛緩和、抗炎症）
- ▶「術後」写真資料の取得：処置前後の比較のため
- ▶ 施術後の注意事項説明
- ▶ 8～14日後のリコール

## 9.3.2 テクニック 12
### 口腔周囲ポイントテクニック、皮膚の伸展および圧迫による調整（鋭針の使用）

　線状テクニックと同様、口腔周囲ポイントテクニックは、口元のシワを改善するための古典的かつ基本的な薬液注入テクニックである（**テクニック 11**、p.168 以降参照）。これらの手技を用い、効果的な領域（スイートスポット）に最小限の薬液注入を行うことで、口元のシワを飛躍的に改善することが可能である。弛緩した皮膚に垂直に薬液注入を行うことで皮膚の挙上効果が得られ、口元のシワの改善につながる。さらに、ボーラステクニックでは処置部位の表情運動を緩和する効果があるため、増大による効果がより長期間持続するとされている。

　口唇皮膚部に線状テクニックやポイントテクニックを行う際には、副作用を回避するため、ストレッチング（stretching）テクニックと圧縮（compression）テクニックの両方を応用し、薬液注入時の微調整を行う。リラックスした状態で薬液注入を行うと、副作用として組織の過剰な形態変化が生じやすい。しかし、ストレッチングテクニックと圧縮テクニックを応用し、組織の緊張を高めることで副作用を回避することができる。

　ストレッチングテクニックは、皮膚表面の放射状のシワを改善する際に用いられる。テクニック 11 に従い、ストレッチングテクニックを線状テクニックおよびポイントテクニックに応用することで、治療効果を向上させ、口腔周囲皮膚部の深いシワの改善が可能となる。

**患者選択**

- 表情によるシワ、口腔周囲のシワ、喫煙によるシワ
- さまざまな原因による細かいシワを有する患者（ストレッチングテクニック）
- さまざまな原因による深いシワを有する患者（圧縮テクニック）

**テクニック：**線状テクニックおよびポイントテクニックを応用し、ストレッチングテクニックと圧縮テクニックにより微調整
**刺入方向：**ポイントテクニック：皮膚に垂直あるいはわずかに横方向からの薬液注入、線状テクニック：口唇輪郭から鼻およびオトガイ方向、あるいはその線の水平方向（挿入角度 30°、圧縮法では 45 〜 90°）
**層：**口唇皮膚部皮下
**材料：**XS/S ソフト 規格品
**使用量：**シワの深さに応じて約 0.03 〜 0.05 mL
**針：**27 〜 30 G の鋭針
**麻酔：**リドカインクリーム

テクニック12：口腔周囲ポイントテクニック、皮膚の伸展および圧迫による調整（鋭針の使用）

## 注入図および計画 （→ テクニック12 - Fig1～6）

口腔周囲へのポイントテクニックでは、シワの頂点に対して薬液注入を行うことにより、シワが生じている部位の軟組織の増大がなされる。シワがある程度平坦化されるまで薬液を注入し、その後、微調整のための追加注入を行う。上唇皮膚部のシワによる凹凸に処置を行う際には、適切な照明下において正確な操作が必要である。膨疹様の結節形成を回避するため、低架橋HAを使用する。結節が形成されてしまった際には、マッサージを行うことで薬液の分散が可能である。

ストレッチングテクニックでは、薬液注入の際に皮膚を最大限伸展させることにより、間質組織の圧力を高めることができる（Sattler & Sommer、2015）。

口腔周囲のシワは、ストレッチングテクニックを応用したポイントテクニックあるいは挿入角度30°の極小線状テクニックにより改善が可能である。薬液注入時にアシスタントが皮膚を最大限伸展させることで、注入されたフィラーに対して皮膚による圧力がかかり、注入中のHA分布に影響を与え、過剰な形態変化を回避できる。

圧縮テクニックでは、薬液注入の際に皮膚を最大限圧縮することで、間質組織の圧力を高めることができる。母指と示指で組織を強く把持し、圧縮する。シワの頂点に対して薬液注入を行うことにより、シワが生じている部位の軟組織の増大がなされる。ここでは垂直的貯留（depot）テクニックにより、最も効果的なポイントに最小限の薬液貯留を行うことで、組織の増大を図る。薬液注入部位はシワの深さにより変更する。シワが目立つ部位では、筋組織により引き起こされる表情活動を抑制するため、HAを筋肉内貯留する場合がある。

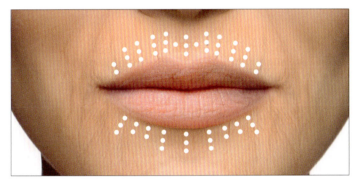 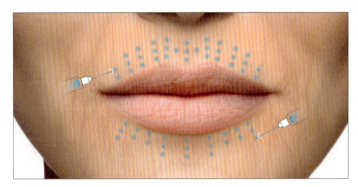

**テクニック12 - Fig1、2** バリエーション1の注入図および計画：従来の口腔周囲皮膚部へのポイントテクニック（鋭針の使用）。

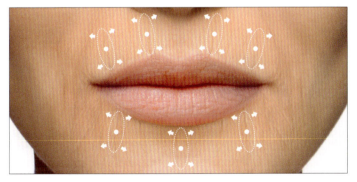 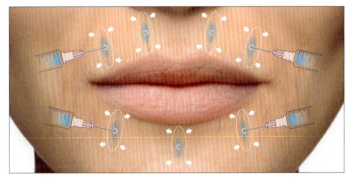

**テクニック12 - Fig3、4** バリエーション2の注入図および計画：口腔周囲皮膚部への薬液注入時のストレッチングテクニック（鋭針の使用）。

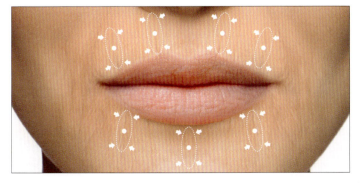 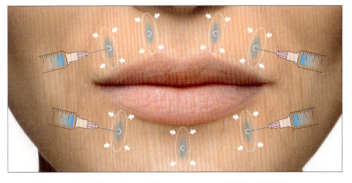

**テクニック12 - Fig5、6** バリエーション3の注入図および計画：口腔周囲皮膚部への薬液注入時の圧縮テクニック（鋭針の使用）。

## 口唇治療のための45のテクニック

**治療方法**（→ テクニック12 – Fig7〜12）

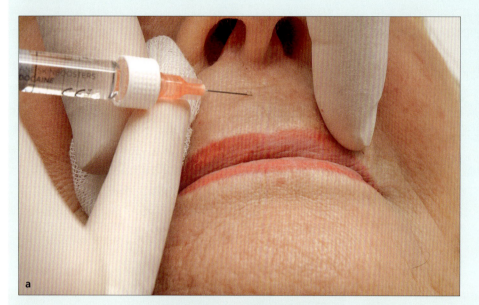

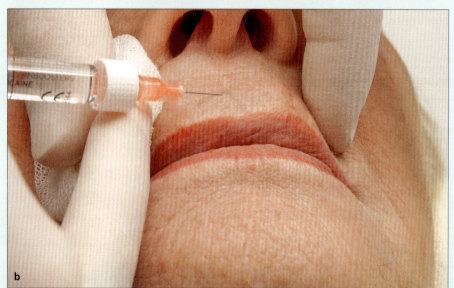

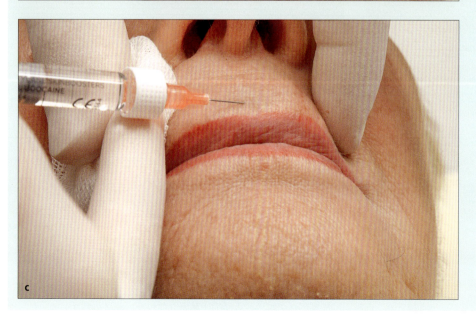

**テクニック12 – Fig7 a〜c**

**バリエーション1（ポイントテクニック）**：徹底的な消毒の後、皮膚を伸展し、小さく素早い動きで、シワの中心にピンの頭程度の大きさの薬液を点状に注入する。各シワの経路に沿い、複数部に薬液を点状に注入し、シワの改善を図る（a〜c）。

バリエーション1・ポイントテクニック

## テクニック12：口腔周囲ポイントテクニック、皮膚の伸展および圧迫による調整（鋭針の使用）

### 治療方法（続き）

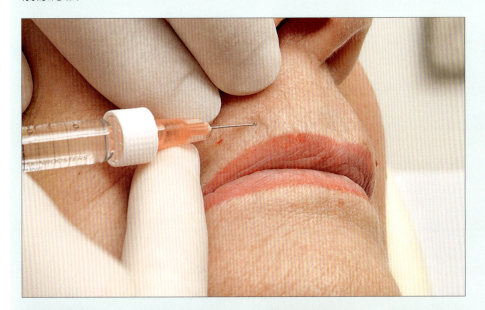

**テクニック12 − Fig8**

**バリエーション1（ポイントテクニック）**：正面あるいはやや側面から、シワの中心に薬液を注入する。

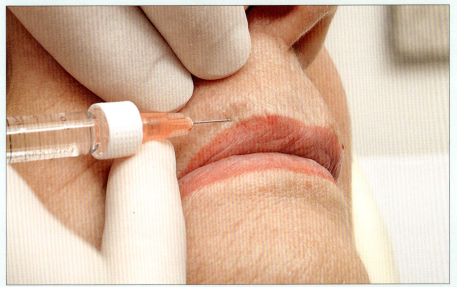

**テクニック12 − Fig9**

**バリエーション1（ポイントテクニック）**：口腔周囲皮膚部では大きな表情活動が生じるため、口唇輪郭部付近の細かいシワでは、表情筋により生じる圧力に拮抗するため、やや多めの薬液注入が推奨される。

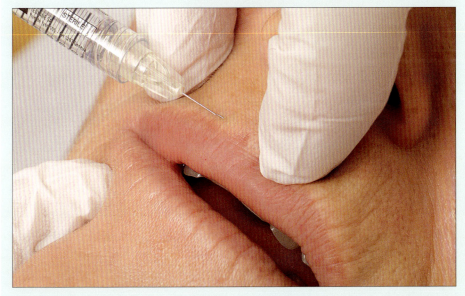

**テクニック12 − Fig10**

**バリエーション2（ストレッチングテクニック）**：皮膚の伸展に際し、患者にも口唇皮膚部を可能な限り伸展させるよう指示を行う。これにより、術者が正確にシワの位置確認を行うことが可能となる。その後、術者あるいは助手が皮膚を最大限伸展させる。助手が伸展を補助することで、術者の処置が容易となる。術者自身により皮膚を伸展させることも効果的である。組織に過剰な形態変化をきたさぬよう、最大限の皮膚の伸展を行う。注射針のカット面は上方に向けて刺入および薬液注入を行う。

*バリエーション2・ストレッチングテクニック*

口唇治療のための 45 のテクニック

### 治療方法（続き）

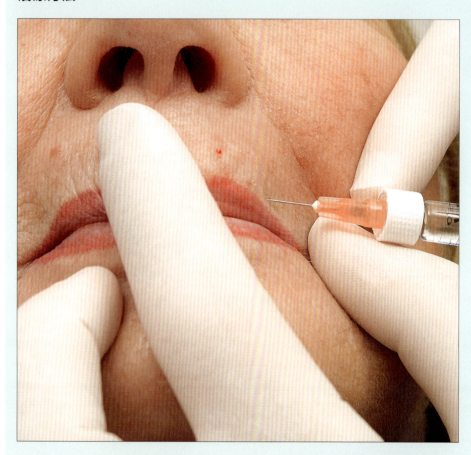

**テクニック 12 − Fig11**

**バリエーション 2（ストレッチングテクニック）**：HA を点状に皮下へと注入する。シワ全体に沿って連なるよう点状に薬液注入を行う（シワに線状テクニックを応用して注入することも可能である）。本処置により、線維芽細胞形成が促進される。組織再生を促すため、本処置を 2 〜 3 回繰り返して行う。

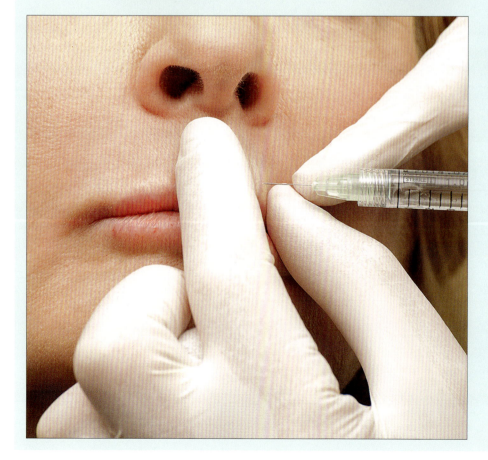

**テクニック 12 − Fig12**

**バリエーション 3（圧縮テクニック）**：組織に過剰な形態変化をきたさぬよう、最大限の皮膚の圧縮を行う。

バリエーション 3・圧縮テクニック

テクニック 12：口腔周囲ポイントテクニック、皮膚の伸展および圧迫による調整（鋭針の使用）

## 注意事項

- 皮膚表層付近への薬液注入過多により、皮膚下に青みがかったガラスのような色調が発現する。これをチンダル現象といい、皮下への薬液注入処置の合併症として発生する可能性が高い。本症例で推奨されているように、低架橋 HA を用いることで、チンダル現象発生リスクを低減することが可能である。
- さらに、皮膚表層における薬液の過多や、過度なシワの修正は、皮膚表面の凹凸形成などの審美的問題につながる可能性があるため注意する必要がある。
- 治療後 1 〜 5 日間は腫脹が継続する可能性が高く、患者への事前の十分なインフォームドコンセントが必要である。

### 予想される副作用

軽度の発赤、まれに炎症の発生および血腫形成、軽度から重度の腫脹、チンダル現象、皮膚の蒼白化。

### 望ましくない副作用

重度の炎症、縞状もしくは結節状の薬液貯留形成による過注入、左右非対称な薬液注入、上皮の壊死。

## 治療プロトコルの概要

- 病歴、患者情報の取得と評価
- インフォームドコンセント
- 「術前」写真資料の取得：処置前後の比較のため
- 処置予定部位の分析およびマーキング
- クリーニング
- 徹底した術野の消毒
- 必要に応じた局所麻酔（リドカインクリーム）、伝達麻酔
- 注入テクニック：線状テクニックおよびポイントテクニックを応用し、ストレッチングテクニックと圧縮テクニックにより微調整
- 層：口唇周囲皮下部
- 材料：XS/S ソフト 規格品
- 使用量：シワの深さや数に応じて調整；各シワに対して 0.03 〜 0.05 mL
- 注射針：27 〜 30 G 鋭針
- 術後マッサージは不要
- 必要に応じた冷却
- 術後処方：ヘパリンクリーム（血腫予防）、経口イブプロフェン（鎮痛）、アルニカ含有製剤（疼痛緩和、抗炎症）
- 「術後」写真資料の取得：処置前後の比較のため
- 施術後の注意事項説明
- 8 〜 14 日後のリコール

## 9.3.3　テクニック13
### 口腔周囲蒼白化（ブランチング）テクニック
### （鋭針の使用）

蒼白化（blanching）テクニックは、前述の口腔周囲ポイントテクニックとは異なり、皮膚表層に最小限の薬液注入を行うことにより意図的に皮膚の蒼白化を図る。

**患者選択**

- 口腔周囲の細かいシワや浅いシワを有する症例
- 皮脂腺の減少、遺伝的要因、加齢にともなう口唇の乾燥など、外的要因および内的要因の双方が重要な要素となる

**注入図および計画**（→ テクニック 13 – Fig1、2）

本処置により、皮膚表層にHAを注入することで、低侵襲にシワを改善することが可能となる。鋭針によるポイントテクニックにより、シワの頂点に沿って薬液注入を行う。各ポイントで皮膚の蒼白化を確認する（Sattler & Sommer、2015）。

本処置により組織を挙上すると同時に、複数部位への注射針刺入による組織損傷がコラーゲン新生を促進し、皮膚再生においてポジティブな影響をもたらす。シワのラインに対して垂直あるいは横切るように、皮膚表面から1～2 mmの深さに注射針を刺入する。

**テクニック：** ポイント蒼白化テクニック
**刺入方向：** シワのラインに沿わせる、あるいは横切るよう刺入
**層：** 口唇皮膚部真皮内
**材料：** XS/S ソフト 規格品
**使用量：** 各点につき 0.01～0.02 mL
**針：** 27～33 Gの鋭針
**麻酔：** リドカインクリーム

テクニック 13：口腔周囲蒼白化（ブランチング）テクニック（鋭針の使用）

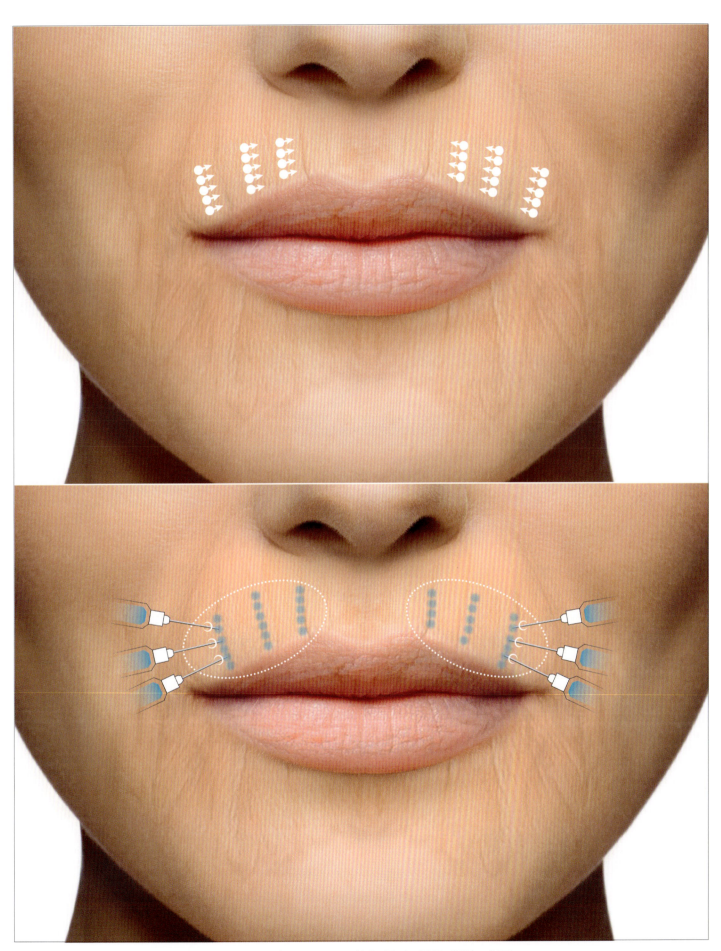

**テクニック 13 − Fig1、2** 口腔周囲蒼白化（blanching）テクニックの注入図および計画（鋭針の使用）。

## 口唇治療のための45のテクニック

**治療方法**（→ テクニック13 – Fig3、4）

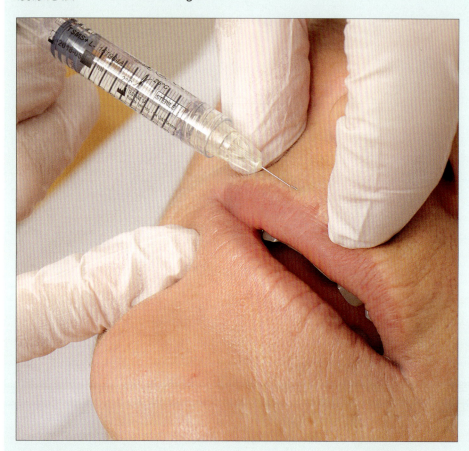

**テクニック13 – Fig3** 皮膚を伸展させ、シワの最深部皮膚浅層への注射針刺入を行う。注射針のカット面を上向きにし、皮膚に平行に注射針を刺入する。注射針を前方に1mm進め、点状に薬液注入を行う。シワ全体に本処置を施行する。

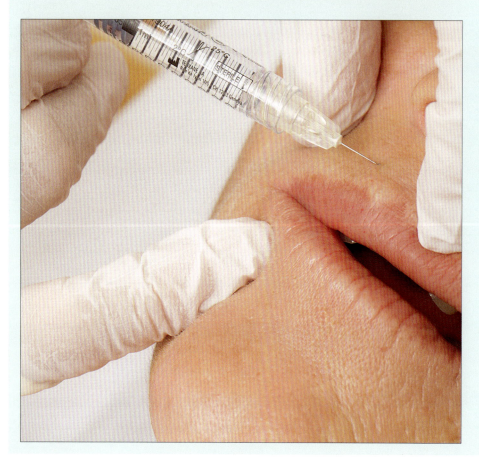

**テクニック13 – Fig4** シワに沿って2〜3mmの間隔で本処置を繰り返す。口唇皮膚部の4分割領域あたり約20〜30回の薬液注入を行う。線状テクニックを用い、シワのラインに沿って薬液注入することも効果的である。

## テクニック13：口腔周囲蒼白化（ブランチング）テクニック（鋭針の使用）

### 注意事項

- 抜針の際、薬液の溢出なく、このように少量の薬液注入を行うことは非常に困難である。いうまでもないが、処置には正確性が求められる。薬液注入量が多い際には、皮膚のマッサージにより組織内における薬液の均一化が可能である。
- シワの伸展の際には、ストレッチングテクニックが推奨される。別手技では、患者の口唇内側に示指を添え、母指で口唇外側を伸展させることで、シワの伸展が可能である。
- シワが顕著であり明瞭な線として確認できる症例では、線状テクニックが推奨される。皮膚の弾性が喪失し、不均一な緊張度を呈しているが明確なシワが確認できないような症例では、ポイントテクニックが推奨される。
- シワが顕著であり明瞭な線として確認できる症例では、1～2回のフォローアップが必要となる。

### 予想される副作用

軽度の発赤、まれに炎症の発生および血腫形成、軽度の腫脹。

### 望ましくない副作用

炎症、低架橋HAを用いたことによる膨隆形成や壊死により過注入が生じる可能性がある。

### 治療プロトコルの概要

- 病歴、患者情報の取得と評価
- インフォームドコンセント
- 「術前」写真資料の取得：処置前後の比較のため
- 処置予定部位の分析およびマーキング
- クリーニング
- 徹底した術野の消毒
- 必要に応じた局所麻酔（リドカインクリーム）、伝達麻酔
- 注入テクニック：ポイント蒼白化テクニック
- 層：口唇皮膚部真皮内
- 材料：XS/S ソフト 規格品
- 使用量：各ポイントにつき 0.01～0.02 mL
- 注射針：27～33 G 鋭針
- 術後マッサージは不要
- 必要に応じた冷却
- 術後処方：ヘパリンクリーム（血腫予防）、経口イブプロフェン（鎮痛）、アルニカ含有製剤（疼痛緩和、抗炎症）
- 「術後」写真資料の取得：処置前後の比較のため
- 施術後の注意事項説明
- 8～14日後のリコール

## 9.3.4　テクニック14
## Tom van Eijkによる「シダ様テクニック」（鋭針の使用）

本手技では、シワのスイートスポット（有効領域）への鋭針刺入による軽微な組織損傷の結果として、コラーゲン新生が引き起こされる（van Eijk 2007、van Eijk & Braun, 2007）。これは、一般的な皮膚の再生過程においてポジティブな影響があり、深化したシワにおいても長期的に良好な結果が得られる。

### 患者選択

- 外的要因および／または内的要因、加齢変化、特にホルモン欠乏、乾燥などの原因により生じた口元のシワ、表情によるシワ、口腔周囲のシワ、喫煙によるシワ

### 注入図および計画（→ テクニック14 – Fig1、2）

シワの最深部、つまり頂点に正確にアプローチできるよう、十分な照明下で処置を行う。注射針のカット面を上方に向け、シワの頂点部より皮内に刺入する。注射針をシワの側方2 mm以下の部位まで進め、皮内に薬液を注入する。まず、一方向（たとえば右方向）に対して薬液を注入する。本手技をシワに沿って3 mm間隔で繰り返す。次に、術者は反対側より同一のシワにアプローチし、前述の処置部位と交互となるよう、反対側への刺入および薬液注入を繰り返す（**右概略図参照**）。シワの頂点における2つの刺入点間に注射針を刺入し、反対側（たとえば左方向）に薬液注入を行う。左右の薬液注入経路により、シダ模様が形成される。

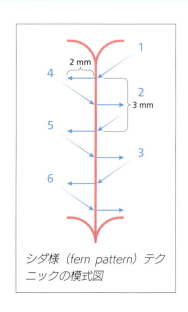

シダ様（fern pattern）テクニックの模式図

**テクニック**：短線状テクニック
**刺入方向**：シワの頂点から周辺に向かって
**層**：口唇皮膚部皮下
**材料**：Sソフト 規格品
**使用量**：各線につき0.02 mL
**針**：27〜30Gの鋭針
**麻酔**：必要に応じたリドカインクリーム、伝達麻酔

テクニック 14：Tom van Eijk による「シダ様テクニック」（鋭針の使用）

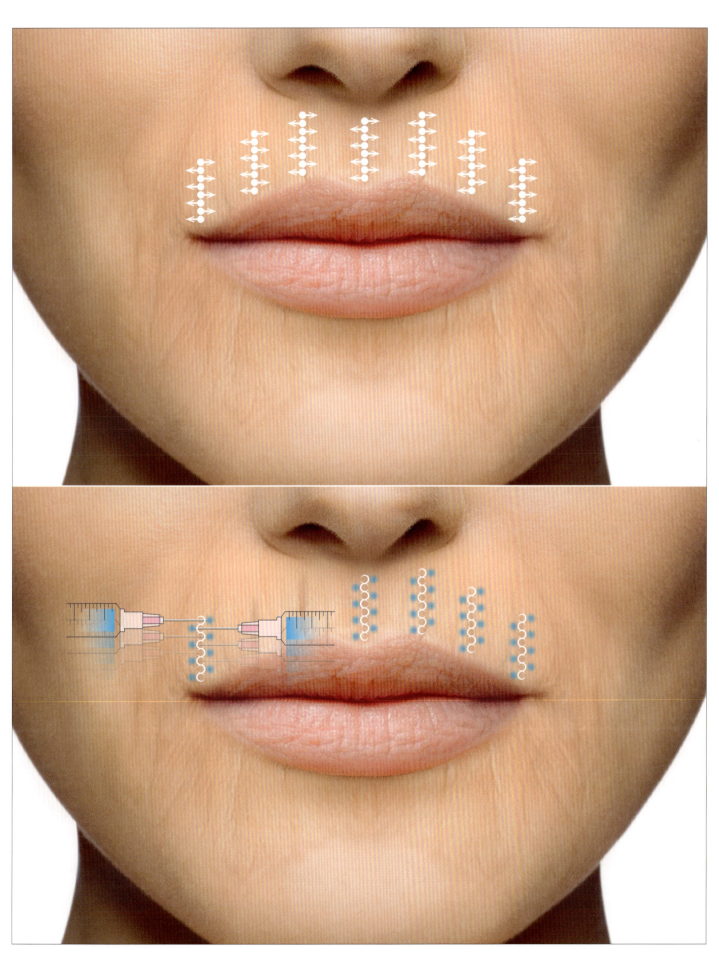

**テクニック 14 − Fig1、2** Tom van Eijk による「シダ様テクニック」の注入図および計画（鋭針の使用）。

## 口唇治療のための 45 のテクニック

**治療方法**（→ テクニック 14 – Fig3 〜 6）

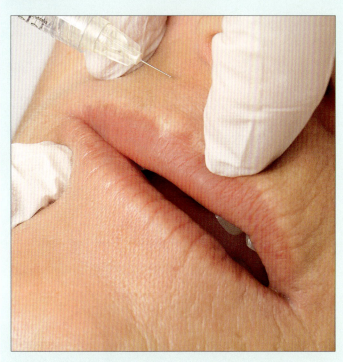

**テクニック 14 – Fig3** シダ様テクニックを用いて薬液注入を行う場合、十分な訓練および処置部位の観察が必要である。シワの頂点から両側に広がる注入ラインの頂点までの間隔は 3 mm 以下とする。

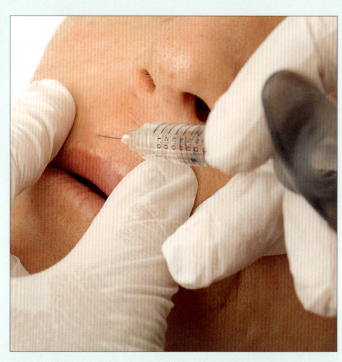

**テクニック 14 – Fig4** シワに沿って一方向への HA 注入を行ったのち、反対側からも同様に薬液注入を行う。反対側でのアプローチでは、3 mm 間隔で行われた前述の 2 つの刺入点間に刺入点を設定する。注射針の刺入点をずらし、3 mm 間隔で以前に開けた穿刺の間に配置する。術者が一定間隔で最小量の薬液注入を行うには、十分な研鑽および経験が必要である。

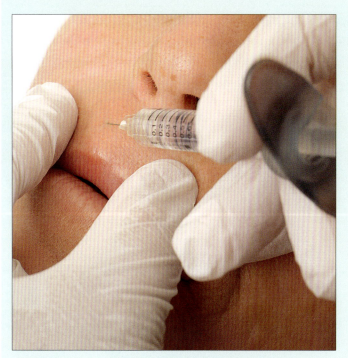

**テクニック 14 – Fig5** 母指と示指で上唇を伸展させる際には、シワの軽減が視認できる範囲で組織の伸展を制限する。

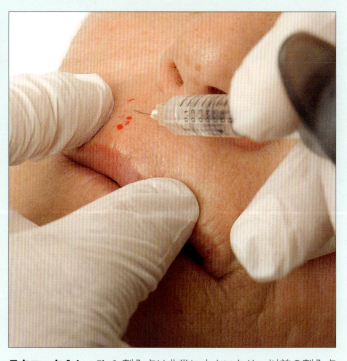

**テクニック 14 – Fig6** 刺入点は非常に小さいため、以前の刺入点の確認が困難となることも少なくない。刺入の際に生じた出血を除去せず、ランドマークとして利用することも効果的である。

## テクニック14：Tom van Eijkによる「シダ様テクニック」（鋭針の使用）

### 💡 注意事項

- 処置による組織の過剰な形態変化は、明らかな審美性の低下を引き起こす可能性があるため注意が必要である。薬液注入の際、術者が手指により処置部位を圧迫し、コントロールを行うことは、「ソーセージ様」の過注入を回避するうえで役立つ。
- 皮膚表層付近への薬液注入過多により、皮膚下に青みがかったガラスのような色調が発現する。これをチンダル現象といい、皮下への薬液注入処置の合併症として発生する可能性が高い。
- 皮膚の把持により、シワの顕在化が可能である。しかし、これにより、皮膚浅層への注射針刺入のコントロールが困難となるため注意が必要である。

### ⚠ 予想される副作用

軽度の発赤、まれに炎症の発生および血腫形成、軽度から重度の腫脹、皮膚の蒼白化。

### ⚠ 望ましくない副作用

過剰な薬液注入による縞模様や結節の形成、左右非対象な薬液注入、上皮の壊死が生じる可能性。

### 📝 治療プロトコルの概要

- 病歴、患者情報の取得と評価
- インフォームドコンセント
- 「術前」写真資料の取得：処置前後の比較のため
- 処置予定部位の分析およびマーキング
- クリーニング
- 徹底した術野の消毒
- 必要に応じた局所麻酔（リドカインクリーム）、伝達麻酔
- 注入テクニック：短線状テクニック（シワ1本につき1ラインの薬液注入）
- 層：口唇皮膚部真皮下
- 材料：Sソフト 規格品
- 使用量：シワの数に応じて、各線につき0.02 mL
- 注射針：27～30 G 鋭針
- 必要に応じた術後マッサージ
- 必要に応じた冷却
- 術後処方：ヘパリンクリーム（血腫予防）、経口イブプロフェン（鎮痛）、アルニカ含有製剤（疼痛緩和、抗炎症）
- 「術後」写真資料の取得：処置前後の比較のため
- 施術後の注意事項説明
- 8～14日後のリコール

## 9.4 口唇のボリューム

本項では、口唇の増量レベルに応じたさまざまな方法を紹介する。

### 9.4.1　テクニック 15
#### 最小限の 4 ポイントボリューム移動
#### （鋭針の使用）

これは、最小限の量の材料を用いることで口唇をわずかに回復させるシンプルなテクニックである。

**患者選択**

- 軽度の加齢にともなう萎縮がみられる口唇や、薄すぎる口唇で、処置をしたことを他人に悟られずに回復させたい患者
- 注射治療が初めてで見た目が変化しすぎるのが怖い患者

**注入図および計画**（→ テクニック 15 – Fig1、2）

4 ポイントテクニックは、最小限の量の材料で口唇全体を回復させる。このシンプルなテクニックは、非対称性のバランスを調整したり、カニューレで増大した後に追加の微妙なアクセントを入れたりするのにも適している。鋭針を使用して、4 つのポイント、つまり各口唇の 4 分割に 1 つのポイントに注射が行われる。

選択された点の中心に材料が注入される。しかしながら、これは要件によって異なる場合がある。上口唇では、キューピッドの弓のピークが方向を決めるために使用される。口唇の形状に応じて、材料はキューピッドの弓のピークから 0.5 ～ 0.7 cm 下の、ボリュームが不足している場所に注入される。

**テクニック**：ポイントテクニック
**挿入方向**：正面から赤唇に向かって挿入
**層**：筋肉内、赤唇内に 2 ～ 3 mm
**材料**：M ソフト 規格品
**使用量**：最大 1 点あたり 0.05 mL、合計 0.2 mL
**針**：27 G 鋭針
**麻酔**：リドカインクリーム

テクニック 15：最小限の 4 ポイントボリューム移動（鋭針の使用）

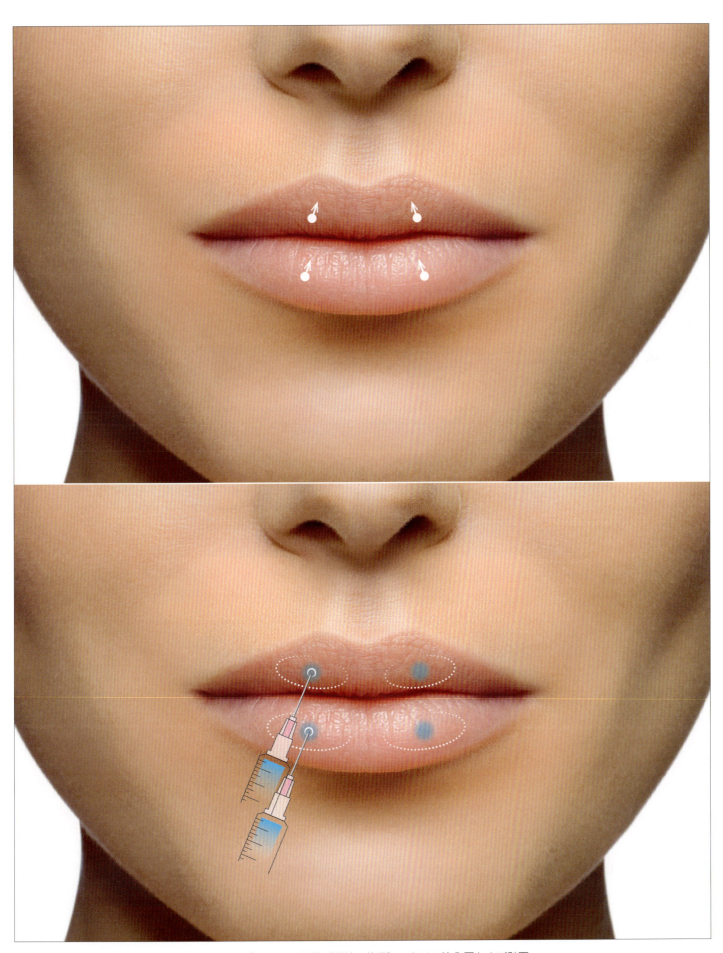

**テクニック 15 − Fig1、2** 最小限の 4 ポイントボリューム移動（鋭針の使用）のための注入図および計画。

### 治療方法（→ テクニック 15 – Fig3～6）

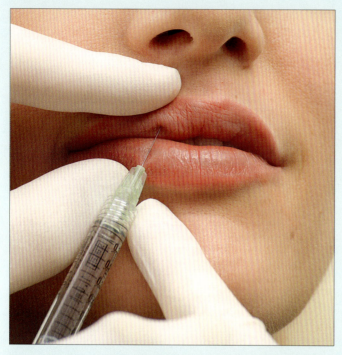

**テクニック 15 – Fig3** 口唇を軽くめくり上げ、中心を見つける。患者の痛みを軽減するため、針をゆっくりと 2～3 mm の深さまで刺入する。つねにごく少量の材料を注入するようにする。

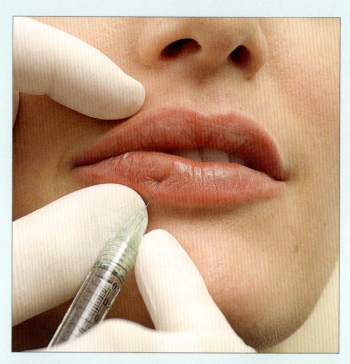

**テクニック 15 – Fig4** 下口唇をゆっくりと外側にめくる。上口唇よりも下口唇にわずかに多くの材料を注入する必要がある。

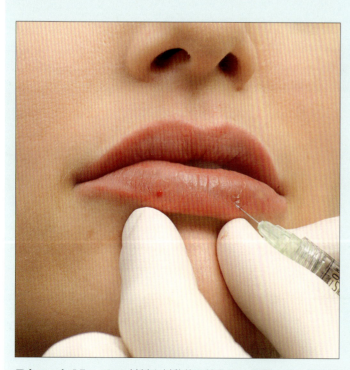

**テクニック 15 – Fig5** 材料を対称的に注入し、両側に同じ量を注入することが重要である。

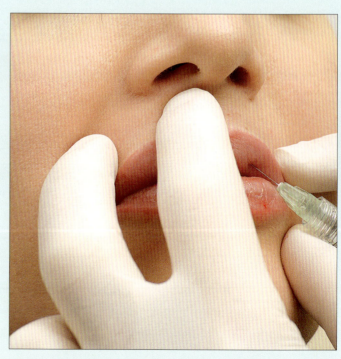

**テクニック 15 – Fig6** 針を刺入するときにドライ／ウェットラインに近づくほど、口唇はより前方にカーブする。しかしながら、これくらいの少ない量では大きな効果は望めない。

## テクニック15：最小限の4ポイントボリューム移動（鋭針の使用）

### 💡 注意事項

- 皮膚の色だけでなく、注射器や注入量を観察し続けることが重要である。
- このテクニックで少量の材料を注入した場合でも、最初の2〜4日で腫脹が生じる可能性があり、治療の真の結果がわかりにくくなる可能性がある。
- 触知可能で目に見える結節ができても、マッサージで容易に取り除くことができる架橋形成度の低いHAを使用することが望ましい。
- 治療直後に患者に口を広げて満面の笑みを作るように指示すると、注入の即時効果が確認できる。

### ⚠ 予想される副作用

わずかな発赤、まれに炎症、血腫、通常は腫脹。

### ⚠ 望ましくない副作用

口唇に結節を形成させてしまうほどの過注入、注入が表層すぎた場合の目に見える隆起、口腔内の粘膜境界に注入された場合に舌で触ることができる結節、壊死。

### 📝 治療プロトコルの概要

- 病歴、患者情報の取得と評価
- インフォームドコンセント
- 「術前」写真資料の取得：処置前後の比較のため
- 治療部位の分析およびマーキング
- クリーニング
- 徹底的な消毒
- 局所麻酔（リドカインクリーム）あるいは必要に応じて伝達麻酔
- 注入テクニック：ポイントテクニック、4分割ごとの1ポイント
- 層：筋肉内、赤唇内に2〜3mm
- 材料：Mソフト 規格品
- 使用量：ポイントあたり最大0.05mL、全量で0.2mL
- 針：27G鋭針
- 必要であればマッサージ
- 必要であれば冷却
- 血腫に対してヘパリンクリーム、術後イブプロフェン、アルニカ含有製剤
- 「術後」写真資料の取得：処置前後の比較のため
- 施術後の注意事項説明
- 8〜14日後のリコール

## 9.4.2 テクニック16
### わずかなボリューム移動
### （鋭針の使用）

このシンプルなテクニックにより、各口唇の中央部分に集中するわずかなボリューム移動が行われる。

**患者選択**

・加齢にともなう口唇の萎縮が気になる患者
・口唇中央部のボリューム不足がある場合
・希望に応じて、さらに穏やかな口唇増大術を行った後

**注入図および計画**（→ テクニック16 – Fig1、2）

このテクニックは非常にシンプルである。注射は、逆行性線状テクニックを用いて鋭針で行われる。材料は長さ約1〜1.5 cmのラインに沿って、上口唇の下1/3と下口唇の中央に注入される。注入される材料のラインの正確な長さは、口唇の幅と望ましい治療結果によって異なる。注入する領域の長さを事前にマークしておく。

**テクニック**：線状テクニック
**挿入方向**：筋肉に沿って
**層**：皮下
**材料**：S/M ソフト 規格品
**使用量**：最大1ラインあたり0.05〜0.15 mL、合計0.3 mL以下
**針**：27 G 鋭針、20 mm
**麻酔**：リドカインクリーム

テクニック 16：わずかなボリューム移動（鋭針の使用）

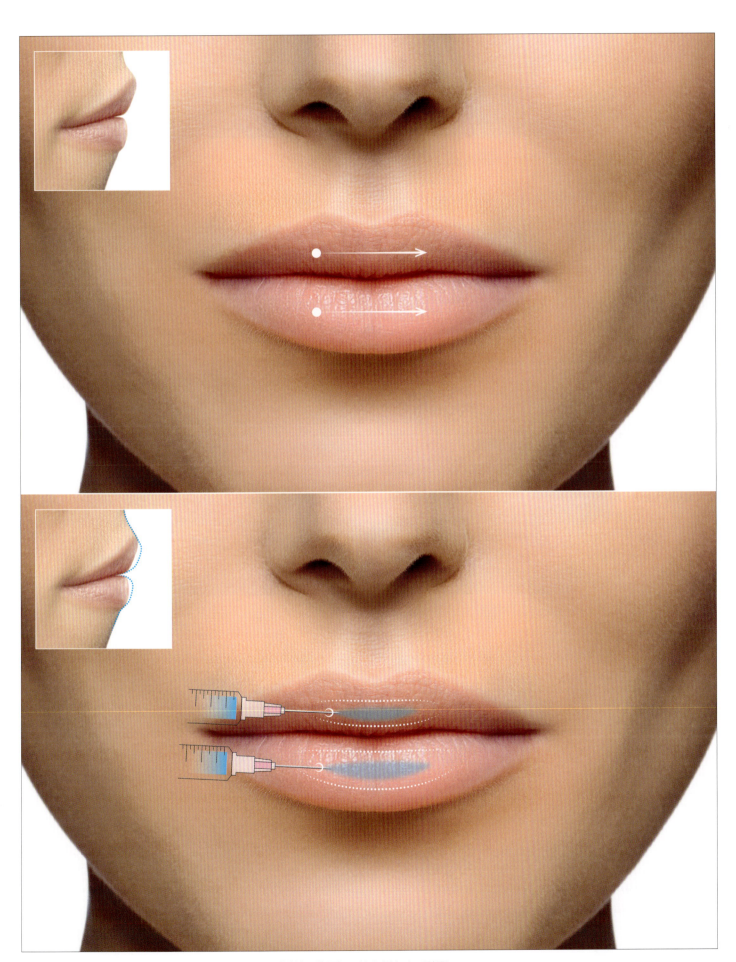

**テクニック 16 − Fig1、2** わずかなボリューム移動（鋭針の使用）の注入図および計画。

## 治療方法（→ テクニック16 – Fig3～5）

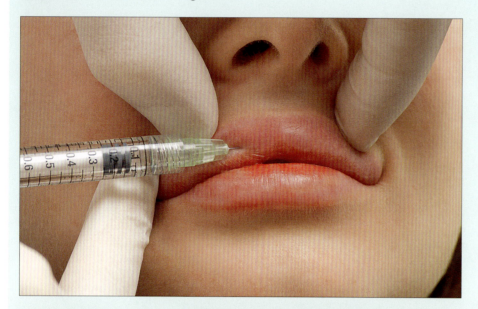

**テクニック16 – Fig3** 示指と母指の間の口唇を伸ばして、わずかなテンションをかける。対称性と均一な注入量を確保することが重要である。上唇：注入材がドライ／ウェットラインに近づくにつれて、口唇はより突出する（テクニック22、p.214以降を参照）。

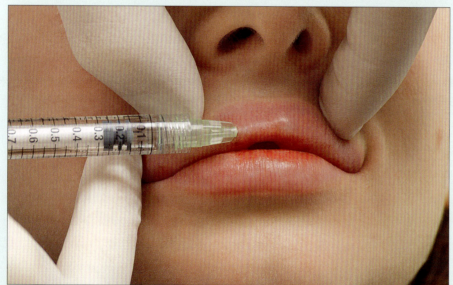

**テクニック16 – Fig4** 針を持ち上げると、皮膚内の針の位置がわかる。

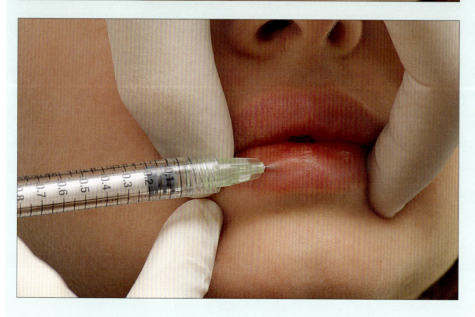

**テクニック16 – Fig5** 材料を注入する際は、注入するラインの端（刺入点）に向かって、わずかに先細になっていることを確認する。一般に、針が引き抜かれた時点で、いかなる材料も注入すべきではない。

## 注意事項

- 美の方程式で規定されている比率によれば、下唇はつねに上唇よりも少しボリュームをもたせるべきである。これが自然に当てはまらない場合は、より多くの量を注入することでバランスをとることができる。
- 注射直後の結果は、治療直後に患者に口を広げて満面の笑みを作ってもらうことで評価できる。このようにして、術者は注射が均一に行われたかどうかを確認することもできる。

### 予想される副作用

わずかな発赤、まれに炎症、まれに血腫、軽度から重度の腫脹。

### 望ましくない副作用

口唇の形態を変えてしまう、あるいは結節形成を生じるほどの過注入、材料の不均一な投与による非対称性、壊死。

## 治療プロトコルの概要

- 病歴、患者情報の取得と評価
- インフォームドコンセント
- 「術前」写真資料の取得:処置前後の比較のため
- 治療部位の分析およびマーキング
- クリーニング
- 徹底的な消毒
- 局所麻酔(リドカインクリーム)あるいは必要に応じて伝達麻酔
- 注入テクニック:線状テクニック、上唇と下唇ごとに1ライン
- 層:赤唇内の皮下
- 材料:S/M ソフト 規格品
- 使用量:全量で最大 0.3 mL
- 針:27 G 鋭針
- マッサージは不要
- 必要に応じて冷却
- 血腫に対してヘパリンクリーム、術後イブプロフェン、アルニカ含有製剤
- 「術後」写真資料の取得:処置前後の比較のため
- 施術後の注意事項説明
- 8〜14日後のリコール

## 9.4.3 テクニック 17
### わずかな口唇増大術
### （鋭針の使用）

このテクニックはフィラーがつくられて以来ずっと使用されており、口唇の軽度の増大に適している。材料を正確に投与できるので使いやすい。材料を均一に供給することが、調和のとれた口唇の形状を生み出す重要な要素である。

**患者選択**

- 薄い口唇、小さな口、口唇のシワが気になる患者に
- 口唇のボリュームをもっと出したい場合

**注入図および計画**（→ テクニック 17 – Fig1、2）

口唇の1/4ずつの各部に、1本の線状に満たしていく。HA の粘度と注入される長さによって口唇の形状が決まる。この処理にはかなり自由度があるため、材料をどのように供給するかについて正確な計画が必要である。選択したマークされた領域に材料が注入される。口唇はすぐに膨らむため、材料の投与量をモニタリングするのに、シリンジプランジャーを頻繁に目視チェックすることが重要である。このテクニックには、さまざまなバリエーションが想定される。非対称な領域を修正するのにも適している。これには、どのくらいの量の材料を供給するかについて綿密な治療前計画が必要である。正確な分析に基づいて平坦な部分を修正することで、側面から見た口唇の湾曲を完璧に仕上げることができる。

**テクニック**：線状テクニック
**挿入方向**：筋肉に沿って
**層**：口輪筋上の赤唇の皮下
**材料**：S/M ソフト 規格品
**使用量**：注射される1ラインあたりにつき最大 0.05 mL、全量で最大 0.4 mL
**針**：27 G 鋭針、20 mm
**麻酔**：リドカインクリーム、必要であれば伝達麻酔

テクニック17：わずかな口唇増大術（鋭針の使用）

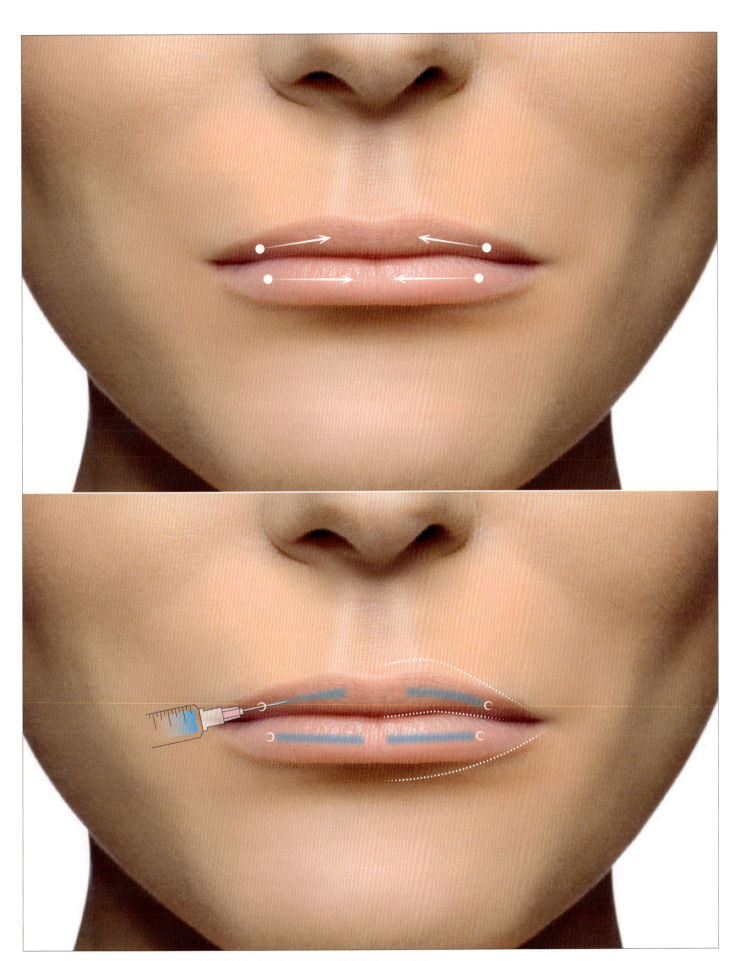

**テクニック17 − Fig1、2** わずかな口唇増大術（鋭針の使用）の注入図および計画。

口唇治療のための 45 のテクニック

**治療方法**（→ テクニック 17 – Fig3 ～ 6）

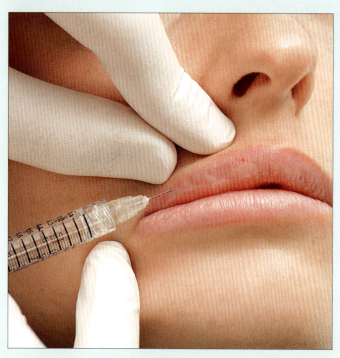

**テクニック 17 － Fig3** 口唇を母指と示指の間に挟み、ゆっくりと上にめくる。赤唇の皮下に 1 ～ 2 mm の深さまで注入する。注射筒を引き抜きながら材料を逆行性に注入投与する。注入量の確認は必須である。

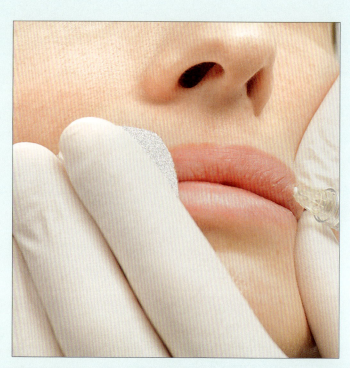

**テクニック 17 － Fig4** 組織はすぐに膨隆するので、最初に上口唇全体に注入し、次に下口唇全体に注入する。

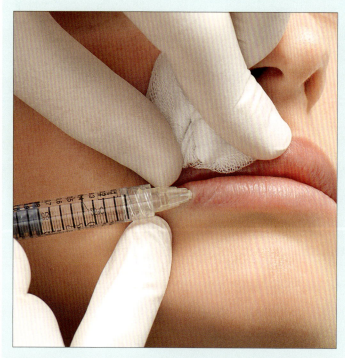

**テクニック 17 － Fig5** 側面から内側に向かって赤唇の奥まで針を進める。これにより、形状がより軟らかくなり、注入がより表面的な場合よりも、上にある組織によってよりよくカバーされる。

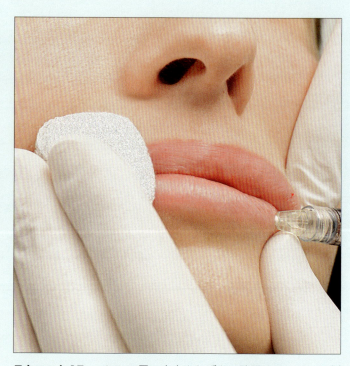

**テクニック 17 － Fig6** 口唇の中央をわずかに強調するには、両側の口唇の尾根に針を刺入する（Fig1.44、p. 29 を参照）。

## テクニック 17：わずかな口唇増大術（鋭針の使用）

### 注意事項

- あまりに浅い層に注入すると、口唇に凹凸ができる。
- 血管の損傷により口唇内に血腫が生じ、その結果、不規則性が生じることがある。このようなことが起こった場合、術者は膨れていない側にさらに材料を注入する誘惑に駆られてはならない。「チーズ」テスト（p. 41 を参照）は、過剰な HA または血腫によって腫れが引き起こされていないかどうかを確認するよい方法である。
- この技術は患者にとって苦痛である。特に患者が敏感な場合は、口唇を十分に麻酔する必要がある。
- 注入の即時の結果は、治療直後に患者に口を広げて満面の笑みを作ってもらうことで評価できる。これは、注入が均一に行われたかどうかを確認するためにも使用できる。

### 予想される副作用

わずかな発赤、まれに炎症、血腫、軽度から重度の腫脹。

### 望ましくない副作用

口唇の形態あるいは結節形成の結果として生じる変化をともなう過注入、材料の不均一な投与による非対称性、壊死。

### 治療プロトコルの概要

- 病歴、患者情報の取得と評価
- インフォームドコンセント
- 「術前」写真資料の取得：処置前後の比較のため
- 治療部位の分析およびマーキング
- クリーニング
- 徹底的な消毒
- 局所麻酔（リドカインクリーム）あるいは必要に応じて伝達麻酔
- 注入テクニック：線状テクニック、上唇と下唇に 2 本ずつのライン
- 層：口輪筋を越えた赤唇内の皮下
- 材料：S/M ソフト 規格品
- 使用量：全量で最大 0.4 mL
- 針：27 G 鋭針
- マッサージは不要
- 必要であれば冷却
- 血腫に対してヘパリンクリーム、術後イブプロフェン、アルニカ含有製剤
- 「術後」写真資料の取得：処置前後の比較のため
- 施術後の注意事項説明
- 8 〜 14 日後のリコール

## 9.4.4 テクニック18
### 典型的な増大術
### (鋭針の使用)

　このテクニックは基本的かつ古典的なテクニックで、赤唇の成分を増やすことによって、口唇に均一な、または中程度または強力なボリュームを生み出すことを目的としている。治療結果は、使用するフィラーの量と粘度、および注入された材料の各ファン（扇）のラインの数と長さに依存する。生まれつき口唇が薄い患者や高齢の患者では、この技術により「アヒルぐち効果」が生じる可能性がある。

**患者選択**

・口唇全体のボリュームを増やしたい場合。これは、極端な口唇のボリュームの増大に至る可能性がある
・非対称性があり、患者が口唇の整形治療を希望している場合
・加齢による口唇のボリューム不足を補いたい場合

**注入図および計画**（→ テクニック18 – Fig1～4）

　材料は細いラインで投与され、穏やかで中程度の増大をもたらすことができるが、より多い量を数本のラインで投与すると、口唇全体が強くふっくらする結果になる可能性もある。材料のラインは、側方から始めて扇形テクニックを使用して注入される。最初の注入は、この側方の刺入点から内側方向に行われ、その後、4分割ごとに2、3ラインの材料の入り口として機能する。
　非対称性が治療の方針でない限り、材料は両側に均等に供給される必要がある。治療する口唇の領域にマークを付ける。口唇の湾曲率は手術において重要な役割を果たすため、口唇は横から観察しなければならない。口唇が自然な湾曲率を示している場合、材料は上1/3に広く分布する必要がある。もし口唇が湾曲せずに後退する場合は、凸状の形状を回復するために、より厚い材料をひとすじ平らな領域の中心に配置しなければならない。
　針の鋭さを保ち、痛みを軽減するために、1/4の注入ごとに針を交換する必要がある。痛みを軽減するための適切な麻酔も推奨される（第5章、p.78以降を参照）。

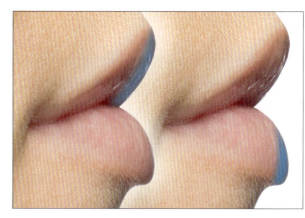

*増大させる必要がある上口唇と下口唇の領域（青で表示）。*

**テクニック：**扇形テクニック
**挿入方向：**筋肉に沿って
**層：**口輪筋上の赤唇の皮下
**材料：**ML ソフト 規格品、希望の増大範囲に応じて
**使用量：**1ラインあたり最大0.08～0.1 mL、全量で1.0 mL
**針：**27 G 鋭針、20 mm
**麻酔：**リドカインクリーム、必要であれば伝達麻酔

テクニック18：典型的な増大術（鋭針の使用）

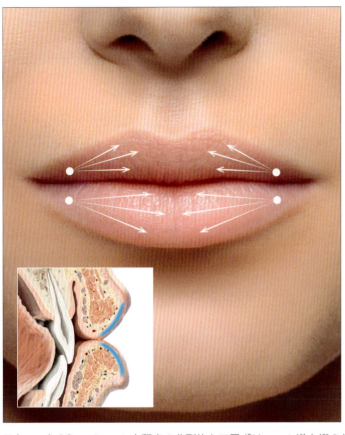
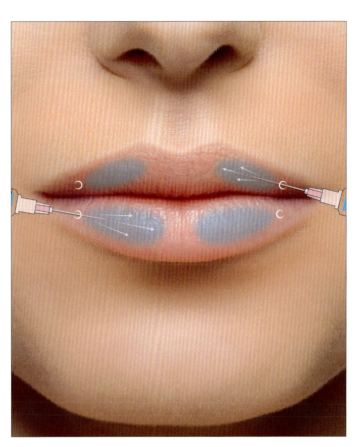

**テクニック 18 − Fig1、2** 中程度の典型的な口唇ボリューム増大術のための注入図および計画（鋭針の使用）。

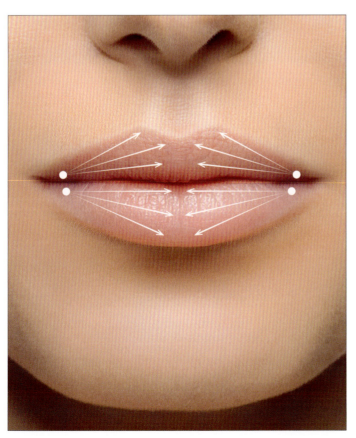
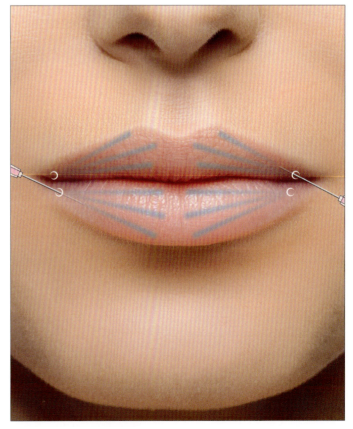

**テクニック 18 − Fig3、4** 強力で典型的な口唇ボリューム増大術のための注入図および計画（鋭針の使用）。

### 治療方法（→ テクニック18 – Fig5〜7）

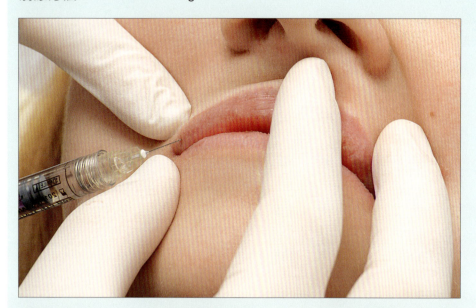

**テクニック18 – Fig5** 口唇の上を示指で軽く押すと、口唇がわずかにめくれ、中心線が見つけやすくなる。

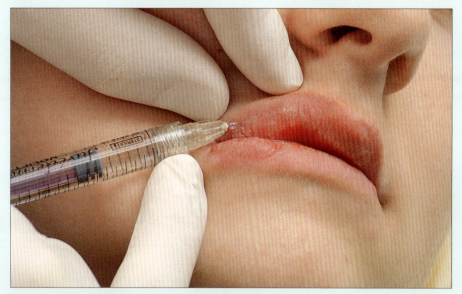

**テクニック18 – Fig6** 針を刺入しながら口唇を伸ばす。針を進め、ゆっくりと持ち上げて、正しい層にあるかどうかを確認する。逆行性注入により、材料をゆっくりと均一に供給する。

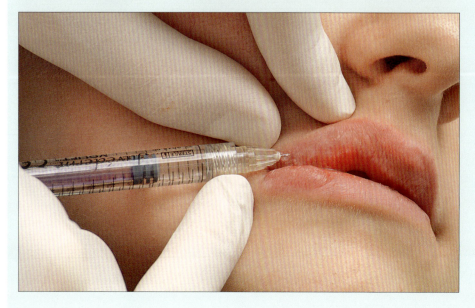

**テクニック18 – Fig7** 鋭針を使用して口唇に材料を2〜3本、ライン状に注入する（扇形テクニック）。このとき、材料が両面に均一に供給されるように細心の注意を払う。口唇はすぐに腫脹し、実際よりも多くの量が供給されているように見えるため、シリンジの量マークを頻繁にチェックすることが推奨される。

# テクニック 18：典型的な増大術（鋭針の使用）

## 💡 注意事項

- 投与される材料と量は、患者のニーズに合わせて調整する必要がある。注入物が多すぎると、すぐに不自然な外観となる可能性があり、これは特に口唇と鼻の間の隙間が狭い患者では注意が必要である。
- 「アヒルぐち効果」を防ぐために、口唇の皮膚部分の基礎を修復して自然な表面積を増やすなど、さまざまなテクニックを組み合わせることが推奨されている（Sattler & Sommer、2015）。
- 鋭針による複数回の注入による口唇への侵襲は大きく、重度の腫脹を引き起こす。このため、強度のマッサージによって組織にさらに負担をかけてはならない。

### ⚠ 予想される副作用

わずかな発赤、まれに炎症、まれに血腫、軽度から重度の腫脹、疼痛（治療後 2 〜 4 日間）。

### ⚠ 望ましくない副作用

過注入、非対称、口唇の形態の変化、結節の形成、注入が表層すぎる場合の蒼白化、壊死。

## 📝 治療プロトコルの概要

- 病歴、患者情報の取得と評価
- インフォームドコンセント
- 「術前」写真資料の取得：処置前後の比較のため
- 治療部位の分析およびマーキング
- クリーニング
- 徹底的な消毒
- 局所麻酔（リドカインクリーム）あるいは必要に応じて伝達麻酔
- 注入テクニック：扇形テクニック、上唇と下唇の片側にそれぞれ 2 〜 3 本のライン
- 層：口輪筋を越えた赤唇内の皮下
- 材料：ML ソフト 規格品
- 使用量：1 ラインごとに最大 0.08 〜 0.1 mL、全量で 1.0 mL
- 針：27 G 鋭針、20 mm
- マッサージは不要
- 必要であれば冷却
- 血腫に対してヘパリンクリーム、術後イブプロフェン、アルニカ含有製剤
- 「術後」写真資料の取得：処置前後の比較のため
- 施術後の注意事項説明
- 8 〜 14 日後のリコール

## 9.4.5 テクニック 19
### 中程度の増大術
### （鈍カニューレの使用）

　ここでは、カニューレを使用した深く水平移動させるテクニックについて説明する。治療の目標は、口唇のボリュームを均一かつ軟らかく増量することである。特に怪我がなく、疼痛の少ない処置のためには、鈍カニューレの使用が推奨される。この処置には、どの領域にどれだけの材料を投与するかを定義する正確な計画が必要である。口唇の右半分と左半分におけるわずかな違いでも、非対称につながってしまう。

**患者選択**

- ボリューム不足の場合
- 口唇のボリュームアップを希望の場合

### 注入図および計画 （→ テクニック 19 – Fig1、2）

　刺入点が両側に 1 つしかないため、鋭針を使用する場合よりも血管を損傷する可能性が低くなる。最初の穿孔は、カニューレの挿入点を作るために口角に隣接して鋭い Nokor 針で刺入される。次いで、鈍カニューレを、あらかじめ刺しておいた開口部内に挿入させるが、この穴を見つけるのが難しい場合がある。したがって、カニューレ自体のゲージよりも大きなゲージの Nokor 針を使用することを推奨する。カニューレの挿入方向は、口角下制筋の上の頬骨筋の刺入点に沿った方向である。

　カニューレが正しい層になく、抵抗を感じる場合は、無理に挿入を進めてはならない。このようなことが起こった場合、術者はカニューレを引き抜き、別の層を探す必要がある。針はスムーズに滑らせる。材料は流動性を保ちながら両側の口唇の中央まで注入する。材料のためのスペースを作るために、口唇の皮膚の層を丁寧にほぐす（**Fig8.30**、p.121 を参照）。材料は口輪筋上の赤唇に投与される。口唇の結節が非常に目立つ場合は、材料を投与するときにそれらを避ける必要がある。このとき術者の裁量と患者の希望が優先される。

**テクニック**：線状テクニック
**挿入方向**：口唇の経路に沿って、口角から内側に向かって口唇の中心まで
**層**：口輪筋上の赤唇の皮下
**材料**：S/M ソフト 規格品
**使用量**：全量で約 0.5 〜 1.0 mL
**針**：27 G 鈍カニューレ、38 mm、25 G 以上の Nokor 針
**麻酔**：リドカインクリーム

テクニック 19：中程度の増大術（鈍カニューレの使用）

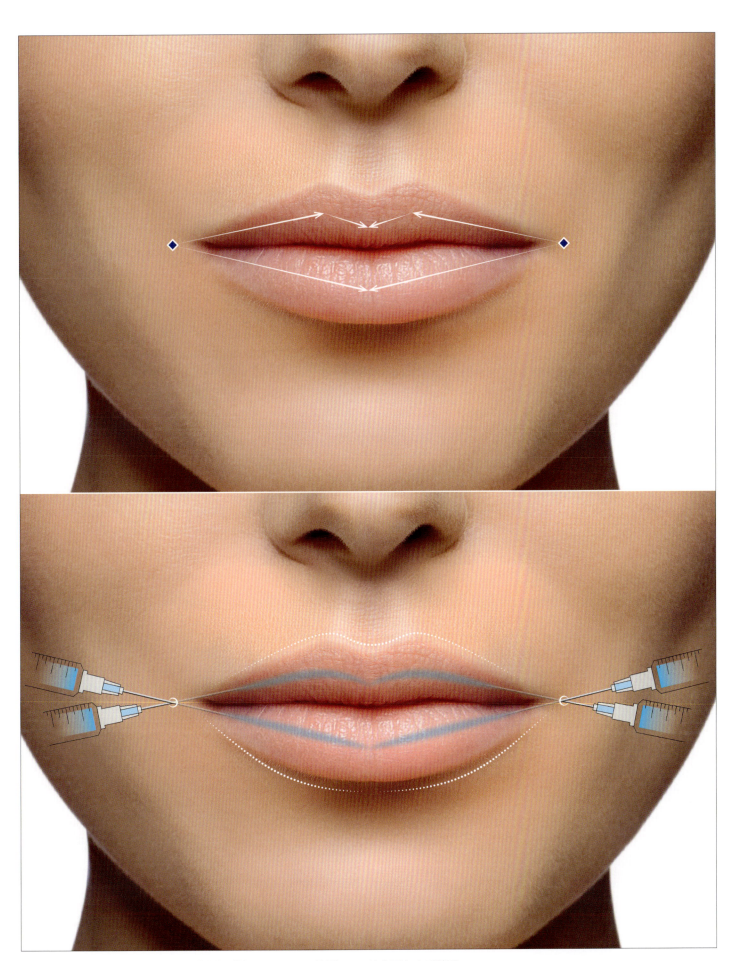

**テクニック 19 − Fig1、2** 中程度の増大術（鈍カニューレの使用）への注入図および計画。

口唇治療のための 45 のテクニック

### 治療方法（→ テクニック 19 – Fig3 ～ 7）

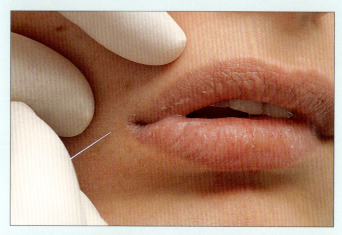

**テクニック 19 – Fig3** カニューレを使用する前に、まず事前に刺す針（Nokor 針）で皮膚に穴を開ける。

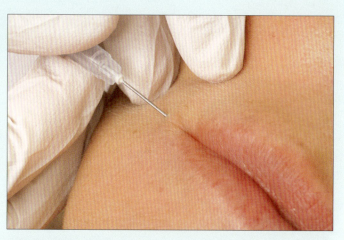

**テクニック 19 – Fig4** 刺入点は、両側で治療される上唇と下唇のすべての部分にカニューレが届くように選択する必要がある。刺入点で針のカット面を皮膚に向かって 1 ～ 2 mm の深さまで挿入する。

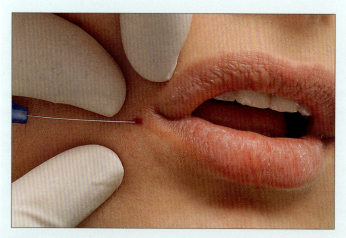

**テクニック 19 – Fig5** あらかじめ刺しておいた穴にカニューレを挿入し、組織内の力を入れなくてもゆっくりと通る皮下の経路を探す。つねに視覚的および感覚的チェックをしつつこれを行う必要がある。下口唇では、カニューレが笑筋の腱を通過しなければならない。ここで入りにくい場合は、挿入角度や皮膚層の深さを再度変更する。

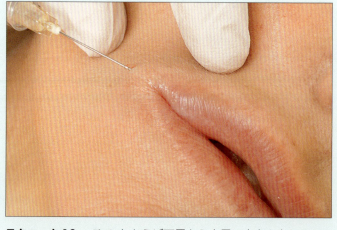

**テクニック 19 – Fig6** たとえば下唇から上唇に方向を変えるときなど、穴がふさがって再穿刺が必要にならないようにするため、カニューレの先端は約 1 mm の深さであらかじめ刺しておいた穴に残しておかなければならない。カニューレを下唇に進めることが難しい場合は、Nokor 針による穿孔を繰り返す必要がある。Nokor 針の挿入方向は下唇に向かって行うべきである。

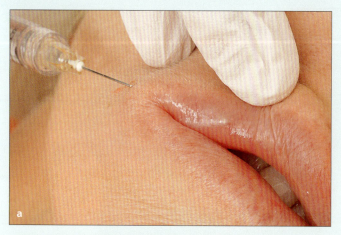

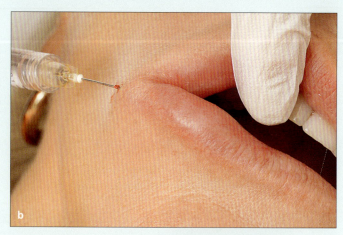

**テクニック 19 – Fig7 a+b** カニューレを持ち上げることで、材料の正確な投与を確実にするための先端の位置が明らかになる（**a**）。上唇では、口角から 1 cm の位置で注入を停止する必要がある。下唇では（**b**）、顕著な膨らみが、投与された材料の位置する場所を示している。

## 注意事項

- 治療結果は、フィラーが口唇の4分割にどれだけ対称的に注入されたかによって大きく左右される。ここで重要な要素は、材料の量とその投与である。
- 過注入すると不自然な結果が生じる可能性があるため、材料は控えめに注入するべきである。
- 治療後に軽くマッサージすることで、この材料は容易に分散される可能性がある。

### ⚠ 予想される副作用

まれな炎症、Nokor針の刺入点における非常にまれな血腫、軽度な腫脹。

### ⚠ 望ましくない副作用

炎症、口唇の形態の結果として生じる変化をともなう過注入、結節形成、材料の不均一な投与による非対称性、まれな壊死。

## 治療プロトコルの概要

- 病歴、患者情報の取得と評価
- インフォームドコンセント
- 「術前」写真資料の取得：処置前後の比較のため
- 治療部位の分析およびマーキング
- クリーニング
- 徹底的な消毒
- 必要であれば局所麻酔（リドカインクリーム）
- 注入テクニック：線状テクニック、4分割ごとに2本のライン
- 層：口輪筋を越えた赤唇内の皮下
- 材料：S/Mソフト 規格品
- 使用量：全量で約0.5～1.0 mL
- 針：27G鈍カニューレ、38 mm、25G以上のNokor針
- マッサージも適応可
- 必要であれば冷却
- 血腫に対してヘパリンクリーム、術後イブプロフェン、アルニカ含有製剤
- 「術後」写真資料の取得：処置前後の比較のため
- 施術後の注意事項説明
- 8～14日後のリコール

## 9.4.6 テクニック20
### 典型的な増大術から強力なテクニックへ（鈍カニューレの使用）

これには、口唇を調和させて増大するために、カニューレを使用した深く水平方向に移動させるテクニックが含まれる。このカニューレテクニックは外傷が少なく、さまざまな寸法で均一に口唇を構築するのに非常に適している。

**患者選択**

- 患者がボリュームアップを希望の場合。これは、極端なリップボリュームの増大にまで及ぶ可能性がある
- 非対称性があり、患者が口唇の形態を整えて欠損バランスを整えたいと希望する場合

### 注入図および計画（→ テクニック20 – Fig1、2）

刺入点が両側に1つしかないため、鋭針を使用する場合よりも血管を損傷する可能性は低くなる。したがって、このテクニックは鋭針を使用した増大術よりも副作用が少ないが、術者のスキルと練習が必要とされる。最初の穿孔は、Nokor針（鋭針）で口角の外側約5 mmに開け、カニューレの刺入点を設置する。次いで、鈍カニューレを、あらかじめ刺しておいた開口部内に前進させるが、この穴を見つけるのが難しい場合がある。したがって、カニューレ自体のゲージよりも大きなゲージのNokor針を使用することが推奨される。カニューレの挿入方向は、口角下制筋の上の頬骨筋の刺入点に沿った方向である。カニューレが正しい層になく、抵抗を感じる場合は、無理に進めてはならない。このようなことが起こった場合、術者はカニューレを引き抜き、別の層を探す必要がある。針はスムーズに滑るように進められなければならない。材料は流動性を保ちながら注入される。収縮や不規則な形態が生じた場合は、カニューレを慎重に前後に動かして（組織層をほぐしながら）、皮膚を付着部から緩める必要がある。材料は口輪筋上の赤唇に投与される。凹凸のある部分はマッサージして正しい形にする必要がある。

**テクニック**：扇形テクニック
**挿入方向**：口唇の経路に沿って、口角から内側に向かって口唇の中心まで
**層**：口輪筋上の赤唇の皮下
**材料**：MLソフト 規格品
**使用量**：4分割につき最大0.3 mL、全量で1～1.2 mL
**針**：27 Gカニューレ、40 mm、25 G以上のNokor針
**麻酔**：リドカインクリーム

テクニック 20：典型的な増大術から強力なテクニックへ（鈍カニューレの使用）

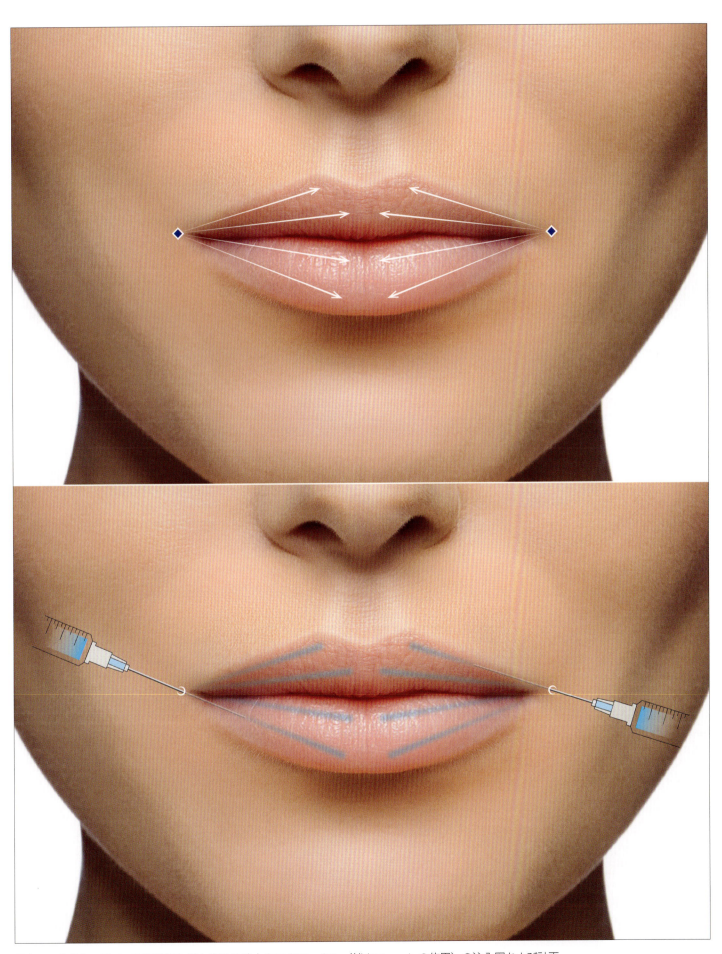

**テクニック 20 − Fig1、2** 典型的な増大術から強力なテクニックへ（鈍カニューレの使用）の注入図および計画。

## 治療方法（→ テクニック20 – Fig3〜7）

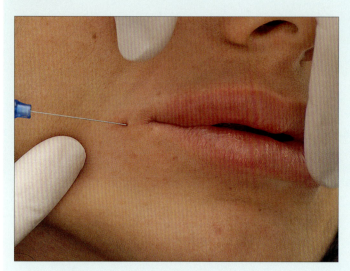

**テクニック20 – Fig3** 刺入点から最大限の範囲を供給するために、口角近くにNokor針で皮膚を事前に刺す。

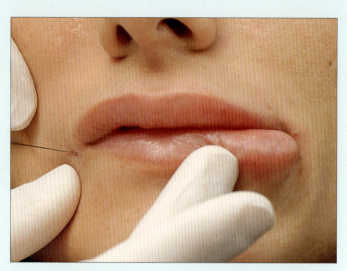

**テクニック20 – Fig4** 反対側の手で口唇を伸ばし、あらかじめ刺しておいた開口部からカニューレを口唇の中に慎重に進める。カニューレは口唇の皮膚に沿って移動させる必要がある。

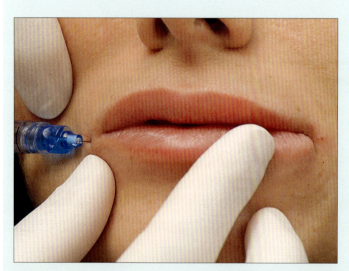

**テクニック20 – Fig5** 注入中に口唇を伸ばすと、カニューレの制御と誘導が容易になる。

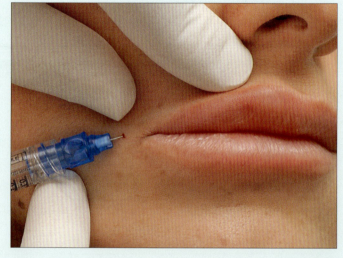

**テクニック20 – Fig6** カニューレの先端を人中より先に進めるべきではない。浸潤中の任意の点でカニューレの端がどこにあるかを確認するには、カニューレを静かに持ち上げて口唇に押し付ける。希望のボリュームが得られるまでこの手順を繰り返す。

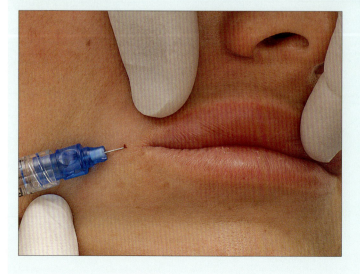

**テクニック20 – Fig7** 4分割のすべてでこのように進める。口唇が急速に膨隆して、より多くの量が注入されたように見えるため、それぞれの4分割に注入された材料の量を正確に記録する必要がある。針の刺入点が開いたままになるため、出口点の直前の最後の5 mmにはそれ以上の材料を投与しないようにする。

## テクニック 20：典型的な増大術から強力なテクニックへ（鈍カニューレの使用）

### 💡 注意事項

- カニューレを進めながら、術者は順行性注射によって少量の注入を行い、製品に含まれるリドカインの麻痺効果が現れるまで数分間待つことができる。これにより患者が痛みをより少なく感じるようになるため、術者がよりリラックスして施術できることを意味する。
- 治療後に軽くマッサージすることで、材料は容易に分散される。

### ⚠ 予想される副作用

わずかな発赤、まれに炎症、まれに血腫、軽度から重度の腫脹、2〜3日間の口唇の疼痛。

### ⚠ 望ましくない副作用

炎症、口唇の形態の結果として生じる変化をともなう過注入、結節形成、材料の不均一な投与による非対称性、壊死。

### 📝 治療プロトコルの概要

- 病歴、患者情報の取得と評価
- インフォームドコンセント
- 「術前」写真資料の取得：処置前後の比較のため
- 治療部位の分析とマーキング
- クリーニング
- 徹底的な消毒
- 必要であれば局所麻酔（リドカインクリーム）
- 注入テクニック：扇形テクニック、4分割ごとに2〜3本のライン
- 層：口輪筋を越えた赤唇内の皮下
- 材料：MLソフト 規格品
- 使用量：4分割ごとで最大0.3 mL、全量で1〜1.2 mL
- 針：27 G カニューレ、40 mm、25 G 以上の Nokor 針
- マッサージも適応可
- 必要であれば冷却
- 血腫に対してヘパリンクリーム、術後イブプロフェン、アルニカ含有製剤
- 「術後」写真資料の取得：処置前後の比較のため
- 施術後の注意事項説明
- 8〜14日後のリコール

## 9.4.7 テクニック 21
### 極端な増大術 − 急速注入と扇形テクニック（鋭針の使用）

このテクニックでは、口唇は多量の注入によって構築される。鋭針を使用すると、血腫や腫脹が発生する可能性が高くなる。

**患者選択**

・極端に口唇ボリュームを大きく増量したい場合

### 注入図および計画 （→ テクニック 21 – Fig1、2）

良好な治療結果を得るには、治療対象ゾーンの正確な分析とマーキングが必須である。この急速注入と扇形テクニックの組み合わせにより、口唇の中央部分を顕著に持ち上げることができる。ボリュームの増加は、供給される材料の量によって異なる。特に薄い口唇を治療する場合は、4 回の急速注入から始めることを推奨する。口唇の中央に投与される 4 回の急速注入によって形状が決定づけられる。これらの急速注入が大きくなればなるほど、口唇はより「蜂に刺された」ような状態になる。

このテクニックでは、包括的な分析を行った後（第 1 章 6、p. 27 以降を参照）、「アヒルぐち効果」や口角のラインを生じさせずに極端な口唇のボリュームアップ治療を実行することは多くの場合不可能であるため、根底にある解剖学的状態を尊重することが重要である。さらに、口唇の組織構造の境界にはそれ以上のボリュームが認められないため、材料が他の領域に移動して、望ましくない変形が生じる可能性がある。このテクニックを用いて適度に進めること、そして治療目標は少しずつ段階的に達成する必要があるという点で、患者の同意を得ることを推奨する。口唇の外側部分は、最初の急速注入投与後に調整できる。

**テクニック：**急速注入と扇形テクニック
**挿入方向：**赤唇内でかつ筋肉を越えて
**層：**筋肉内
**材料：**ML ソフト 規格品
**使用量：**患者の希望に応じて、全量で 1.0 〜最大 1.5 mL
**針：**27 〜 29 G 鋭針
**麻酔：**リドカインクリーム、必要であれば伝達麻酔

テクニック 21：極端な増大術 - 急速注入と扇形テクニック（鋭針の使用）

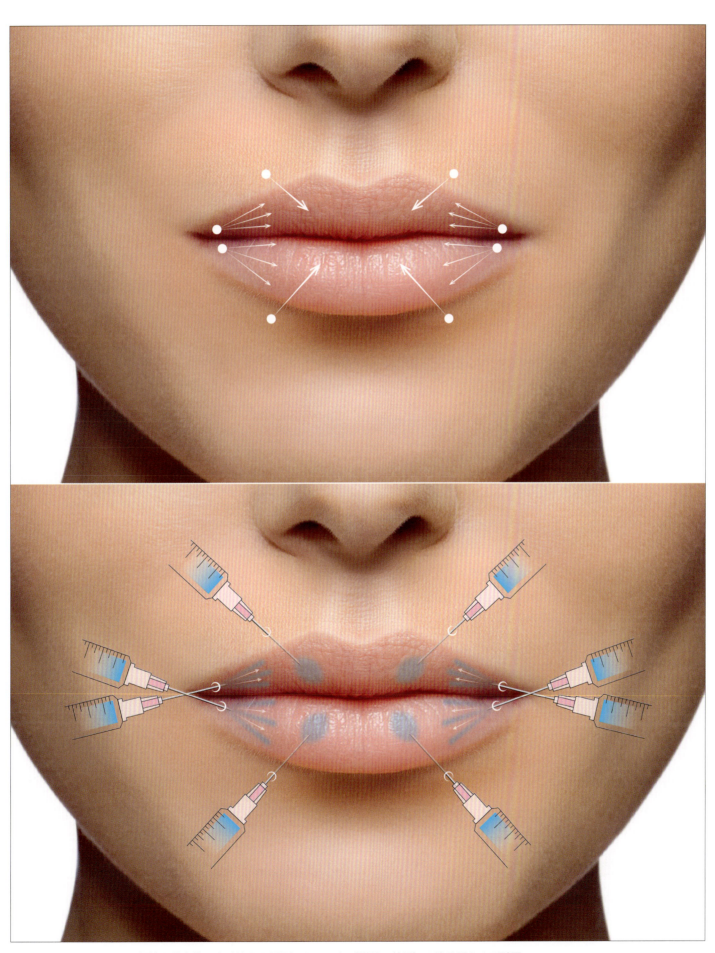

**テクニック 21 — Fig1、2** 極端な増大術 - 急速注入と扇形テクニック（鋭針の使用）の注入図および計画。

### 治療方法（→ テクニック 21 – Fig3 ～ 8）

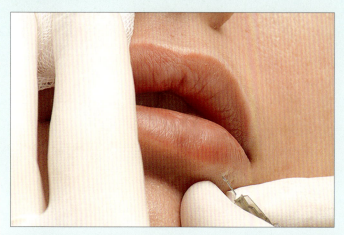

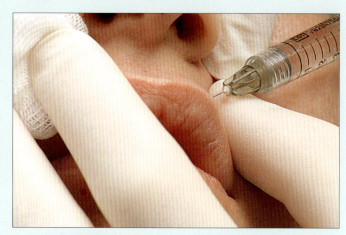

**テクニック 21 – Fig3、4** まず、4 分割ごとに 1 か所の急速注入を行う。口唇の皮膚部分を通して注入し、針の先端はターゲットゾーンの中心にある必要がある。これは材料を投与する前に、口唇の皮膚を通して針の先端を触知することによって、指で確認することができる。材料が投与されると、急速注入ははっきりと見えるようになる。

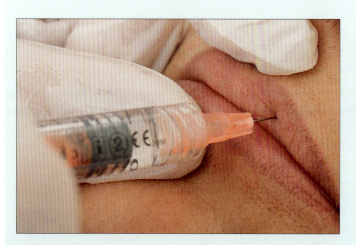

**テクニック 21 – Fig5** あるいは、正面から口唇の中心に直接注入することも可能である。これは術者にとっては簡単だが、患者にとってはより苦痛である。

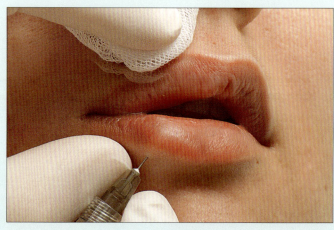

**テクニック 21 – Fig6** 極端な口唇のボリュームアップであっても、調和のとれた結果を達成したい場合は、最終的な治療結果として下唇が上唇よりも大きくなるように注意する必要がある（黄金比、p. 32 以降を参照）。

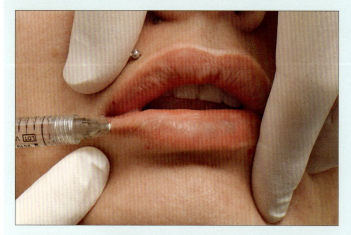

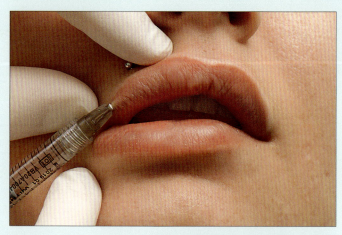

**テクニック 21 – Fig7、8** 4 つの急速注入を投与したら、調和のとれた結果を生み出すために口唇の外側部分を満たす。これには鋭針を使った扇形テクニックが使用され、事前に急速注入形式で投与された量に応じて 2 ～ 4 本のラインが配置される。投与される材料の量は術者の裁量にゆだねられ、患者との同意が必要である。あまりにも注入量が多すぎると、口が大幅に広がり、不自然にみえる可能性がある。

テクニック 21：極端な増大術 – 急速注入と扇形テクニック（鋭針の使用）

## 注意事項

- 投与される材料の量は術者の裁量にあるが、患者の同意が必要である。
- 材料を送り込みすぎると、口が大幅に拡がったり、変形したり、「アヒルぐち効果」が発生して不自然にみえることがある。

### ⚠ 予想される副作用

わずかな発赤、まれに炎症、通常の血腫、より重度の腫脹、2～3日間の疼痛。

### ⚠ 望ましくない副作用

炎症、過注入、材料の不均一な供給とその結果としての口唇の形態の変化、結節形成、非対称性、壊死。

## 治療プロトコルの概要

- 病歴、患者情報の取得と評価
- インフォームドコンセント
- 「術前」写真資料の取得：処置前後の比較のため
- 治療部位の分析およびマーキング
- クリーニング
- 徹底的な消毒
- 局所麻酔（リドカインクリーム）あるいは必要に応じて伝達麻酔
- 注入テクニック：急速注入と扇形テクニック
- 層：筋肉内
- 材料：ML ソフト 規格品
- 使用量：患者の希望による、全量で 1.0 ～最大 1.5 mL
- 針：27 ～ 29 G 鋭針
- マッサージは不要
- 必要であれば冷却
- 血腫に対してヘパリンクリーム、術後イブプロフェン、アルニカ含有製剤
- 「術後」写真資料の取得：処置前後の比較のため
- 施術後の注意事項説明
- 8 ～ 14 日後のリコール

## 9.4.8 テクニック22
### ドライ／ウェットラインからの増大術（鋭針の使用）

このテクニックにより、ボリューム不足の口唇、つまり薄い口唇をわずかに拡大することができる。ただし、口唇が非常に薄い場合、このテクニックには限界がある。一般に、加齢にともなう萎縮が生じて逆転した口唇よりも、若く生まれつき薄い唇のほうが良好な結果が得られる。

**患者選択**

- 口唇の薄い患者や赤唇が少ない患者。適切な患者を選択するには、加齢にともなう萎縮を起こし逆転した口唇（テクニック23、p. 218以降を参照）と、単にボリュームが不足しているだけの口唇を区別する必要がある。

### 注入図および計画 （→ テクニック22 – Fig1、2 a+b）

材料はドライ／ウェットラインに沿って投与され、上唇と下唇にそれぞれ3本のラインで注入される。上唇の幅も広げる必要がある場合は、口角に近い2本のラインに中央ラインと同じ量の材料が注入される。口角に向かってラインが伸びるほど、口が大きく開くようになる。内側領域をボリューム化の焦点とする場合は、材料を側面に向かって先細にする必要がある。上口唇は、その輪郭と形状が口の表情を決定するため、下口唇ほど「寛容」ではない。あまり変えすぎると口元の外観がおかしくなってしまう。

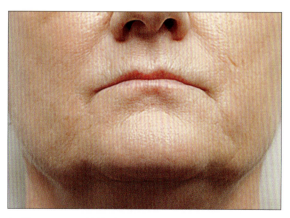 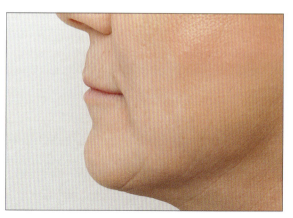

加齢にともなう萎縮がみられ反転した唇（左）と、若い患者の薄い口唇（右）。

**テクニック：** 線状テクニック
**挿入方向：** ドライ／ウェットラインに続く筋肉に沿って
**層：** 口輪筋上の赤唇の皮下
**材料：** M ソフト 規格品
**使用量：** 1本のラインにつき最大0.1 mL、全量で0.6 mL
**針：** 27〜29 G 鋭針、20 mm
**麻酔：** 必要であればリドカインクリーム、必要に応じて伝達麻酔

テクニック 22：ドライ／ウェットラインからの増大術（鋭針の使用）

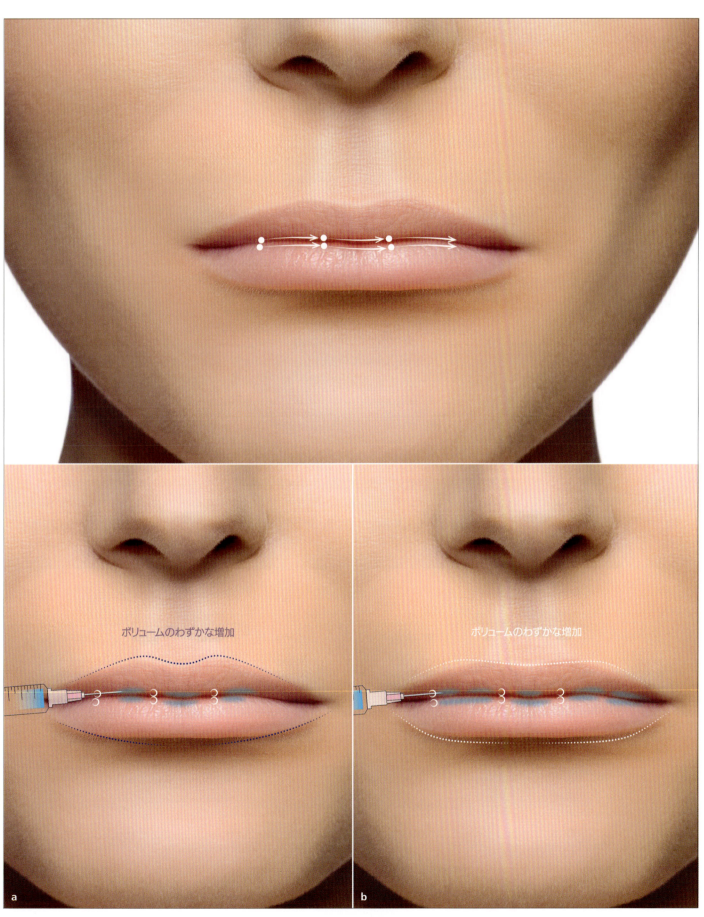

**テクニック 22 – Fig1、2 a+b** ドライ／ウェットラインからの薄い口唇の増量術のための注入図および計画（鋭針の使用）。ボリュームを増やすために口唇の中央を増強する場合は、材料を中央領域のドライ／ウェットラインに投与する必要がある（**a**）。口唇全体をわずかに裏返す場合は、その全長にわたって材料を注入することが重要である（**b**）。

## 口唇治療のための45のテクニック

**治療方法**（→ テクニック22 – Fig3、4）

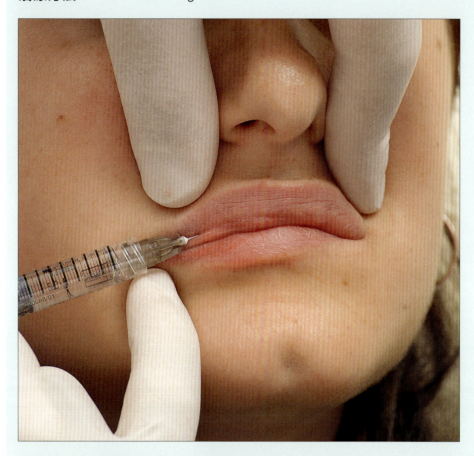

**テクニック22 – Fig3** 粘膜の後方領域により多くの量が導入されるほど、口唇はより突出するようになる。患者は舌で材料のボーラス（リフト効果を生み出す）を感じることができる場合がある。母指と示指の間で口唇を軽く伸ばし、ドライ／ウェットラインの境界が見えるまで少し上向きに回転させる。注入される材料の量を定期的に目視確認しながら、線状テクニックを使用してゆっくりと口唇に注入する。

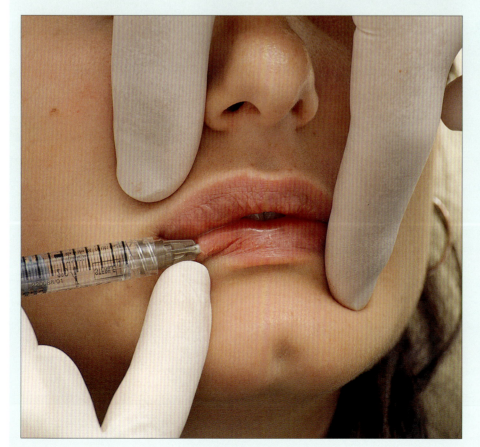

**テクニック22 – Fig4** 口唇を裏返してから注入することもできる。

テクニック22：ドライ／ウェットラインからの増大術（鋭針の使用）

## 注意事項

- 治療後、患者に口唇を伸ばして笑顔になってもらう。これによって不規則な箇所が見えるようになり、修正できるようになる。

### 予想される副作用

まれに炎症、内血腫、軽度から重度の腫脹。

### 望ましくない副作用

炎症、過注入、材料の不均一な供給とその結果としての口唇の形態の変化、結節形成、非対称性。

## 治療プロトコルの概要

- 病歴、患者情報の取得と評価
- インフォームドコンセント
- 「術前」写真資料の取得：処置前後の比較のため
- 治療部位の分析およびマーキング
- クリーニング
- 徹底的な消毒
- 局所麻酔（リドカインクリーム）あるいは必要に応じて伝達麻酔
- 注入テクニック：線状テクニック、上唇と下唇に3本ずつのライン
- 層：口輪筋を越えた赤唇内の皮下
- 材料：Mソフト 規格品
- 使用量：1ラインあたり最大0.1 mL、全量で0.6 mL
- 針：27〜29 G鋭針、20 mm
- 必要に応じてマッサージ
- 必要に応じて冷却
- 血腫に対してヘパリンクリーム、術後イブプロフェン、アルニカ含有製剤
- 「術後」写真資料の取得：処置前後の比較のため
- 施術後の注意事項説明
- 8〜14日後のリコール

## 9.4.9 テクニック23
### 粘膜からの増大術
### （鋭針の使用）

治療の目標は、薄くて裏返った口唇を、標的を絞った注入によって前に出すことである。テクニック22とは対照的に、材料は歯の前にある粘膜に注入され、歯はサポートとして使用する。

**患者選択**

- 薄く、平らで赤唇が目立たない口唇、あるいは加齢にともなう萎縮がみられる口唇
- 下顎のオーバーバイトがある患者

**注入図および計画**（→ テクニック23 – Fig1、2）

粘膜を徹底的に消毒した後、急速注入をドライ／ウェットライン付近の粘膜に直接注入する。材料がボーラスとして粘膜に配置され、歯がしっかりとした抵抗を与えると、口唇は前方に押し出されてわずかに外側を向く。もちろん、この処置が成功するかどうかはつねに、歯の位置、顎の実態（第1章6.3、p.36以降を参照）、天然の赤唇、そして患者の年齢に依存する。基礎となる解剖学的状態に応じて、約0.02 mLの3〜7回の急速注入を上口唇に投与する。下口唇の場合は、下口唇を少し目立たせるために3点で注入することを推奨する。ここで、1点当たりの投与量は0.05 mL以上である。これは下顎の歯の位置によって決まる。

**テクニック**：急速注入テクニック
**挿入方向**：正面または横から
**層**：粘膜上、赤唇と粘膜の境界
**材料**：Mソフト 規格品
**使用量**：上唇に約0.2 mL、下唇に0.3 mL、不足量に応じて
**針**：27 G 鋭針、20 mm
**麻酔**：リドカインクリーム、必要であれば伝達麻酔

テクニック23：粘膜からの増大術（鋭針の使用）

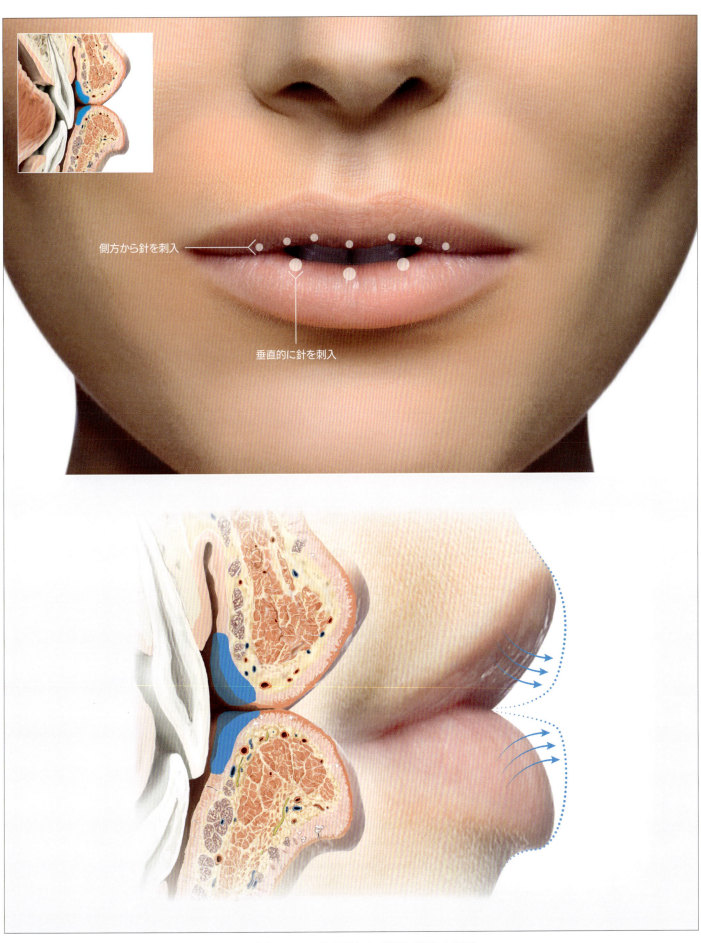

側方から針を刺入
垂直的に針を刺入

**テクニック 23 — Fig1、2** 粘膜からの薄い口唇の増大術のための注入図および計画（鋭針の使用）。

## 治療方法（→ テクニック 23 – Fig3 ～ 5）

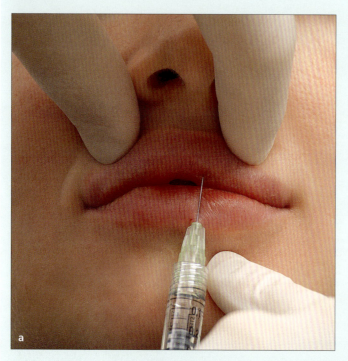
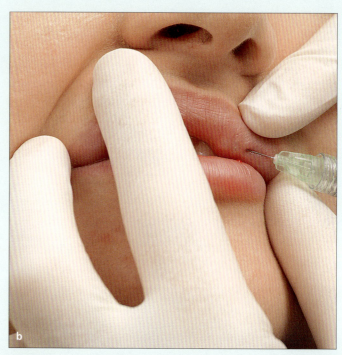

**テクニック 23 – Fig3 a+b** 粘膜が見えるまで示指と母指を使って口唇を裏返す。これは再度消毒する必要がある。次に、必要に応じて約 0.02 mL の急速注入を上口唇粘膜に投与する。針のカット面が口腔内の粘膜に近づくように、対象領域の中心に垂直方向（**a**）または横方向（**b**）から針を刺入する。それが完了したら、結果を評価し、必要に応じて修正する。まったく同じ量の HA を使用して、反対側でも手順を繰り返す。

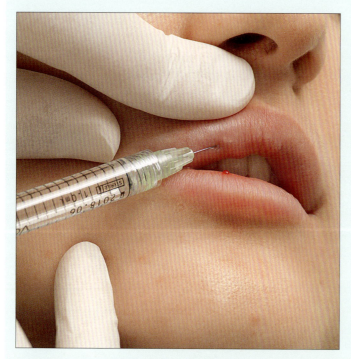
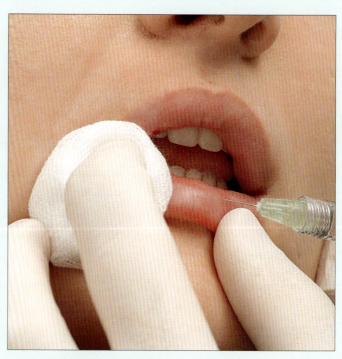

**テクニック 23 – Fig4** この画像は、針から出てくるボーラスを示している。

**テクニック 23 – Fig5** 下口唇を目立たせるために、それぞれ約 0.05 mL の急速注入を用いて 3 点に下口唇粘膜へ注入する。

## テクニック 23：粘膜からの増大術（鋭針の使用）

### 💡 注意事項

- 口唇を適切に裏返すことができるように、手袋は乾いている必要がある。
- 目的の部位に材料が注入できなくなるため、反転した口唇は、元に戻らないように所定の位置に保持する必要がある。

#### ⚠ 予想される副作用

わずかな発赤、まれに炎症、まれに血腫、軽度から重度の腫脹。

#### ⚠ 望ましくない副作用

炎症、過注入、非対称性、結節形成、壊死。

### 📝 治療プロトコルの概要

- ▶ 病歴、患者情報の取得と評価
- ▶ インフォームドコンセント
- ▶「術前」写真資料の取得：処置前後の比較のため
- ▶ 治療部位の分析およびマーキング
- ▶ クリーニング
- ▶ 徹底的な消毒
- ▶ 局所麻酔（リドカインクリーム）あるいは必要に応じて伝達麻酔
- ▶ 注入テクニック：急速注入テクニック
- ▶ 層：粘膜上、赤唇と粘膜の境界
- ▶ 材料：M ソフト 規格品
- ▶ 使用量：上唇に約 0.2 mL と下唇に約 0.3 mL、欠損量に応じて
- ▶ 針：27 G 鋭針、20 mm
- ▶ マッサージは不要
- ▶ 必要に応じて冷却
- ▶ 血腫に対してヘパリンクリーム、術後イブプロフェン、アルニカ含有製剤
- ▶「術後」写真資料の取得：処置前後の比較のため
- ▶ 施術後の注意事項説明
- ▶ 8〜14 日後のリコール

## 9.4.10 テクニック24
### 結節強調の有無にかかわらないボリュームアップ（鋭針の使用）

　このテクニックはフィラーが登場して以来使用されており、口唇をやさしく増大させることでリフレッシュするのに適している（テクニック17、p.194以降も参照）。材料を非常に正確に配置できるため、使いやすい。材料を均一に注入することが、調和のとれた口唇の形態を生み出す重要な要素である。

　このテクニックには、さまざまなバリエーションが考えられる。また非対称な領域を修正するのにも適している。それには、どのくらいの量の材料を注入するかについて正確な治療前計画が必要である。

**患者選択**

- 薄い口唇、小さい口、あるいはシワの寄った口唇
- 口唇のボリュームをもっと出したい場合

### 注入図および計画 （→ テクニック24 – Fig1 ～ 4）

　口唇はすぐに膨れるため、注入量をモニタリングするためにシリンジのプランジャーを頻繁に視覚的にチェックしながら、材料を選択されたマークされた領域に注入する。以下の2つのバリエーションがある。

**バリエーション1**：各唇の中央セクションは、口唇の形態を考慮せずに4本以上のライン（針の長さに応じて）でボリューム化され、その結果、中央セクションの未分化な増大が生じる。針が結節を通過しないため、結節は充填されない（口唇の中心の手前で止まる）。そうすることで、口裂がわずかに再調整される。この方法は、全体のボリュームをただ増やすだけで済む、対称的で形の良い唇に適している。正確な分析に基づいて、口唇を横から観察し、平坦な部分を修正することで、口唇の湾曲を完璧に仕上げることができる。湾曲率が口裂に向かって後退する場合、材料は凸状の形態を形成するためにドライ／ウェットラインの近くに配置される。

**バリエーション2**：もし結節に特別な強調が必要な場合は、キューピッドの弓に平行に走る線が正中結節で交差するように線状テクニックが使用される。これにより、この中央の隆起が顕著に増大し、口唇に特徴的な印象が与えられる。材料を赤唇に注入する。材料を上唇の中央に横から配置することにより、上唇の正中結節が強調され、口裂が「M」字型になる。

**テクニック**：線状テクニック
**挿入方向**：筋肉に沿って
**層**：口輪筋上の赤唇の皮下
**材料**：S/M ソフト 規格品
**使用量**：全量で約0.6 mL
**針**：27 G 鋭針、20 mm
**麻酔**：リドカインクリーム

テクニック24：結節強調の有無にかかわらないボリュームアップ（鋭針の使用）

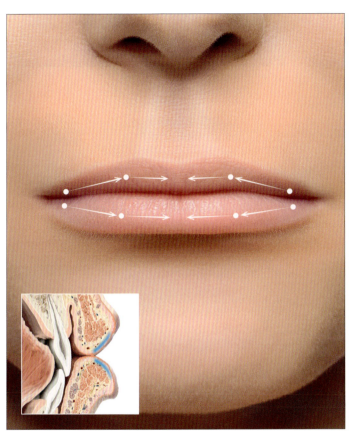
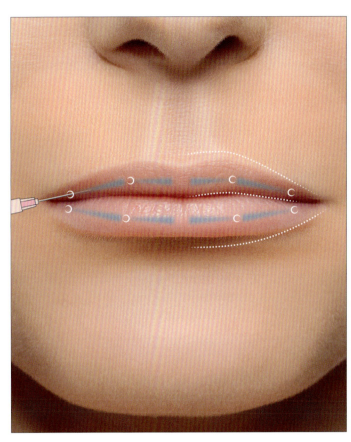

**テクニック24 − Fig1、2** 口唇の内側部分の未分化ボリュームアップのための注入図および計画（鋭針の使用）。

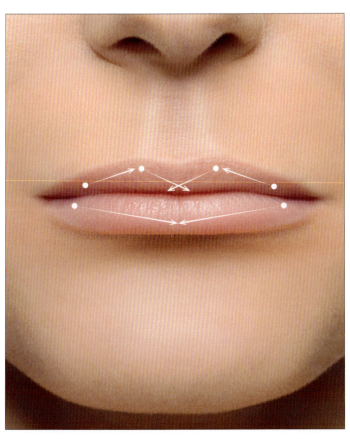
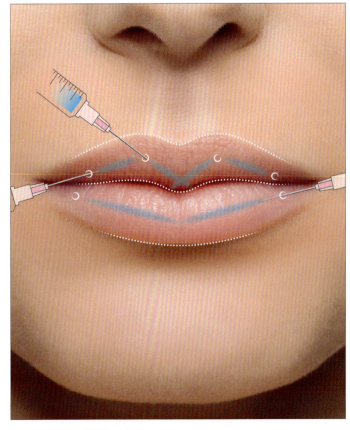

**テクニック24 − Fig3、4** 結節強調によるボリュームアップのための注入図および計画（鋭針の使用）。

## 治療方法（→ テクニック24 – Fig5～11）

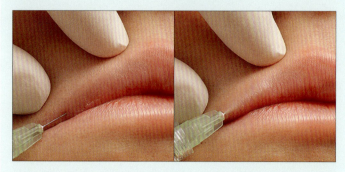

**テクニック24 – Fig5** 空いているほうの手の母指と示指で、上唇の皮膚部分を軽く押して、口唇を裏返し、わずかに伸ばす。針を長さ約2cmまで挿入し、逆行性注入により材料を均一に投与し、先端近くで先細にする。わずかに裏返った口唇の中に針がはっきりと見えるはずである。

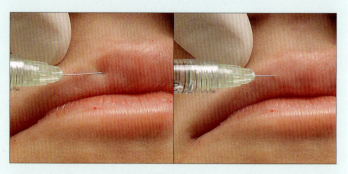

**テクニック24 – Fig6** 結節を強調するには、口唇を上方および外側にそっと引き、キューピッドの弓のレベルで結節の中心に向かって注入する。逆行性注入によって材料を投与する。

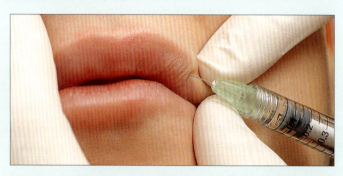

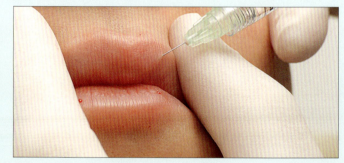

**テクニック24 – Fig7、8** 反対側に注入する場合は、正確に同じ量の材料が注入されることを確認しなければならない。このため、材料を注入する際に口唇を伸ばす必要がなく、術者は組織の外側へ持ち上げることで材料が対称的に投与されていることを確認できる。

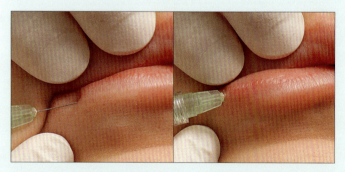

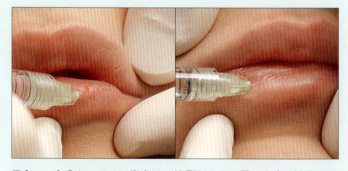

**テクニック24 – Fig9** 注射する手の小指または空いているほうの手の母指を使用して、口唇を外側に軽く引っ張り、3つに分けて線状の逆行性注射によって充填する。いずれの場合も、中央のセグメントは口角の2つのセグメントよりもわずかに多くのボリュームで満たされる必要がある。シリンジのプランジャーを視覚的にモニタリングして、材料が均一に供給されているかどうかを確認する。

**テクニック24 – Fig10** 術者は、片側から下口唇に完全に注入することができる。右側から注入を行う場合、患者は頭を右から左に少し回転させるだけで済む。

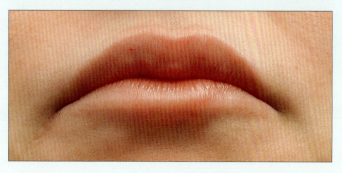

**テクニック24 – Fig11** 最終的な視覚および触診でのチェックが重要である。非対称な領域があってはならない。

## テクニック 24：結節強調の有無にかかわらないボリュームアップ（鋭針の使用）

### 注意事項

- 触診チェックは重要である。しこりや凹凸があってはならない。
- 術者が治療直後に口唇に創傷クリームを塗布し、両手の母指と示指で口唇をやさしくマッサージすると、この触診により、材料が均一に分布しているかどうかが明確にわかる。どんなに小さな不規則性もこれをすることにより修正できる。
- 注入の即時の結果は、治療直後に患者に口を広げて満面の笑みを作ってもらうことで評価できる。これは、材料が均一に分布しているかどうかを確認するためにも使用できる。

### 予想される副作用

わずかな発赤、まれに炎症、血腫、軽度から重度の腫脹。

### 望ましくない副作用

口唇の形態あるいは結節形成の結果として生じる変化をともなう過注入、材料の不均一な投与による非対称性、壊死。

### 治療プロトコルの概要

- 病歴、患者情報の取得と評価
- インフォームドコンセント
- 「術前」写真資料の取得：処置前後の比較のため
- 治療部位の分析とマーキング
- クリーニング
- 徹底的な消毒
- 局所麻酔（リドカインクリーム）あるいは必要に応じて伝達麻酔
- 注入テクニック：線状テクニック、上唇に 4 本のライン、下唇に 3～4 本のライン
- 層：口輪筋を越えた赤唇内の皮下
- 材料：S/M ソフト 規格品
- 使用量：全量で約 0.6 mL
- 針：27 G 鋭針、20 mm
- マッサージも適応可
- 必要に応じて冷却
- 血腫に対してヘパリンクリーム、術後イブプロフェン、アルニカ含有製剤
- 「術後」写真資料の取得：処置前後の比較のため
- 施術後の注意事項説明
- 8～14 日後のリコール

## 9.4.11 テクニック25
### ボリュームアップ - 急速注入テクニック（鋭針の使用）

このテクニックでは、HAの急速注入を直接赤唇に行うことで、口唇の奥深くを増大することができる。治療前に、充填する領域を正確に分析する。

**患者選択**

・ボリューム不足がある場合、または患者が強い口唇増大を希望する場合
・美化
・非対称部分の修正

**注入図および計画**（→ テクニック25 – Fig1、2）

鋭針を使って赤唇の奥深くに急速注入を行う。材料は、側面または内側から、あるいは正面から背側方向に直接注入される。刺入の深度は、針の先端が口唇の筋肉内の計画されたボーラスの中心に確実に位置するように決定される。ボーラスが表層に配置されすぎると、患者が話したり笑ったりしたときにボーラスが見える可能性があり、望ましくない。投与された材料の量は視覚的に確認する。HAは軟らかくあるべきで、つまり適度な架橋度および中程度の較正率を示すものを使用する必要がある（Sattler & Sommer、2015）。

**テクニック**：急速注入テクニック
**挿入方向**：筋肉へ、横または正面から
**層**：口輪筋上の赤唇、筋肉内
**材料**：MLソフト 規格品
**使用量**：上唇では1急速注入あたり最大0.25 mL、下唇では1ボーラスあたり0.3〜0.5 mL、全量で1.5 mL
**針**：27 G鋭針
**麻酔**：リドカインクリーム、伝達麻酔

テクニック 25：ボリュームアップ - 急速注入テクニック（鋭針の使用）

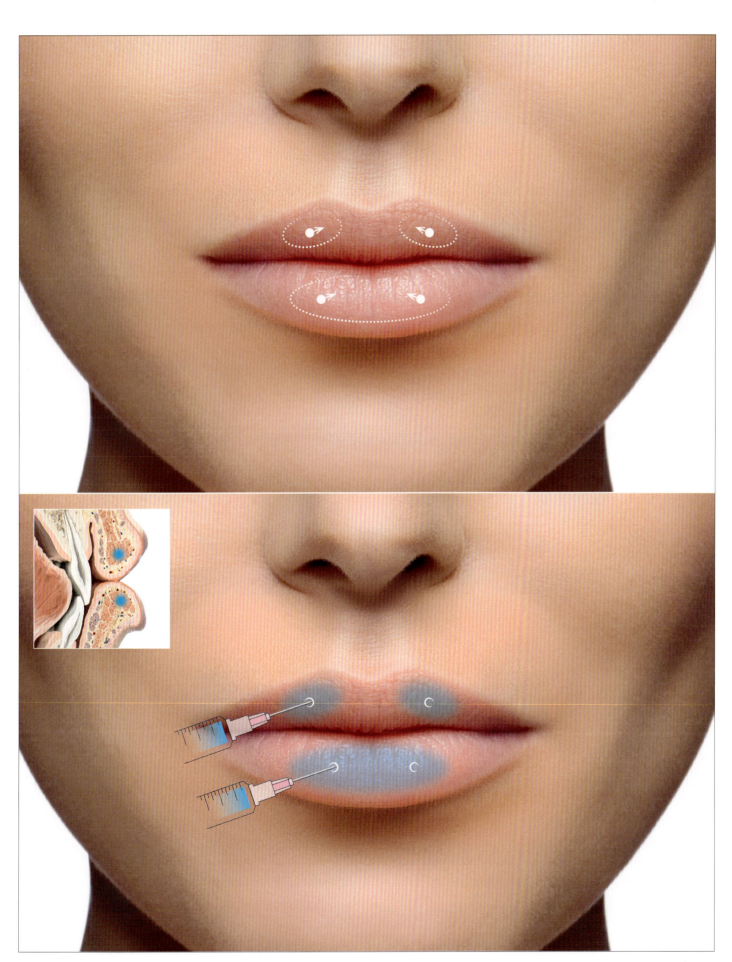

**テクニック 25 − Fig1、2** ボリュームアップに対する注入図および計画 - 急速注入テクニック（鋭針の使用）。

口唇治療のための 45 のテクニック

**治療方法**（→ テクニック 25 – Fig3 ～ 6）

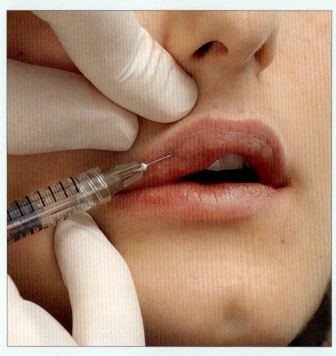

**テクニック 25 − Fig3** ボリュームが不足している領域に材料を配置する。ここでは針を横から中央に向ける。そうすることの利点は、貯留をわずかに拡げられ、材料がどこにあるかを簡単に確認できることである。

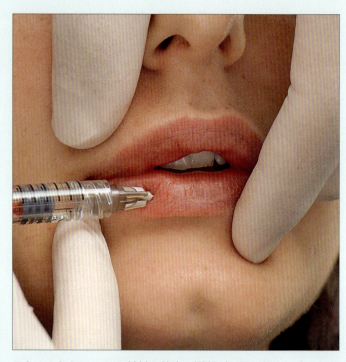

**テクニック 25 − Fig4** 材料を筋肉の深部（口唇の厚さに応じて 3 ～ 5 mm）に配置する。この深さではボーラスの上に十分な組織があるため、これにより口唇増大を「より軟らかく」できる。

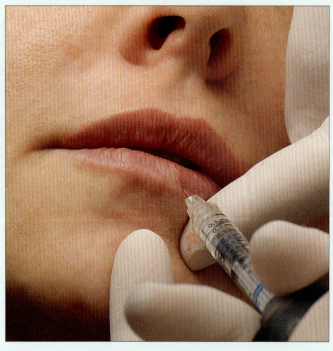

**テクニック 25 − Fig5** もしくは、材料をボーラスにより正面から直接、少し表層に配置する。これにより全体に分散せず 1 か所に固定され、口唇の前方への湾曲が強調される。

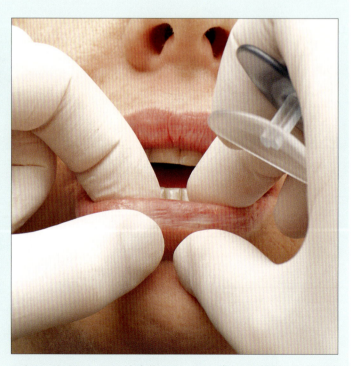

**テクニック 25 − Fig6** 治療後のマッサージは、不規則な形状を防ぐために急速注入テクニックを用いて行うことが推奨される。

# テクニック 25：ボリュームアップ - 急速注入テクニック（鋭針の使用）

## 💡 注意事項

- ボーラスとして注入される材料が多すぎると、まれに HA の凝集／集積物が発生することがある。したがって、より小さな貯留またはボーラスを注射する必要がある。
- 口唇（特に口が小さい場合）の口角付近の端が後退しすぎないように注意すべきである。このような場合には、この領域に追加でより小さな補正のためのボーラスを行うことも推奨される。

### ⚠ 予想される副作用

わずかな発赤、まれに炎症、頻繁に血腫、より重度な腫脹、ボーラスの凝集した集積物、結合組織のカプセル化および硬化。

### ⚠ 望ましくない副作用

炎症、口唇の形態あるいは結節形成の結果として生じる変化をともなう過注入、材料の不均一な投与による非対称性、壊死。

## 📝 治療プロトコルの概要

- 病歴、患者情報の取得と評価
- インフォームドコンセント
- 「術前」写真資料の取得：処置前後の比較のため
- 治療部位の分析とマーキング
- クリーニング
- 徹底的な消毒
- 局所麻酔（リドカインクリーム）あるいは必要に応じて伝達麻酔
- 注入テクニック：急速注入テクニック、上口唇と下口唇にそれぞれ 2 回急速注入する
- 層：赤唇、口輪筋への筋肉内投与
- 材料：ML ソフト 規格品
- 使用量：最大 上唇に 1 急速注入につき 0.25 mL、下唇に 0.3 〜 0.5 mL、全量で最大 1.5 mL 未満
- 針：27 G 鋭針
- マッサージ
- 必要であれば冷却
- 血腫に対してヘパリンクリーム、術後イブプロフェン、アルニカ含有製剤
- 「術後」写真資料の取得：処置前後の比較のため
- 施術後の注意事項説明
- 8 〜 14 日後のリコール

## 9.4.12 テクニック26
### ボリュームアップ－
### 口唇の皮膚部分のテクニック（鋭針の使用）

口唇のボリュームは、少量のHAボーラスを赤唇に特別に配置することによって増加する。刺入は、口唇の皮膚部分に針を穿刺することによって行う。このテクニックは、正面から赤唇に直接材料を注入する従来の注入法よりも痛みが軽減される。

**患者選択**

・ボリューム不足がある場合、または患者が軽度から中等度の口唇増大を希望する場合
・口唇の特定部位を増強されたことによる審美性の向上
・非対称部分の修正

### 注入図および計画 (→ テクニック26 – Fig1、2)

充填が必要な領域にはマーキングが必要とされる。鋭針が口唇の皮膚部分に挿入され、それを通って赤唇の中心まで前方に進められる。針の挿入部位は、口唇の輪郭のそれぞれ上下約0.5～1 cmに位置する。この材料は頻繁に目視確認しながら投与され、口唇の皮膚部分から輪郭の下に向かってボーラスとして口唇の中心に注入される。これにより、特定のポイントでターゲットを絞った増量が行われる。投与される材料の量は必要に応じて異なる。一般に、口角に近い領域よりも口唇の中心4点に多くの材料が注入される。

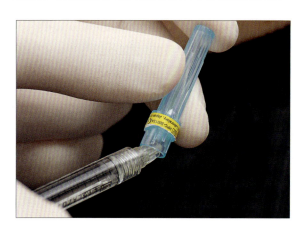

理想的な挿入角度を実現するために、針はカット面を上にして約40°曲げられており、ターゲット領域に到達しやすくなっている。

**テクニック**：扇形テクニック
**挿入方向**：口唇の皮膚部分から始めて、赤唇の筋肉の中心に注入する、LL：下から上向き、OL：上から下向き
**層**：口輪筋上の赤唇、筋肉内
**材料**：S/Mソフト 規格品
**使用量**：最大1急速注入あたり0.1 mL、全量で0.5 mL
**針**：27～29 G鋭針、20 mm
**麻酔**：リドカインクリーム

テクニック 26：ボリュームアップ - 口唇の皮膚部分のテクニック（鋭針の使用）

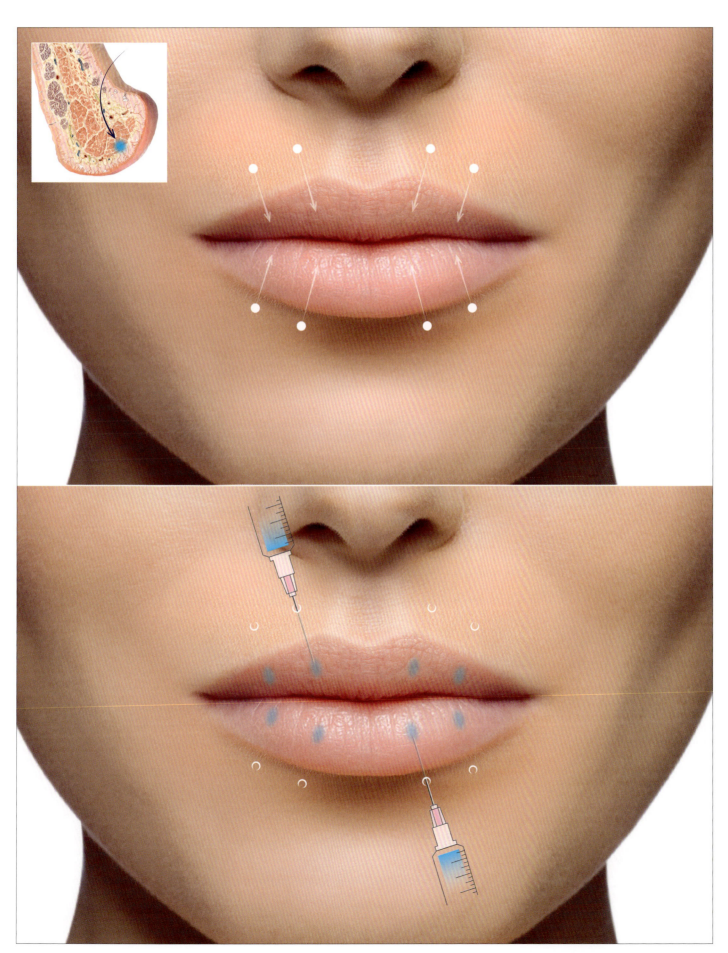

**テクニック 26 − Fig1、2** ボリュームアップに対する注入図および計画 - 口唇の皮膚部分のテクニック（鋭針の使用）。

## 治療方法（→ テクニック 26 – Fig3 ～ 8）

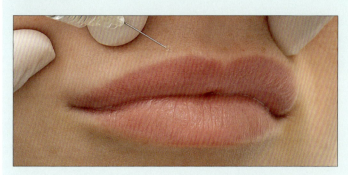

**テクニック 26 － Fig3** 針を挿入するときに口唇を軽く伸ばし、凹状のアーチを描きながら赤唇の中心に針を進める。

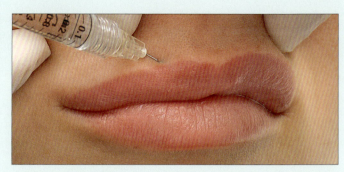

**テクニック 26 － Fig4** ボーラスにより 1 か所に材料を投与する。ボーラスが大きくなるほど、口唇はより顕著になる。

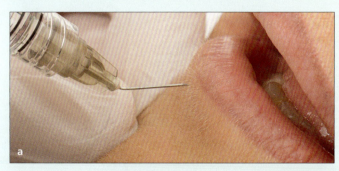

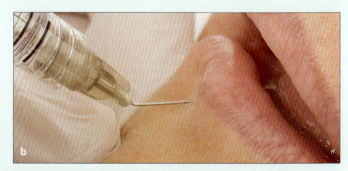

**テクニック 26 － Fig5 a+b** カット面を上に向けて針の先端をわずかに曲げる（**a**：これには安全キャップの開いた端を使用する、動画を参照）。針がターゲットを直接刺すようにする（**b**：挿入角度を注意する）。痛みを最小限に抑えるため、非常にゆっくりと皮膚に導入する。材料を投与するときは、材料がどこへ配置されるのかを確認するために、皮膚を伸ばさないままにしておく。シリンジのプランジャーと治療領域を視覚的にチェックして、材料が均一に供給されていることを確認する。

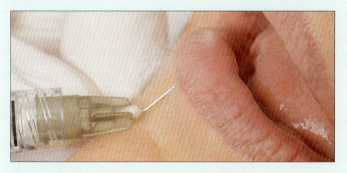

**テクニック 26 － Fig6** 下から口唇の筋肉にアプローチするときに口唇の筋肉の中心に到達させるには、シリンジを下に下げる。

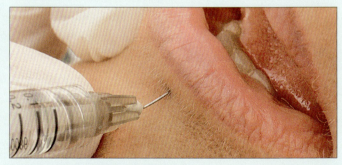

**テクニック 26 － Fig7** 材料が投与されている間、針は組織を引き裂かずに組織内にある必要がある。口唇は口をわずかに開いたリラックスした状態である必要があり、術者がどのくらいの量が提供されているかを確認することで口唇の膨隆を制御できるようになる。針の先端が口腔粘膜に向かって進みすぎると、患者は舌で急速注入部を感じることができる。これは、術者が材料を投与する前に指先を使って針の位置を確認することで防ぐことができる。

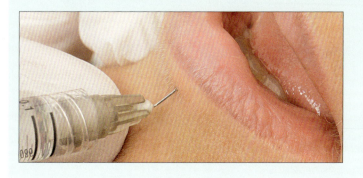

**テクニック 26 － Fig8** 材料が口唇に到達し、わずかに持ち上げられている。針の先端は皮膚の下約 3 ～ 5 mm に位置する必要がある。もし針先が皮膚表面に近づきすぎると、注入した材料が突き出しすぎて不自然な仕上がりになる場合がある。

## テクニック 26：ボリュームアップ - 口唇の皮膚部分のテクニック（鋭針の使用）

### 💡 注意事項

- 治療直後に患者に口を広げて満面の笑みを作るように指示すると、治療の即時効果が確認できる。これは、均一な注入を確認するためにも使用される。
- 凹凸のある部分はマッサージすることが推奨される。

#### ⚠ 予想される副作用

わずかな発赤、まれに炎症、血腫、軽度から重度の腫脹。

#### ⚠ 望ましくない副作用

口唇の形態変化あるいは結節形成の結果として生じる変化をともなう過注入、材料の不均一な投与による非対称性、壊死。

### 📝 治療プロトコルの概要

- 病歴、患者情報の取得と評価
- インフォームドコンセント
- 「術前」写真資料の取得：処置前後の比較のため
- 治療部位の分析およびマーキング
- クリーニング
- 徹底的な消毒
- 局所麻酔（リドカインクリーム）あるいは必要であれば伝達麻酔
- 注入テクニック：急速注入テクニック、上唇と下唇にそれぞれ 4 回急速注入する
- 層：赤唇、口輪筋への筋肉内投与
- 材料：S/M ソフト 規格品
- 使用量：最大 1 急速注入につき 0.1 mL、全量で約 0.5 mL 未満
- 針：27 〜 29 G 鋭針、20 mm
- 必要に応じてマッサージ
- 必要に応じて冷却
- 血腫に対してヘパリンクリーム、術後イブプロフェン、アルニカ含有製剤
- 「術後」写真資料の取得：処置前後の比較のため
- 施術後の注意事項説明
- 8 〜 14 日後のリコール

## 9.4.13 テクニック 27
### 極端なボリュームアップとシェイピング – 多量注入テクニック（鋭針の使用）

このテクニックは、非常に顕著な口唇の増大を生み出すだけでなく、欠損や非対称の領域をピンポイントの精度で簡単に修正することも可能にする。選択する材料の種類と量、および注入されるラインの数に関しては、かなりの自由度がある。このため、患者の希望を明確にし、かつ慎重に行う必要がある。材料を表層近くに注入しないため、口唇は非常に軟らかく調和のとれた形態になる。

### 患者選択

- ボリューム不足がある場合、あるいは患者が極端な口唇増大を希望する場合
- 2018年以降の美化トレンド

### 注入図および計画（→ テクニック 27 – Fig1 ～ 5）

このテクニックは非常に汎用性が高い。口唇を極端に増大させる場合は、鋭針を使用して慎重にゆっくりと注入を行う。針は口唇の輪郭に、カット面を上に向けて、口裂に向かって赤唇の中に前方に向けて挿入される。この材料は、順行性注射によって口唇の中心（口輪筋内）に投与され、逆行性注射によって口唇の縁に向かって先細になるように投与される。このテクニックは技術的なバリエーションが豊富にある。口唇の形態は、材料がどのように配置されるか、どこに配置されるかによって影響を受ける可能性がある。

**テクニック**：線状テクニック
**挿入方向**：筋肉全体に
**層**：赤唇、口輪筋上の皮下
**材料**：M ソフト 規格品
**使用量**：全量で最大 1.0 ～ 2.0 mL
**針**：27 ～ 29 G 鋭針
**麻酔**：リドカインクリーム、必要であれば伝達麻酔

## テクニック 27：極端なボリュームアップとシェイピング - 多量注入テクニック（鋭針の使用）

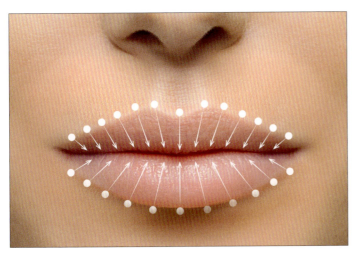
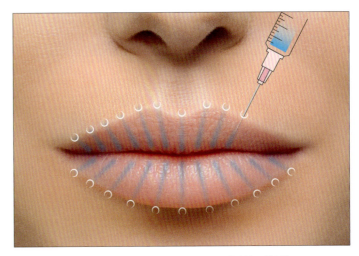

**テクニック 27 − Fig1、2** 極端なボリュームアップとシェイピングのための注入図および計画 - 多量注入テクニック（鋭針の使用）。

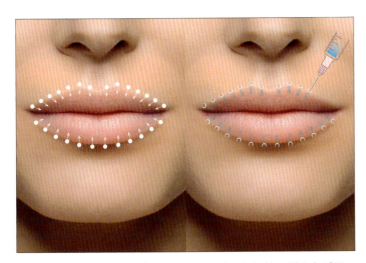

**テクニック 27 − Fig3（バリエーション 1）**：もし針の刺入点が互いに近くに配置され、挿入深度が浅くなると、その量が口唇の縁の近くに配置されるため、その湾曲が強調される。

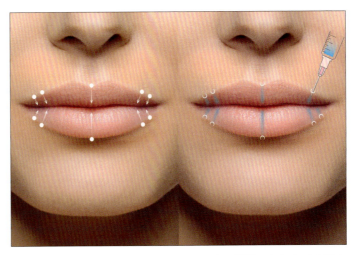

**テクニック 27 − Fig4（バリエーション 2）**：側端により多くの量を注入し、口唇の中央の結節を強調することで、上唇の「蝶形」を強調したり、薄い唇を広げたり、口角近くの上唇の平坦さを修正したりすることができ、この領域を前進させたり、増強する。

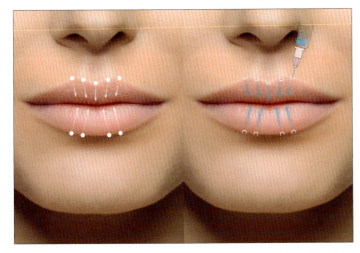

**テクニック 27 − Fig5（バリエーション 3）**：口唇の中心に材料を供給すると、口唇の輪郭が弱かったり後退していたりする場合に、口唇の内側部分をターゲットに成形して強調することができる。

**治療方法**（→ テクニック 27 – Fig6、7）

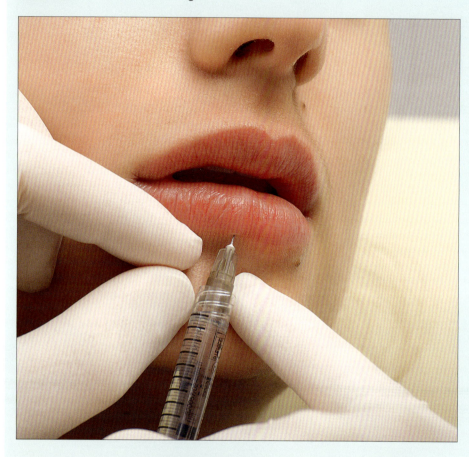

**テクニック 27 – Fig6** 口唇は非常に緩めてリラックスする必要があり、針が組織を引っ張ってはならない。そうしないと、どれだけの材料が投与されているかを確認できなくなる。投与量は視覚的なチェックによって管理する必要がある。

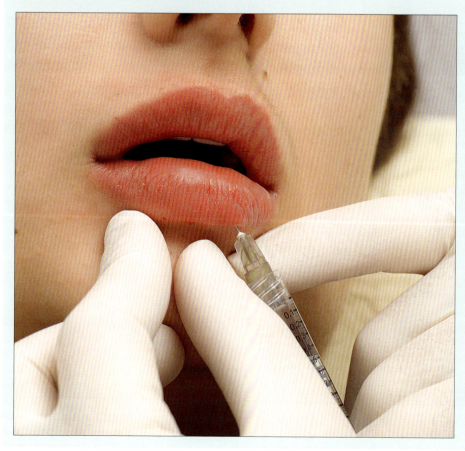

**テクニック 27 – Fig7** 術者は、針の先端が目的の位置にあるかどうかを指先で注意深く確認できる。針先が口腔粘膜に近づきすぎないように注意すべきである。そうしないとボーラスが形成される恐れがあり、患者が刺激を感じる可能性が高く、治療結果に疑問が生じるからである。

# テクニック 27：極端なボリュームアップとシェイピング - 多量注入テクニック（鋭針の使用）

## 💡 注意事項

- 準備段階では、投与される材料の量を正確に定義する必要がある。材料の量と側方方向の分布は、口の厚さと幅に影響を与える可能性がある。
- このテクニックは非常に侵襲性が高く、口唇の疼痛や腫脹をともなう。
- 治療結果を最適化するために、2回のセッションのアプローチが推奨される。

### ⚠ 予想される副作用

わずかな発赤、まれに炎症、血腫、軽度から重度の腫脹、治療後2〜4日間の疼痛。

### ⚠ 望ましくない副作用

炎症、口唇の形態あるいは結節形成の結果として生じる変化をともなう過注入、材料の不均一な投与による非対称性、壊死。

## 📝 治療プロトコルの概要

- 病歴、患者情報の取得と評価
- インフォームドコンセント
- 「術前」写真資料の取得：処置前後の比較のため
- 治療部位の分析およびマーキング
- クリーニング
- 徹底的な消毒
- 局所麻酔（リドカインクリーム）あるいは必要に応じて伝達麻酔
- 注入テクニック：線状テクニック
- 層：赤唇、口輪筋上の皮下
- 材料：M ソフト 規格品
- 使用量：最大全量で 1.0〜2.0 mL
- 針：27〜29 G 鋭針
- マッサージは不要
- 必要であれば冷却
- 血腫に対してヘパリンクリーム、術後イブプロフェン、アルニカ含有製剤
- 「術後」写真資料の取得：処置前後の比較のため
- 施術後の注意事項説明
- 8〜14 日後のリコール

## 9.4.14 テクニック 28
### ボリュームアップとシェイピング – Tom van Eijk による「リップテンティングテクニック」（鋭針の使用）

「リップテンティングテクニック」は、上唇の凸状の湾曲を作り出すために適用できる（van Eijk 2014、2017）。口唇の形態とボリュームは、鋭針で小さな注射を何回も注入することによって制御され、リップロール、つまり赤唇の真上にあるより蒼白で軟らかい組織をやさしく持ち上げ（**Fig1.5、p. 5 を参照**）、「アヒルぐち効果」を生み出すことなく、口唇のアーチの犬歯領域を最適化する。人中の形態は、人中に直接注入するのではなく、口唇の湾曲を治療するだけで改善できる。

**患者選択**

- 口唇ボリュームが不足している場合、または患者が穏やかなボリュームアップを希望する場合
- 左右非対称な部分の修正や口唇の形態の改善
- 横顔が内側に平坦になっており、側面が後退している小さく狭い口唇

### 注入図および計画（→ テクニック 28 – Fig1、2）

「リップテンティングテクニック」では、口唇の縁のすぐ外側に鋭針を使って注入する。針はリップロールに挿入され、口唇の中央に向かって誘導される。針が引き抜かれると、少量の HA が注入され（1 回の注入あたり 0.03 mL 未満）、口唇の筋肉内のボリュームが追加され、リップロールを強調する円柱構造が形成される。口唇の縁が厚くならないように、リップロール自体に充填しないようにする。材料が十分な口唇組織で覆われることが重要である。つまり、目に見えるアーチファクトを避けるために、フィラーを表層に注入しすぎないようにする。複数回の注入の効果で、個々の大量のゲルが触知できる、あるいは目に見える凝集塊を引き起こすリスクは最小限に抑えられる（Braun ら、2010）。

最初の上唇への注入は口角に直接行われ、その後、上唇に沿って内側方向に人中まで 2 〜 3 mm ごとに注入が繰り返される。下唇への最初の注射は口角から 5 〜 7 mm の位置に配置され、さらに 2 〜 3 mm の間隔で下唇の中央の少し手前まで注入される。口唇の中央に斜めに注入されているため、それらが交差して、より大きなボリュームを生み出し、下唇の中央を安定させる。

このテクニックは出血と外傷を引き起こす。鋭針で多数の切開を必要とするため、伝達麻酔を使用しない場合、患者にとっては痛みをともなう。非常に少量の材料を均一に供給しなければならないため、スキルと経験が必要である。

**テクニック**：線状テクニック
**挿入方向**：筋肉を斜めに横切る
**層**：赤唇、口輪筋上の皮下
**材料**：S/M ソフト 規格品
**使用量**：全量で約 1.0 〜 1.5 mL
**針**：27 〜 30 G 鋭針
**麻酔**：アドレナリン含有の伝達麻酔

テクニック 28：ボリュームアップとシェイピング-Tom van Eijk による「リップテンティングテクニック」（鋭針の使用）

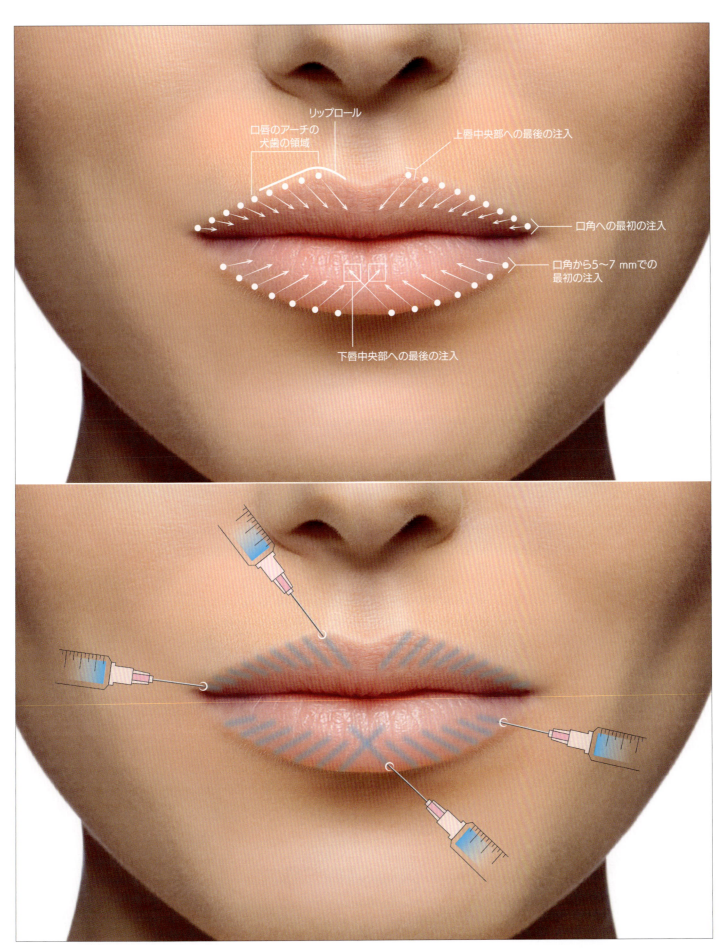

**テクニック 28 – Fig1、2** ボリュームアップとシェイピングのための注入図および計画-Tom van Eijk による「リップテンティングテクニック」（鋭針の使用）。

## 治療方法（→ テクニック28 – Fig3～6）

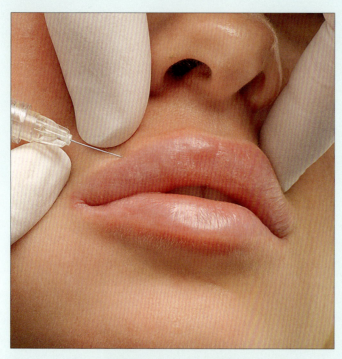

**テクニック28 – Fig3** 母指と示指の間で口唇をそっと伸ばす。口角のリップロールに針を挿入する。口唇組織の筋肉層の中心に向かって約5 mm進める。針の先端を少し持ち上げて、針の深さが正しいかどうかを確認する。均一な圧力を加えながら、逆行性注入により材料をゆっくりと注入する。

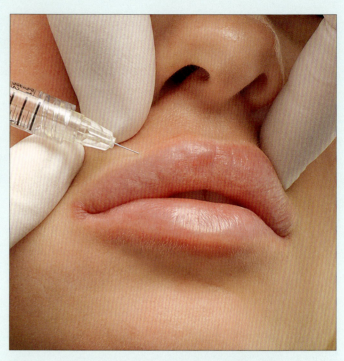

**テクニック28 – Fig4** 口角から始めて、口唇の中央まで2～3 mmの間隔で追加の注入を行う。

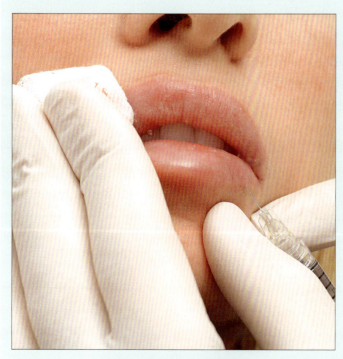

**テクニック28 – Fig5** 下唇に自然な結果を得るために、口角から約5 mmの位置には注入を行わないことを推奨する。口角に近い口唇の部分から始めて、内側方向に注入する。

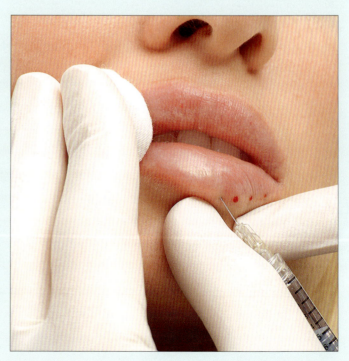

**テクニック28 – Fig6** そうしながら、口唇を裏返して軽く伸ばす。注入ラインは中央で交差する必要があり、ここで追加されたボリュームによって下唇の中央がわずかに膨隆する。

テクニック 28：ボリュームアップとシェイピング - Tom van Eijk による「リップテンティングテクニック」（鋭針の使用）

## 注意事項

- 口唇が非対称の場合、これを改善するために、非対称の部位に垂直に針を挿入し、少量の材料が注入される。
- 関連する上唇の4分割に垂直方向にもう少し多くのフィラーを注入する「リップテンティングテクニック」を用いることで上唇の対称性を回復することができる。
- 患者がより印象的なキューピッドの弓を希望する場合は、キューピッドの弓のリップロールからドライ／ウェットラインに向かって垂直に1回の注入を行い、材料を逆行性注入で投与する必要がある。
- このテクニックは非常に侵襲性があり、口唇の疼痛や腫脹をともなう。したがって、患者が治療前に、抗凝固薬による治療を受けていないことが重要である。
- 針はすぐに鈍くなり、挿入すると痛みが増すため、術者は針を頻繁に交換する必要がある。
- 治療結果を最適化するために、2回のセッションのアプローチが推奨される。

## 予想される副作用

頻繁に疼痛、発赤、より重度な内出血、血腫、軽度から重度の腫脹、まれに炎症。

## 望ましくない副作用

口唇の形態変化あるいは結節形成の結果として生じる変化をともなう過注入、材料の不均一な投与による非対称性、壊死。

## 治療プロトコルの概要

- 病歴、患者情報の取得と評価
- インフォームドコンセント
- 「術前」写真資料の取得：処置前後の比較のため
- 治療部位の分析およびマーキング
- クリーニング
- 徹底的な消毒
- アドレナリン含有の伝達麻酔
- 注入テクニック：線状テクニック
- 層：赤唇、口輪筋への筋肉内投与
- 材料：S/M ソフト 規格品
- 使用量：全量で約 1.0 〜 1.5 mL
- 針：27 〜 30 G 鋭針
- マッサージは不要
- 必要であれば冷却
- 血腫に対してヘパリンクリーム、術後イブプロフェン、アルニカ含有製剤
- 「術後」写真資料の取得：処置前後の比較のため
- 施術後の注意事項説明
- 8 〜 14 日後のリコール

## 9.5 口唇周囲のボリューム

口腔周囲領域の脂肪領域からボリュームが失われると、会話中や食事中、口笛を吹いているときに口唇の端に影ができる。初期段階では、このような影は表情筋運動中にのみ認められる。進行期には、このような活動がなくてもボリュームの減少が明らかになり、深いシワ、口角やマリオネットラインの下垂という経過をたどり、弛んだ頬組織のたるみによってさらに強くなる。このセクションのテクニックは、ボリューム不足によって口腔周囲領域の表情筋運動の際に生じる影や凹凸を治療する。

### 9.5.1　テクニック29
### ボリュームアップ - オトガイ唇溝（鋭針の使用）

オトガイ唇溝の治療は、唇と顎の間の影を埋めることで、顎を視覚的に引き伸ばし、顔をより若々しく見せることを目的としている。この領域の治療には、ボーラス（bolus）テクニックと貯留（depot）テクニックの2つのアプローチが推奨される。

**患者選択**

- 口唇と顎の間のボリュームが減少している場合、または加齢や遺伝によって口唇と顎の間の距離が短くなっている場合
- 口輪筋の強い収縮、骨量減少、歯列不正、ブラキシズムによる歯の摩耗などにより、口唇と顎の距離が短くなっている場合

**テクニック：** ボーラステクニック（1）、貯留テクニック（2）
**刺入方向：** 正面から直接（1）、水平（2）
**層：** 骨膜上（1）、皮下（2）
**材料：** ML粘性 規格品（1）、深い影にはML粘性 規格品、より小さく表面的な影には軟らかい製品（2）
**使用量：** 最大0.5 mL
**針：** 25 G 鋭針
**麻酔：** リドカインクリーム

テクニック 29：ボリュームアップ - オトガイ唇溝（鋭針の使用）

## 注入図および計画（→ テクニック 29 – Fig1 〜 4）

**ボーラステクニック**は大きな影やくぼみに適している。唇と顎の間のもっとも深い影に注入する。多くの場合、この影の中心に大量にボーラス注入するだけで十分である。針は骨膜に触れるまで、正面から影の中心に向かって直接刺入する。その後、針を1〜2mm引き抜き、組織が持ち上がり影が縮小するまで材料を注入する。

多量のHAを投与する場合は、数回に分けて注射する必要がある。たとえば、治療部位が非常に広範囲である場合ボーラス注入後の0.5 mLはほとんど目に見えないが、HAは凝集挙動を示すことがあり、まれにカプセル化される可能性があるため、追加注入は2〜3回に分けて行うべきである（以下の**Fig1**および**2**を参照）。

材料をいくつかの小さなボーラスに分割すると、このリスクは大きく制限される。

**貯留テクニック**はボーラステクニックとは異なり、いくつかの小さなボーラスを唇のひだの影に互い違いに配置し、貯留を形成するという点で異なる。このテクニックは、1か所に大量に注入した場合に、結合組織が材料によって封入されるのを防ぐためにシワの溝が非常に深い場合に推奨されるオプションである。治療部位に印をつけ、組織が前に出て影が軽減されるまで注射する。注射器は側面から近づけ、注射針は口唇と平行に水平に挿入する。材料は皮下に注入し、骨膜には入れない。

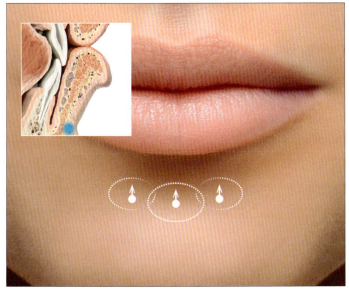
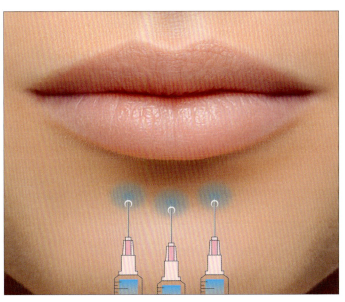

**テクニック 29 – Fig1、2** バリエーション1の注入図および計画：ボーラステクニック（鋭針の使用）によるオトガイ唇溝のボリュームアップ。

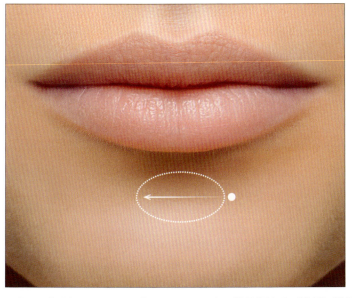
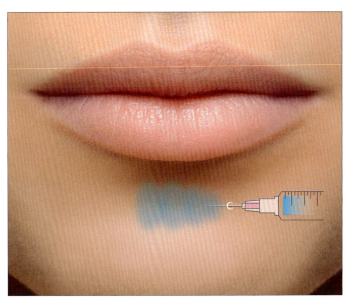

**テクニック 29 – Fig3、4** バリエーション2の注入図および計画：貯留テクニック（鋭針の使用）によるオトガイ唇溝のボリュームアップ。

## 口唇治療のための45のテクニック

### 治療方法（→ テクニック29 – Fig5、6）

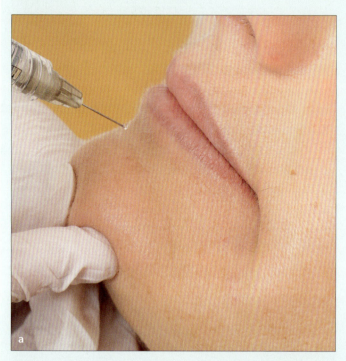
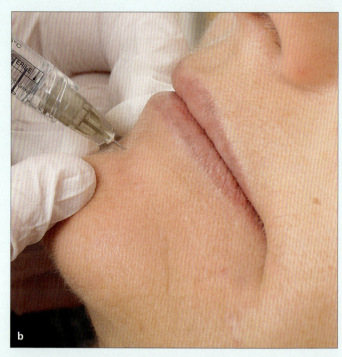

**テクニック29 – Fig5 a+b（バリエーション1、ボーラステクニック）**：小指で注射する手を患者の顎に添える（a）。注射針が骨膜に触れるので、手を安定させることが必要である。手が安定していればいるほど、患者の痛みは少なくなる。針が骨膜に触れたら、針を1〜2 mmほど引き抜き、1〜3回分の材料を正面から垂直に、影の中央の骨膜に注入する。骨は支えの役割を果たす。材料を注入すると組織が前方に押し出され、オトガイ唇溝のひだがほとんど見えなくなる（b）。

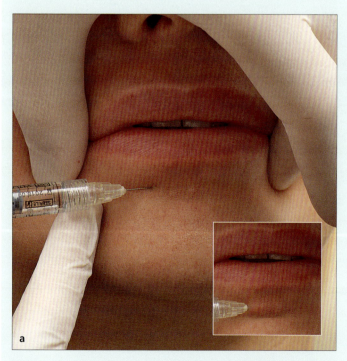
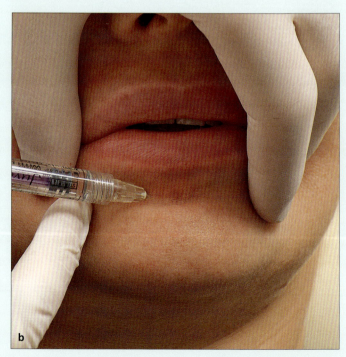

**テクニック29 – Fig6 a+b（バリエーション2、貯留テクニック）**：影の部分に印をつけ、皮膚を少し伸ばす。この部位の最も外側の端に針を刺入する（a）。マーキングした部位の端まで針を進め、逆行性に注入する。針が正しい皮膚層に入っているか、針を少し持ち上げて確認する（a右下：挿入画像）。皮膚は皮下層の針の周囲で軟らかく膨らむ。影が消え、組織が前に出てくるまで注入を続ける（b）。ボリュームの大半は影の最も深い部分に配置する必要がある。

## テクニック29：ボリュームアップ - オトガイ唇溝（鋭針の使用）

### 💡 注意事項

- 血管に注入するリスクがあるため、吸引してから行うことをお勧めする。
- オトガイ唇溝の治療は、ボツリヌス菌の投与と同時に行われることが多い。これは顎を弛緩させ、オトガイ唇溝の深化を促す石畳様オトガイに対抗するためである。
- この部位は、カニューレを用いた皮下治療も可能である。

### ⚠ 予想される副作用

わずかな発赤、まれに炎症、まれに血腫、軽い腫れ、治療後2日までのわずかな痛み。

### ⚠ 望ましくない副作用

炎症、過注入または結節形成、材料の不均一な送達による非対称性、壊死。

### 📝 治療プロトコルの概要

- 病歴、患者情報の取得と評価
- インフォームドコンセント
- 「術前」写真資料の取得：処置前後の比較のため
- 治療部位の分析とマーキング
- クリーニング
- 徹底した消毒
- 必要に応じて局所麻酔（リドカインクリーム）
- 注入テクニック：ボーラステクニック（バリエーション1）または貯留テクニック（バリエーション2）
- 層：それぞれ骨膜上、皮下
- 材料：ML粘性またはML軟性 規格品
- 使用量：最大 合計 0.5 mL
- 針：25 G 鋭針
- マッサージはなし
- 必要に応じて冷却
- 血腫用ヘパリンクリーム、術後イブプロフェン、アルニカ含有製剤
- 「術後」写真資料の取得：処置前後の比較のため
- 施術後の注意事項説明
- 8～14日後のリコール

## 9.5.2 テクニック30
### 増大 – オトガイ領域
### (鋭針の使用)

顎（オトガイ）の増大は、口腔領域の全体的な外観を調和させる効果がある。

**患者選択**

- オトガイのボリュームが少ない、または後退している場合

**注入図および計画**（→ テクニック30 – Fig1、2）

正面および側面からの正確な分析（第1章6、p. 27以降を参照）に従い、HAをボーラス注入する位置に印をつける。注射は鋭針で正面から垂直に行う。組織が前方に押し出され、欠損が修正されるまでゆっくりと注入する。架橋度の低い材料を使用すべきであり、最悪の場合、結合組織で被包される可能性があるため、1か所にあまり大量に注入すべきではない。このような理由から、ここで推奨される処置は、必要に応じ、より多くの量を数回に分けて注入する。

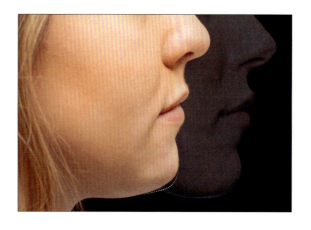

口腔領域の調和を作るために、この症例では少し後退した顎を増大させることを目的としている。

**テクニック：** ボーラステクニック
**刺入方向：** オトガイの中央に挿入
**層：** 筋肉内、骨膜上
**材料：** ML粘性 規格品
**使用量：** 適応に大きく依存するため、個別に計算する必要があるが、一般的にはボーラス1回あたり0.1〜0.2 mL未満である
**針：** 25 G 鋭針
**麻酔：** リドカインクリーム

テクニック 30：増大 - オトガイ領域（鋭針の使用）

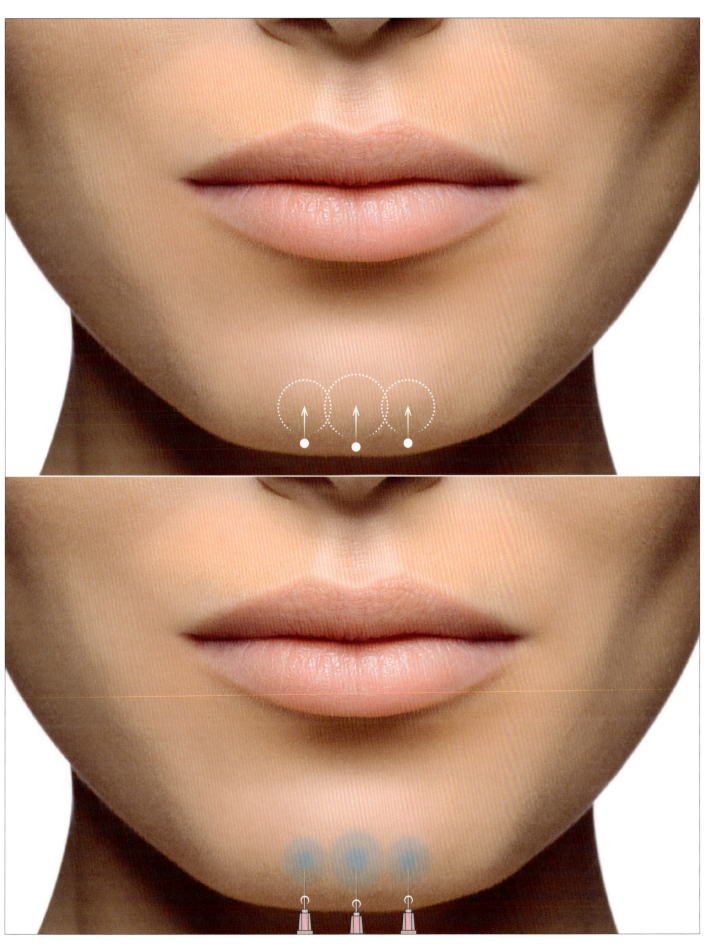

**テクニック 30 － Fig1、2** 増大のための注入図および計画 - オトガイ領域（鋭針の使用）。

**治療方法**（→ テクニック 30 – Fig3）

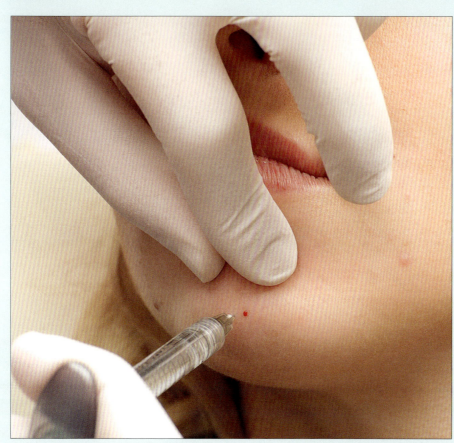

**テクニック 30 – Fig3** 針を筋肉に直接刺入し、組織を圧迫し刺入しやすくする。骨膜は支えとして機能する。針先が目的部位に位置していることを確認する。ボーラス投与後、オトガイを横から観察し、まだ体積が不足している部位を確認することが重要である。これは正面からだけでは必ずしも正確に観察できない。

テクニック 30：増大 - オトガイ領域（鋭針の使用）

## 注意事項

- 血管内注入を防ぐため、事前に吸引することが望ましい。
- オトガイ神経の出口への注入を避けるため、骨への接触が望ましい。

### ⚠ 予想される副作用
わずかな発赤、まれに炎症、まれに血腫、軽い腫脹。

### ⚠ 望ましくない副作用
炎症、過剰な材料の注入による顎の変形や結節形成、壊死。

## 治療プロトコルの概要

- 病歴、患者情報の取得と評価
- インフォームドコンセント
- 「術前」写真資料の取得：処置前後の比較のため
- 治療部位の分析とマーキング
- クリーニング
- 徹底した消毒
- 必要に応じて局所麻酔（リドカインクリーム）
- 注入テクニック：ボーラステクニック（バリエーション 1）または貯留テクニック（バリエーション 2）
- 層：筋肉内、骨膜上
- 材料：ML 粘性 規格品
- 使用量：適応症に大きく依存するため、個別に計算する必要があるが、一般にボーラス 1 回あたり 0.1 〜 0.2 mL 未満
- 針：25 G 鋭針
- マッサージはなし
- 必要に応じて冷却
- 血腫用ヘパリンクリーム、術後イブプロフェン、アルニカ含有製剤
- 「術後」写真資料の取得：処置前後の比較のため
- 施術後の注意事項説明
- 8 〜 14 日後のリコール

## 9.5.3　テクニック31
### 評価 − 垂直注入テクニック（鋭針の使用）

　この注入テクニックの目的は、食事や口をすぼめたときに筋肉の収縮によって生じるシワ、皮膚のくぼみ、影を修正することである（下図参照）。

**患者選択**

- 加齢にともなう口唇周囲脂肪領域のボリューム減少、または遺伝的なボリューム不足の場合

**注入図および計画**（→ テクニック31 – Fig1、2）

　注射は、口と顎の力を抜いた状態で、筋肉にできたくぼみの中心に鋭針を直接刺して行う。組織が持ち上がり、皮膚の陥凹が消失するまで注入する。注入する材料の量は、皮膚の陥凹の大きさに対応させる。ただし、注入量が多すぎると結合組織が被包されるリスクがあるため、量を数回に分けて注入するように注意する。材料が注入されると、筋肉の動きがわずかにブロックされ、目に見えるくぼみの下の領域が満たされる。注入する材料の量は、皮膚の陥凹の深さによって大きく異なる。

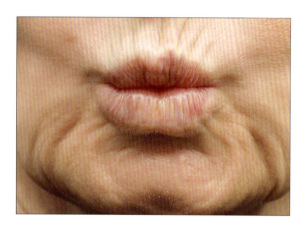

口元がリラックスしている状態では、ほうれい線はほとんど見えない。口をすぼめたり、皮膚を引き上げたりすると、皮膚のくぼみがすぐにわかる。

**テクニック**：ボーラステクニック
**刺入方向**：筋体内
**層**：筋肉内
**材料**：小さな圧痕にはML軟性 規格品、深い圧痕にはML粘性 規格品
**使用量**：皮膚陥凹の深さによる：0.5 〜 1.0 mL
**針**：25 G 鋭針
**麻酔**：リドカインクリーム

テクニック31：評価 - 垂直注入テクニック（鋭針の使用）

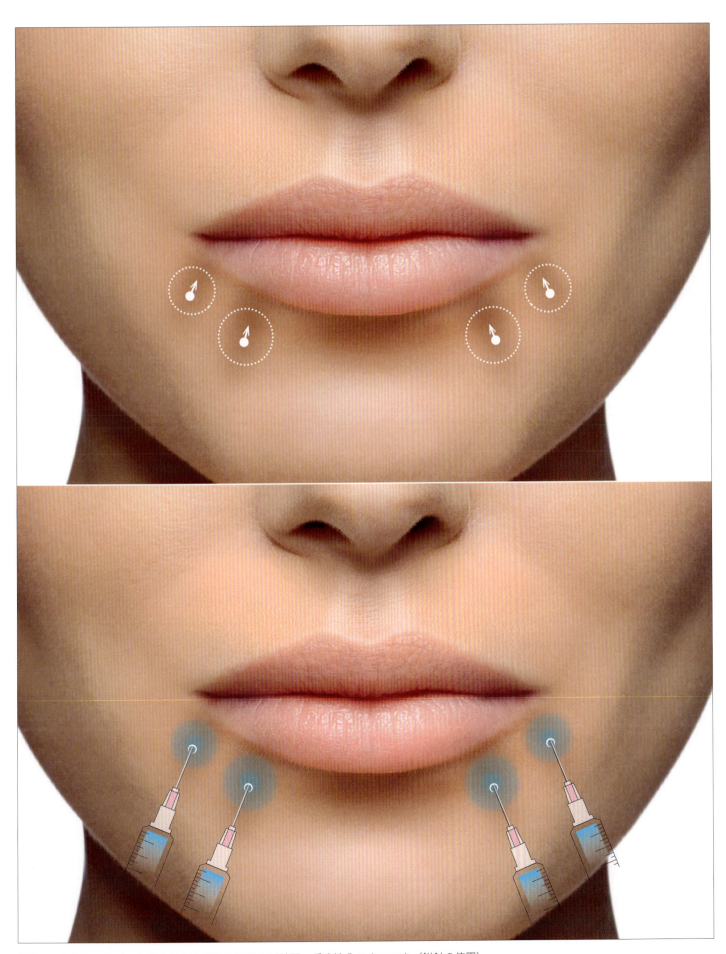

**テクニック31 - Fig1、2** 増大のための注入図および計画 – 垂直注入テクニック（鋭針の使用）。

**治療方法**（→ テクニック31 – Fig3、4）

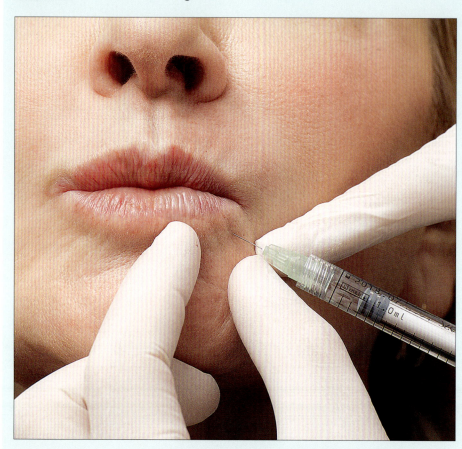

**テクニック31 – Fig3** 手技は複雑ではない。血管内注入を防ぐために吸引した後、非常にゆっくりと、くぼみの中心に直接注入する。反対側（画像参照）はすでに注入されており、注入した部分がかなり持ち上がっていることがわかる。

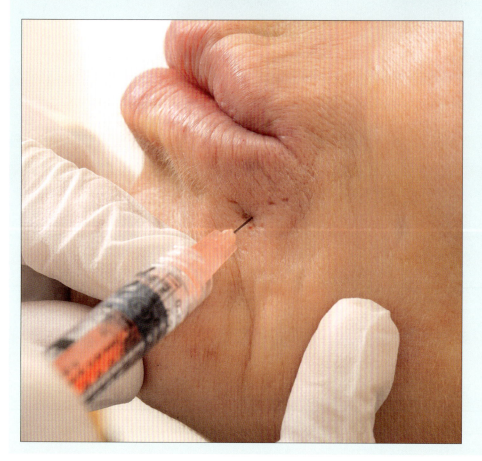

**テクニック31 – Fig4** 患者が口をすぼめている間に、針を影に3 mmの深さまで挿入する。影が消えるまで材料を注入する。このように影が深い場合は、0.2 mLまでの材料が必要な場合がある。

テクニック31：評価 - 垂直注入テクニック（鋭針の使用）

## 注意事項

- 血管に材料を注入するリスクがあるため、事前の吸引を推奨する。
- 注入量が多すぎると結合組織が被包されるリスクがあるため、注入液は数回に分けて注入する。

### ⚠ 予想される副作用

わずかな発赤、まれに炎症、まれに血腫、軽い腫脹。

### ⚠ 望ましくない副作用

炎症、結節形成をともなう過注入、不均一な材料供給による非対称性。

## 治療プロトコルの概要

- 病歴、患者情報の取得と評価
- インフォームドコンセント
- 「術前」写真資料の取得：処置前後の比較のため
- 治療部位の分析とマーキング
- クリーニング
- 徹底した消毒
- 必要に応じて局所麻酔（リドカインクリーム）
- 注入テクニック：ボーラステクニック
- 層：筋肉内
- 材質：小さなくぼみにはML軟性 規格品、深いくぼみにはML粘性 規格品
- 使用量：皮膚陥凹の深さによって異なる：0.5～1.0 mL
- 針：25 G 鋭針
- マッサージはなし
- 必要に応じて冷却
- 血腫用ヘパリンクリーム、術後イブプロフェン、アルニカ含有製剤
- 「術後」写真資料の取得：処置前後の比較のため
- 施術後の注意事項説明
- 8～14日後のリコール

## 9.5.4 テクニック 32
### ボリュームアップ - ファインマリオネットライン I（鋭針の使用）

　このテクニック（およびそれに続くテクニック 33）の目的は、初期のマリオネットラインを微妙に左右対称的に埋め、口角を補強することである。口角を補強し、その横にできるほうれい線を減らすことで、口元はより若々しく親しみやすい印象になる。

**患者選択**

- マリオネットラインや口角のシワ、口角の平坦化、わずかなたるみが気になる患者

**注入図および計画**（→ テクニック 32 – Fig1、2）

　4 本のラインを組み合わせて注入することで、マリオネットラインを緩和し、口角を安定させる。口角の輪郭に沿って長さ 1 cm の材料を 2 本ずつ注入し、口角を安定させる。口角のたるみは、下から注入された 2 本のラインによってサポートされる。

　最初のラインは、口角に近い上唇の輪郭に沿っている。

　2 本目のラインは下唇の輪郭に沿って、やはり口角の近くを走る。第 3 のライン（長さ 2 cm）は口角の下を通り、口唇の縁に垂直に走る。第 4 のライン（長さ 2 cm）は、口唇の縁に向かってやや鋭角に走り、第 3 のラインに近い。

**テクニック**：線状テクニック
**刺入方向**：口角の唇の輪郭に沿って横切る
**層**：皮下
**材料**：M 粘性 規格品
**使用量**：1 ラインあたり 0.05 mL、合計 0.4 mL 程度
**針**：27 G の鋭針
**麻酔**：リドカインクリーム

テクニック 32：ボリュームアップ - ファインマリオネットラインI（鋭針の使用）

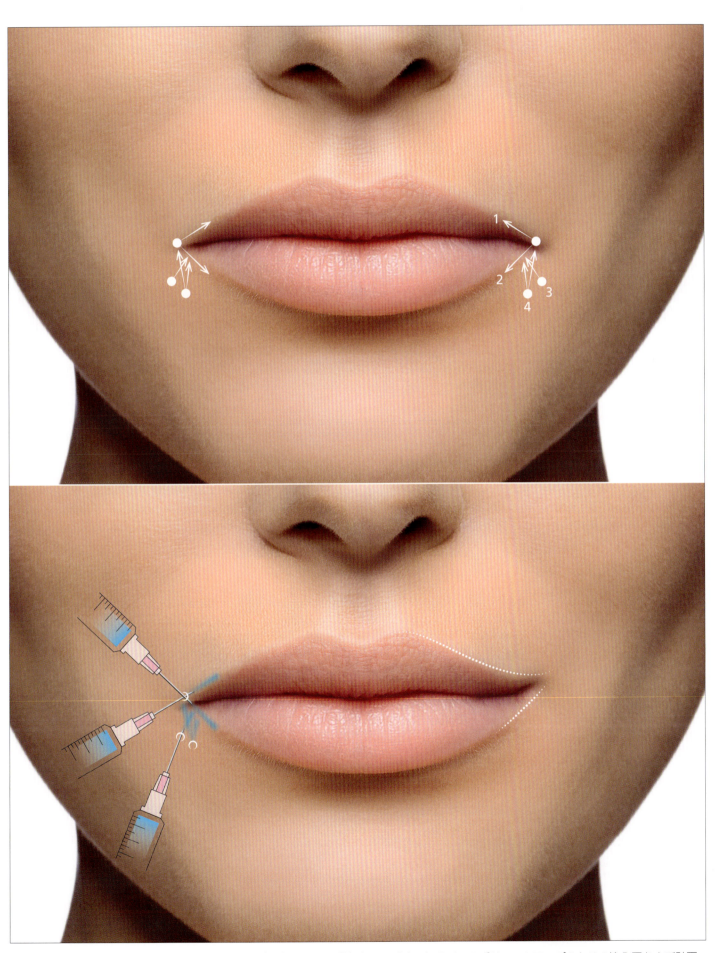

**テクニック 32 − Fig1、2** 線状テクニック（鋭針の使用）を用いた微細なマリオネットラインのボリュームアップのための注入図および計画。

## 治療方法（→ テクニック 32 – Fig3～7）

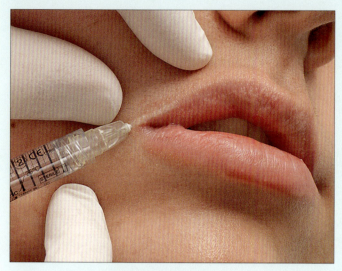

**テクニック 32 – Fig3** 口唇の輪郭を補強するには、上唇の口角から始める。

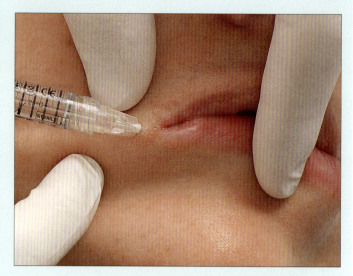

**テクニック 32 – Fig4** 下唇の口角でも同じ手技を繰り返す。

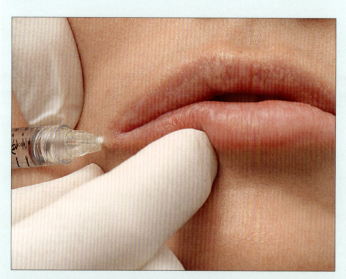

**テクニック 32 – Fig5** **線状テクニック**を用いて、口角の1つの刺入点から上唇と下唇に注入することもできる。

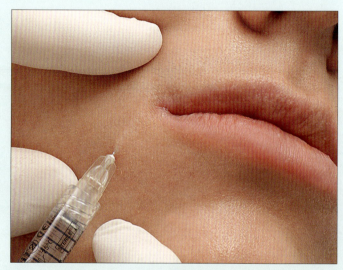

**テクニック 32 – Fig6** 口角は、**扇形テクニック**を用いて、口の下から始めて補強することができる。口角の外側から内側方向に2～3ライン注入する。

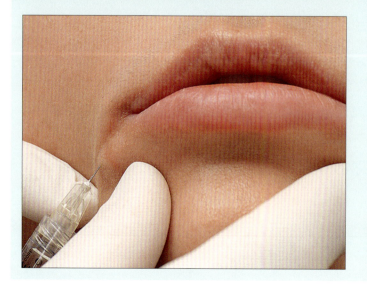

**テクニック 32 – Fig7** 注入した材料が皮膚を突き抜け、不規則な皮膚表面になる場合は、母指でその部位を平らに押さえて圧迫する。

## テクニック32：ボリュームアップ - ファインマリオネットラインI（鋭針の使用）

### 💡 注意事項

- 血管に材料を注入するリスクがあるため、事前の吸引を推奨する。
- 治療前に口角にひび割れや炎症があると、併発症を引き起こし、治癒に時間がかかることがある。
- 一般的に口角治療は、シワやたるみの程度に応じて1～2回繰り返す必要がある。マリオネットラインへの注入治療を組み合わせることが、多くの場合よい選択肢となる。

#### ⚠ 予想される副作用

わずかな発赤、まれに炎症、まれに血腫、軽い腫脹。

#### ⚠ 望ましくない副作用

炎症、過注入による口唇の形状の変化や小結節の形成、材料の不均一な送達による非対称性、壊死。

### 📝 治療プロトコルの概要

- ▶ 病歴、患者情報の取得と評価
- ▶ インフォームドコンセント
- ▶ 「術前」写真資料の取得：処置前後の比較のため
- ▶ 治療部位の分析とマーキング
- ▶ クリーニング
- ▶ 徹底した消毒
- ▶ 必要に応じて局所麻酔（リドカインクリーム）
- ▶ 注入テクニック：ボーラステクニック
- ▶ 層：皮下
- ▶ 材料：M粘性 規格品
- ▶ 使用量：1ラインあたり0.05 mL、合計0.4 mL 程度
- ▶ 針：27 G 鋭針
- ▶ マッサージはなし
- ▶ 必要に応じて冷却
- ▶ 血腫用ヘパリンクリーム、術後イブプロフェン、アルニカ含有製剤
- ▶ 「術後」写真資料の取得：処置前後の比較のため
- ▶ 施術後の注意事項説明
- ▶ 8～14日後のリコール

## 9.5.5　テクニック33
## ボリュームアップ -
## ファインマリオネットラインⅡ（鋭針の使用）

このテクニックでは、マリオネットラインの形成と口角の補強を左右対称に行い、より若々しく親しみやすい口元に仕上げる。

### 患者選択

・マリオネットラインや口角のシワ、口角の平坦化、わずかなたるみが気になる患者

### 注入図および計画 （→ テクニック33 – Fig1、2）

初期のマリオネットラインがある患者に対するテクニック32の代替法として、ボーラステクニックを用いて影や皮膚のくぼみの中心に直接注入する方法がある。治療部位に印をつけ、正確な注入と過注入を避けるために、ボーラスを圧迫下に注入することを推奨する。母指と示指で治療部位を挟み、0.05～0.1 mLのボーラスを中心部にゆっくりと注入する。このようにして加えられる圧力が周囲の血管を圧迫し、壊死のリスクを抑え、材料が口腔内に漏れるのを防ぐ。

**テクニック**：ボーラステクニック
**刺入方向**：前方から斜め上方へ
**層**：皮下、筋肉内（組織の厚さによる）
**材料**：M粘性 規格品
**使用量**：1ボーラスあたり0.05～0.1 mL、合計0.2 mL程度
**針**：25～27Gの鋭針
**麻酔**：リドカインクリーム

テクニック33：ボリュームアップ - ファインマリオネットラインⅡ（鋭針の使用）

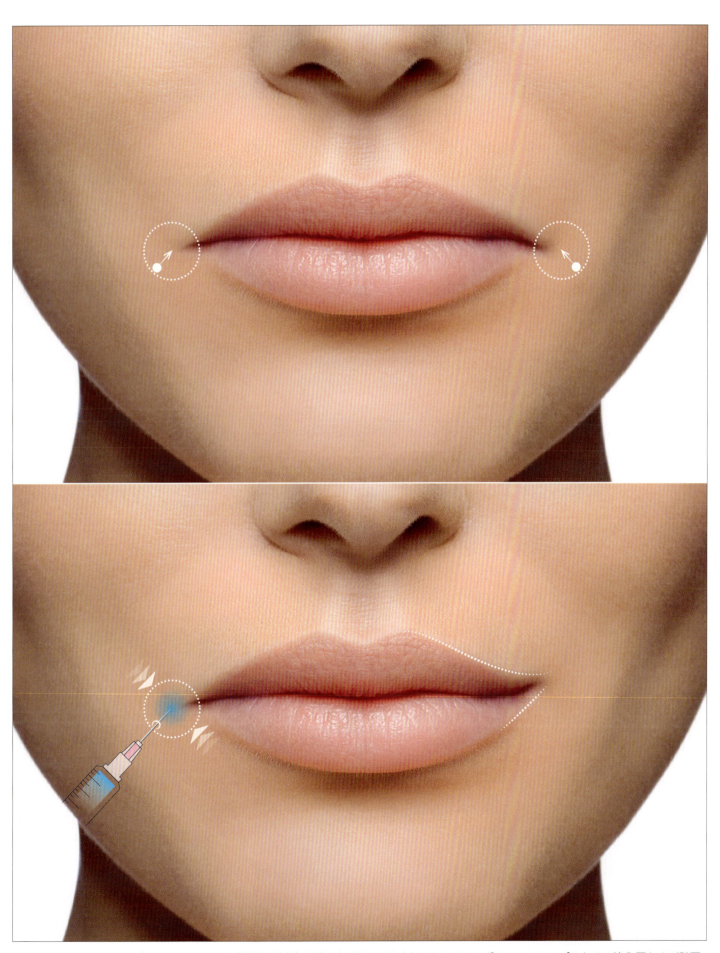

**テクニック 33 — Fig1、2** ボーラステクニック（鋭針の使用）を用いた、細いマリオネットラインのボリュームアップのための注入図および計画。

**治療方法**（→ テクニック33 – Fig3、4）

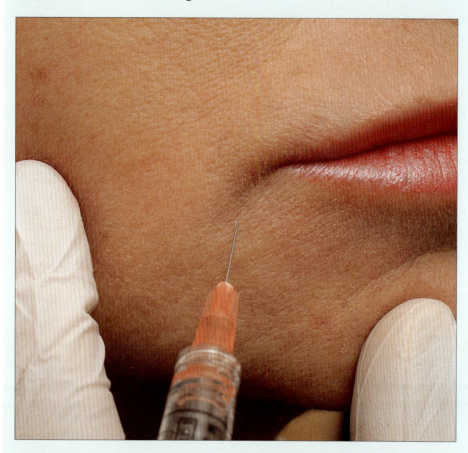

**テクニック33 – Fig3** 影の中心にボーラスを直接注入する。組織が浮き上がって影が消えるまで注入を続ける。

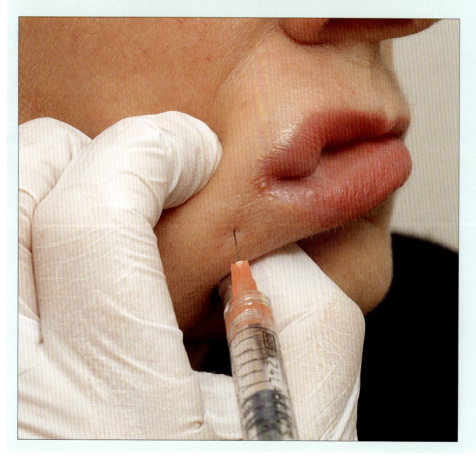

**テクニック33 – Fig4** 別の方法として、母指と示指で組織を挟み、外側に膨らむようにする。このように握ることで圧力がかかり、ターゲット部位に材料が押し込まれる。この方法は、組織に中隔の損傷があり、特定の位置に材料を入れるのが困難な場合に推奨される。針を1～3mmの深さまで組織に刺入し、ゆっくりと材料を注入する。

テクニック 33：ボリュームアップ - ファインマリオネットライン II（鋭針の使用）

## 注意事項

- 血管に物質を注入するリスクがあるため、事前の吸引を推奨する。
- 治療前に口角にひび割れや炎症があると、併発症を引き起こし、治癒に時間がかかることがあるので、治療前に口角にひび割れや炎症がないことを確認する。
- 一般的に口角治療は、シワやたるみの程度により1〜2回繰り返す必要がある。マリオネットラインの充填と組み合わせて治療することが、多くの場合よい選択肢となる。
- 架橋度の異なるHAフィラーを併用することで、さらに効果を高めることができる。

## 予想される副作用

わずかな発赤、まれに炎症、まれに血腫、軽い腫れ。

## 好ましくない副作用

炎症、過注入による口唇の形状の変化または結節の形成、不均一な材料送達による非対称性、壊死。

## 治療プロトコルの概要

- 病歴、患者情報の取得と評価
- インフォームドコンセント
- 「術前」写真資料の取得：処置前後の比較のため
- 治療部位の分析とマーキング
- クリーニング
- 徹底した消毒
- 必要に応じて局所麻酔（リドカインクリーム）、伝達麻酔
- 注入テクニック：ボーラステクニック
- 層：皮下、筋肉内
- 材料：M粘性 規格品
- 使用量：1ラインあたり0.05〜0.1 mL、合計0.2 mL程度
- 針：25〜27 G 鋭針
- マッサージはなし
- 必要に応じて冷却
- 血腫用ヘパリンクリーム、術後イブプロフェン、アルニカ含有製剤
- 「術後」写真資料の取得：処置前後の比較のため
- 施術後の注意事項説明
- 8〜14日後のリコール

口唇治療のための 45 のテクニック

## 9.5.6　テクニック 34
### 増大 - マリオネットライン
### （鋭針の使用）

　治療目標は、マリオネットラインの調和のとれた修正である。これには、口角と口輪筋の末端の間の領域に填入することにより、口腔交連領域を微妙かつ対称的に補強することが含まれる。マリオネットライン治療には 4 つの異なるアプローチがあり、カニューレを使用して行うこともできる（テクニック 35、p. 266 以降を参照）。

**患者選択**

・加齢による口角のボリュームダウンや菲薄化の場合
・顔型による口角のたるみや影が気になる患者
・遺伝的に鼻唇溝が肥大している場合

**注入図および計画**（→ テクニック 34 – Fig1 ～ 8）

　下唇の皮膚部分のボリュームを増量することで、この部位を補強し、口角を支える。また、口角部は口唇周囲の影がなくなり、若返り効果が得られる。手技には以下が含まれる：扇形テクニックを用いてマリオネットラインをやさしく充填し、付着した筋肉をほぐす。

**テクニック**：扇形テクニック、クリスクロステクニック
**刺入方向**：テクニック 34、Fig1 ～ 8 参照
**層**：皮下、皮下
**材料**：適応により M 粘性 規格品または M 軟性 規格品
**使用量**：1 ラインあたり 0.05 ～ 0.1 mL
**針**：27 G 鋭針
**麻酔**：リドカインクリーム

テクニック 34：増大 - マリオネットライン（鋭針の使用）

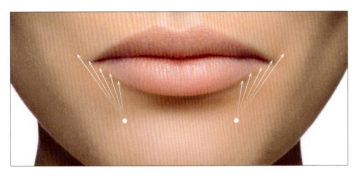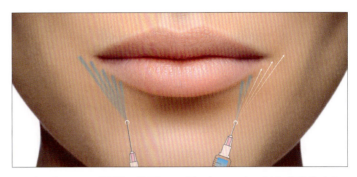

**テクニック 34 － Fig1、2** バリエーション 1 の注入図および計画：**増大-マリオネットライン（鋭針の使用）**。両側にある 1 本の針先（扇形）から、扇形に材料を注入する。針を上に向けることで、口角や口唇の端にボリュームを出すことができる。これにより、サポート効果が強化される。線状テクニックを用いて、口と口角に向かって材料を注入する。

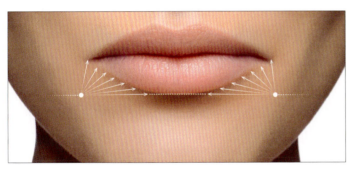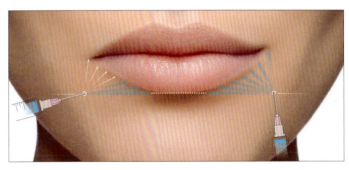

**テクニック 34 － Fig3、4** バリエーション 2 の注入図および計画：**増大 - マリオネットライン（鋭針の使用）**。口唇の下に横方向のボリューム不足がある場合、下口唇の最下部を通る仮想線（破線）に沿って針の挿入点をマークし、そこから唇の縁まで数本の材料を注入する。隣接する多数のラインを注入することで、術者は材料の配置を非常に正確に定めることができ、微細な非対称の領域も修正することが可能である。

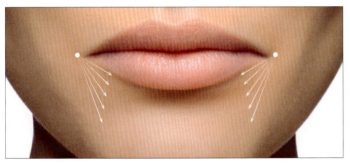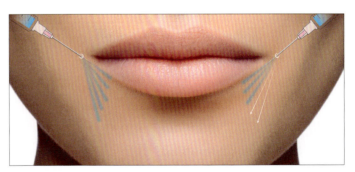

**テクニック 34 － Fig5、6** バリエーション 3 の注入図および計画：**増大 - マリオネットライン（鋭針の使用）**。ここでは、針の刺入点は直接口角にある。口唇の輪郭を治療に組み込む場合は、この方法が望ましい。刺入点は片側につき 1 か所でよく、そこから扇形テクニックを用いてあごの中央に向かって数本のラインを注入する。

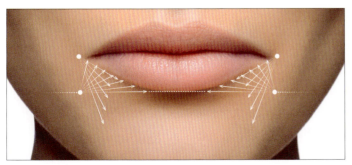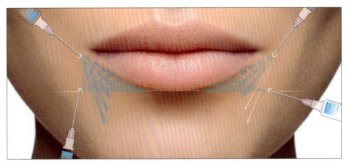

**テクニック 34 － Fig7、8** バリエーション 4 の注入図および計画：**増大-マリオネットライン（鋭針の使用）**。サンドウィッチ法は、マリオネットラインが極端に目立つ場合に推奨される。これは、失われた脂肪領域の充填と口角の支持を組み合わせたものである。まず、扇形テクニックを用いて顎の中央に向かって深い皮下注入を行い、体積不足を埋める。次に、2 番目のファンがこれに重ねられ（クリスクロステクニック）、材料が下口唇の輪郭の方向に皮下層のより表面に注入される。この方法は、その部分を安定させ、表情シワを目立たなくする。

## 治療方法（→ テクニック34 – Fig9〜12）

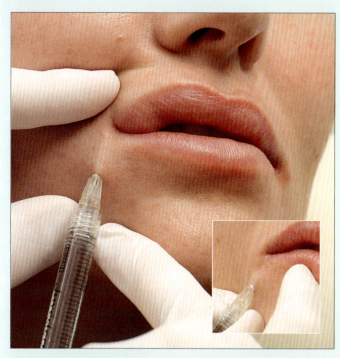

**テクニック34 – Fig9（バリエーション1）**：まず口角を下から補強する。口角下1 cmの位置に針を刺入し、扇形テクニックを用いて口角に数本のラインを注入し、内側方向に進め、口唇縁で終了する。使用する針の長さによって、異なる大きさの領域を治療することができる。

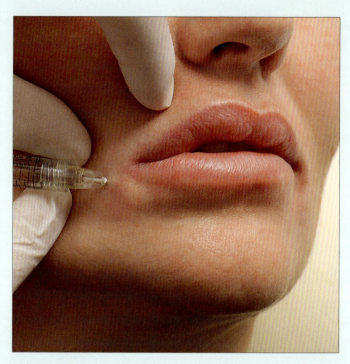

**テクニック34 – Fig10（バリエーション2）**：外側からアプローチし、扇形テクニックを用いて、1つの刺入点から口唇の輪郭の下に数本の材料を注入する。この画像のように、材料がやや不規則な膨らみを形成している場合は、示指を口腔内に入れ、凹凸がなくなるまで母指と示指で材料を押し込むことを推奨する。

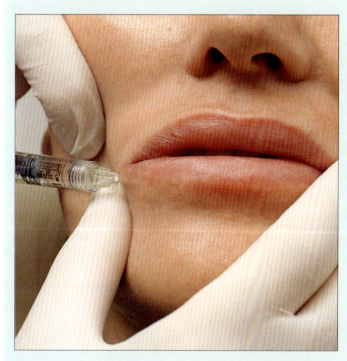

**テクニック34 – Fig11（バリエーション3）**：下唇領域全体を伸ばすと、口角を治療しやすい。

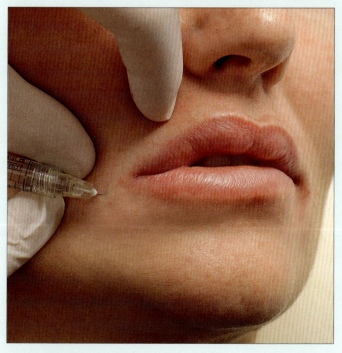

**テクニック34 – Fig12（バリエーション4）**：レイヤーを重ねると、領域がわずかに不均一になる可能性がある。これらは通常、マッサージによって修正できる。

## 注意事項

- 口角治療は、シワやたるみの程度にもよるが、原則として1〜2回繰り返す必要がある。このため、マリオネットラインの充填と組み合わせて治療を行うことは、組織をさらに支えることになり、非常に有効である。

### ⚠ 予想される副作用

わずかな発赤、まれに炎症、まれに血腫、軽い腫れ。

### ⚠ 好ましくない副作用

炎症、過注入による口唇の形状の変化または結節の形成、不均一な材料送達による非対称性、壊死。

## 治療プロトコルの概要

- 病歴、患者情報の取得と評価
- インフォームドコンセント
- 「術前」写真資料の取得：処置前後の比較のため
- 治療部位の分析とマーキング
- クリーニング
- 徹底した消毒
- 必要に応じて局所麻酔（リドカインクリーム）
- 注入テクニック：扇形テクニック、クリスクロステクニック
- 層：皮膚下、皮下、シワの深さによる線と影の深さ
- 材料：M粘性またはM軟性 規格品
- 使用量：1ラインあたり0.05〜0.1 mL
- 針：25〜27 G 鋭針
- やさしくマッサージ
- 必要に応じて冷却
- 血腫用ヘパリンクリーム、術後イブプロフェン、アルニカ含有製剤
- 「術後」写真資料の取得：処置前後の比較のため
- 施術後の注意事項説明
- 8〜14日後のリコール

## 9.5.7 テクニック 35
## 増大 - マリオネットライン
## （鈍カニューレの使用）

治療目標は、マリオネットラインの調和のとれた修正である。この治療では、カニューレを使用して口角と口輪筋の端の間の領域に充填することにより、口角を左右対称に補強する。この方法で広い範囲を皮下に充填することができる。カニューレテクニックの利点は、損傷する血管が少ないため血腫や腫れが少なく、治療後の痛みも少ないことである。しかし、カニューレテクニックを使用する場合、異なる層を重ね合わせたり、カニューレ自体を制御された方法で誘導したりすることはより難易度が高い。

**患者選択**

- 加齢によるボリュームの減少や口角の菲薄化のある患者
- 顔型による口角のたるみや影が気になる患者
- 遺伝的に鼻唇溝が肥大している場合

**注入図および計画**（→ テクニック 35 – Fig1 〜 6）

下唇の皮膚部分にボリュームを補充することで、この部位を補強し、口角を支える。また、口角部は口唇周囲の影が弱まり、若返り効果が得られる。この手技では、扇形テクニックを用いてマリオネットラインを充填し、付着している筋肉を動員させる。両側にある 1 本の針の刺入部（「扇」の先端）から、扇状に対象部位に注入する。扇の先端の位置は治療目標や適応症によっても異なる。カニューレの刺入部は Nokor 針で準備する。使用するカニューレの長さは治療部位によって異なる。材料を注入する前に、治療部位の組織層を離し、材料が広範囲に行き渡るようにする。凹凸があれば、治療後にマッサージで簡単に取り除くことができる。ここでは、作用機序の点でわずかに異なる 3 つのバリエーションを紹介する。

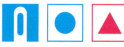

**テクニック**：扇形テクニック
**挿入方向**：テクニック 35、Fig1 〜 6 参照
**層**：皮下
**材料**：適応に応じて M 粘性または M 軟性 規格品
**使用量**：1 ラインあたり 0.05 〜 0.1 mL
**針**：27 G 鈍カニューレ
**麻酔**：リドカイン（スキンウィール法）

テクニック 35：増大 - マリオネットライン（鈍カニューレの使用）

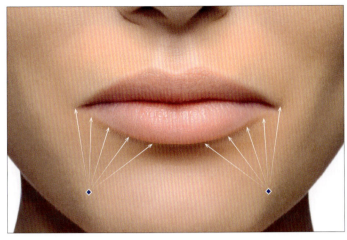
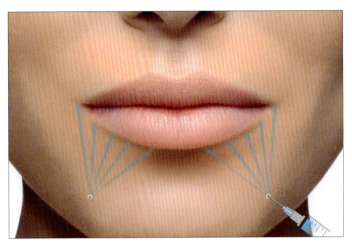

**テクニック 35 − Fig1、2** バリエーション 1：マリオネットラインの増強（鈍カニューレの使用）の注入図および計画。このテクニックは、たるみや体積減少によるマリオネットラインが、深いシワや顕著な陰影をともない、減少した脂肪領域を補う必要がある場合によく用いられる。口角から 2 cm ほど下に針を刺し、口角から下唇の縁に向かって、扇形テクニックを用いて数本のラインを描く。針を上方に向けることで、口角や口唇の端にボリュームを出すことができる。これにより、支持効果が強化される。カニューレの先端が口唇に刺さらないように注意しながら、力を入れずにやさしく口唇に向かってカニューレを進めていく。使用する針の長さによって、さまざまな大きさの部位を治療することができる。

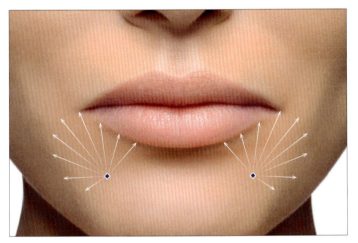
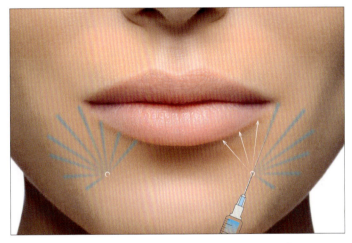

**テクニック 35 − Fig3、4** バリエーション 2：増大 - マリオネットライン（鈍カニューレの使用）の注入図および計画。この手技のバリエーションでは、口角下の針挿入点はさらに内側方向、顎の中心に向かって位置する。唇側部のリフトアップをともなう深いマリオネットラインの除去に適している。

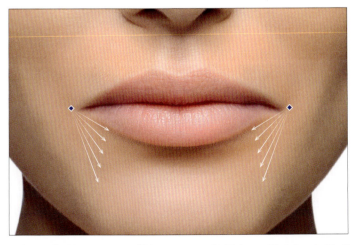
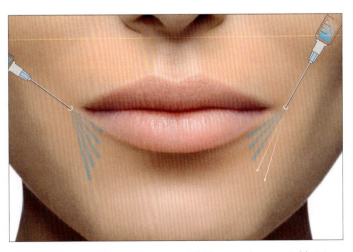

**テクニック 35 − Fig5、6** バリエーション 3：増大 - マリオネットライン（鈍カニューレの使用）の注入図および計画。このカニューレ法のもっとも一般的なバリエーションは、口角を安定させるだけでなく、下唇の輪郭を引き締め、マリオネットラインを治療する。針は口角から 2 〜 3 mm の位置に刺入する。片側につき 1 か所だけ針を刺入し、そこから扇形テクニックを用いて顎の中央に向かって数本のラインを注入する。

### 治療方法（→ テクニック 35 – Fig7、8）

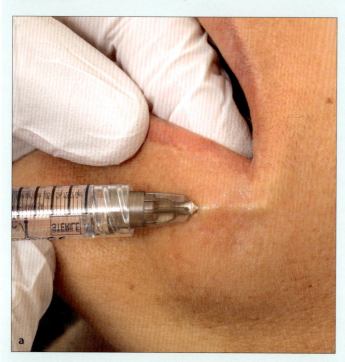
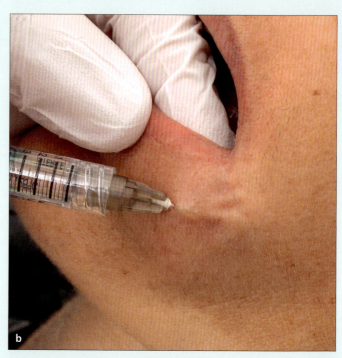

**テクニック 35 – Fig7 a+b（バリエーション 2）**：カニューレを用いた扇形テクニックの場合、三角形の領域に注入し、影を埋め、同時に組織を安定させる。ここでは短いカニューレ（25 mm）を使用した。

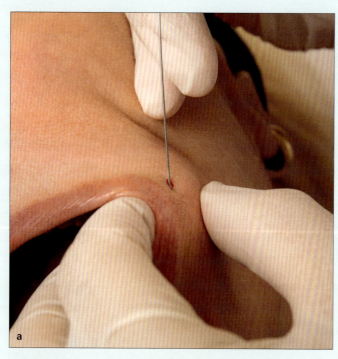
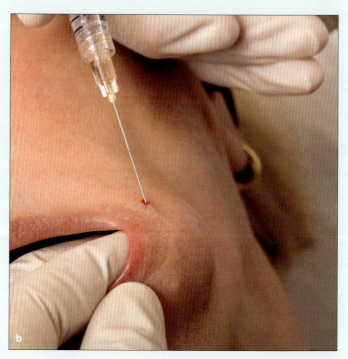

**テクニック 35 – Fig8 a+b（バリエーション 3）**：口角から内側に向かって下向きに注入する場合は、長めのカニューレ（38～50 mm）の使用を推奨する。母指と示指で頬を前方に引っ張ることで、長いカニューレをガイドしやすくなり、組織の抵抗に打ち勝つことができる。母指と示指で組織を固定すると、組織層が離れやすくなり、術者もカニューレの位置を確認しやすくなる。

## テクニック35：増大 - マリオネットライン（鈍カニューレの使用）

### 💡 注意事項

- 施術用チェアを後方に30～45°傾斜させ、術者が患者に対して横向きに立てるようにすると、手技が実施しやすくなる。
- 術者は治療部位を正面から見ることができないため、事前分析ではどの部位にどれだけの量を注入する必要があるかを正確に記録する必要がある。注入中は、シリンジのプランジャーを見ながら、注入量を注意深くモニターする必要がある。
- 治療は少量のHAから開始し、中間結果をチェックするために注射の間に患者を垂直位に戻す。
- HAの粘度は皮膚の厚さとシワの深さに応じて選択すべきである。組織がより大きな支持を必要とする部位にはより粘度の高い材料を使用し、薄くデリケートな皮膚には軟らかく粘度の低いHAフィラーを使用する。

### ⚠ 予想される副作用

わずかな発赤、まれに炎症、まれに血腫、Nokor針での事前の穿刺により軽い腫れの可能性がある。

### ⚠ 好ましくない副作用

炎症、過注入、結節形成、不均一な材料送達による非対称性、壊死。

### 📝 治療プロトコルの概要

- ▶ 病歴、患者情報の取得と評価
- ▶ インフォームドコンセント
- ▶ 「術前」写真資料の取得：処置前後の比較のため
- ▶ 治療部位の分析とマーキング
- ▶ クリーニング
- ▶ 徹底した消毒
- ▶ 必要に応じて局所麻酔（リドカインクリーム）
- ▶ 注入テクニック：扇形テクニック
- ▶ 層：皮下
- ▶ 材料：適応に応じてM粘性またはM軟性 規格品
- ▶ 使用量：1ラインあたり0.05～0.1mL
- ▶ 針：27G鈍カニューレ
- ▶ やさしくマッサージ
- ▶ 必要に応じて冷却
- ▶ 血腫用ヘパリンクリーム、術後イブプロフェン、アルニカ含有製剤
- ▶ 「術後」写真資料の取得：処置前後の比較のため
- ▶ 施術後の注意事項説明
- ▶ 8～14日後のリコール

## 9.5.8 テクニック 36
### 増大術 – 風車（windmill）テクニック：マリオネットライン、口唇、口腔周囲領域（鈍カニューレの使用）

このテクニックでは、左右の刺入点を残したり、またカニューレを交換したりすることなく、口腔領域全体を増大させることができる。少し熟練すれば、1本の同じカニューレで全領域に異なる素材を使用することも可能である。もちろん、半径を大きくすることも可能である。

**患者選択**

- 加齢や遺伝による口唇や口腔周囲のボリューム減少やシワ、マリオネットラインを改善したい患者

**注入図および計画**（→ テクニック 36 – Fig1、2）

注射針を刺入する位置が口角から 3 〜 5 mm 横の場合、Nokor 針で皮膚をさまざまな方向に刺入する必要がある。

まず、鈍カニューレで扇形テクニックを使用して、顎の中央に向かって皮下層の組織を充填する。この後、個々のラインを下口唇の輪郭と中央の方向に注入し、下口唇と上口唇のドライ／ウェットライン、上口唇の中央と輪郭、鼻唇溝までの上口唇周囲部に注入する。しかしながら、上口唇から逆の順序で行うことも可能である。

使用する材料は、適応や治療目的に応じて変更することができる。下口唇領域の安定した治療には、より粘性の高い HA が使用され、シワを目立たなくする。上口唇の活性化には軟らかく粒子の小さい HA が使用される。カニューレを完全に引き抜き、カニューレと材料を交換して、同じ刺入点から次の部位に注入することが望ましい。材料を交換する場合、カニューレを組織内に残したままシリンジのネジを外すことも可能である。

**テクニック**：扇形テクニック
**刺入方向**：内側に半径 160° 以上
**層**：皮下
**材料**：部位と適応に応じて、S/M 粘性または S/M 軟性 規格品
**使用量**：1 ラインあたり 0.05 〜 0.1 mL
**針**：27 G 鈍カニューレ
**麻酔**：リドカイン（スキンウィール法）

テクニック36：増大術 - 風車（windmill）テクニック：マリオネットライン、口唇、口腔周囲領域（鈍カニューレの使用）

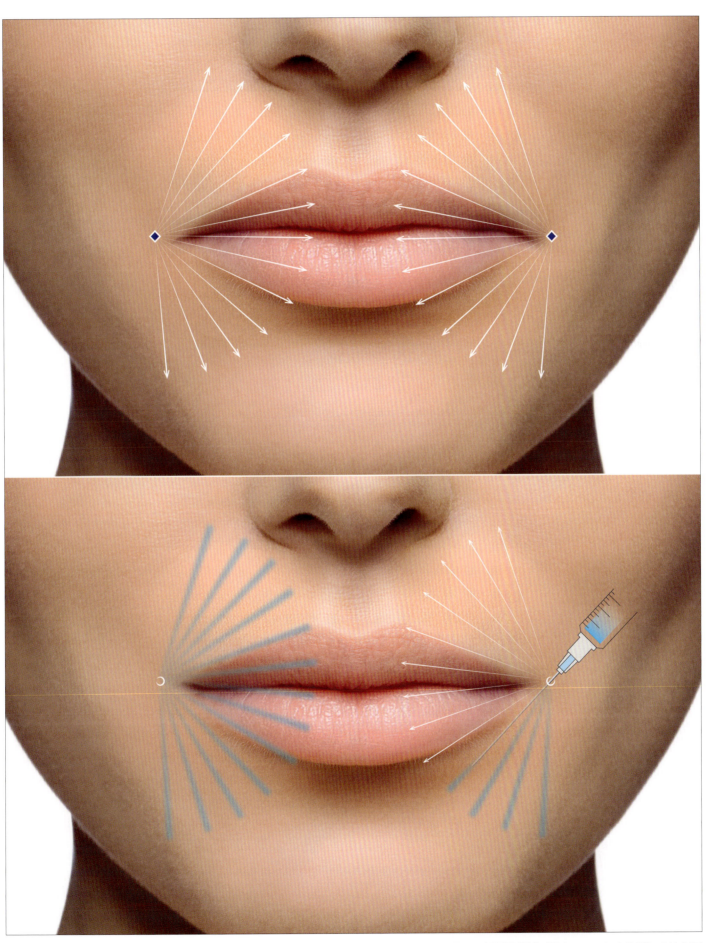

**テクニック36 - Fig1、2** 増大術 - 風車（windmill）テクニック：マリオネットライン、口唇、口唇周囲領域（鈍カニューレの使用）の注入図および計画。

口唇治療のための 45 のテクニック

**治療方法**（→ テクニック 36 – Fig3 〜 5）

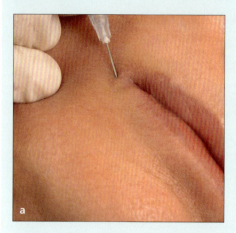
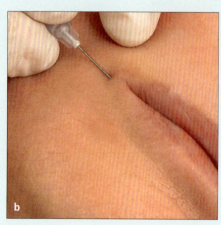
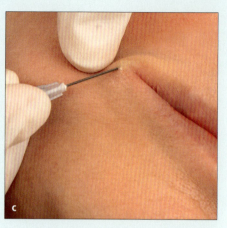

**テクニック 36 − Fig3 a 〜 c** あらゆる方向からカニューレを注入できるようにするため、カニューレを挿入する 3 つの方向（下方向 [a]、内側方向 [b]、上方向 [c]）をあらかじめ Nokor 針で刺しておく。これによりカニューレの挿入が容易になる。

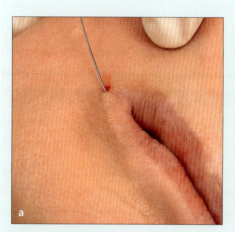
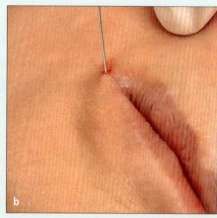
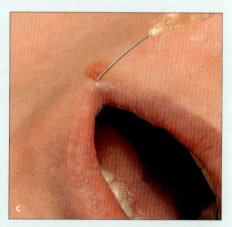

**テクニック 36 − Fig4 a 〜 c** 下口唇領域の治療：カニューレを持ち上げると、どの組織層に位置するかがわかる（a）。扇形テクニックを用いて、異なるラインの素材を隣り合わせに置き、下に向かって施術する。頬の皮膚を伸ばすと、カニューレを顎のひだに向かって組織内をやさしく動かしやすくなる（b）。患者の右側でカニューレを垂直に下方に誘導する必要がある場合（c）、右利きの術者は、施術用椅子を低くして患者の頭の少し後ろに位置すると便利である。

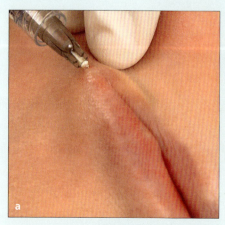
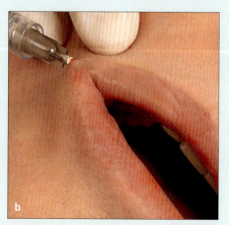
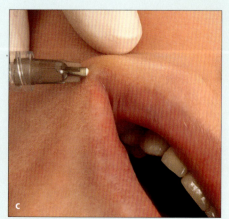

**テクニック 36 − Fig5 a 〜 c** 上口唇の治療：治療目的に応じて必要な本数を、同じ刺入点から注入する（a）。このやや高齢の患者では、アヒルぐち効果を防ぎながらボリュームを出すために、上口唇のドライ／ウェットラインに 1 本だけラインを注入した（b）。上口唇の皮膚部分はスキンブースターで保湿した（c）。

テクニック 36：増大術 – 風車（windmill）テクニック：マリオネットライン、口唇、口腔周囲領域（鈍カニューレの使用）

### 注意事項

- HAフィラーの入ったシリンジのネジを緩めて交換する間、カニューレを皮膚に留めたままにしておけば、つねに同じカニューレを使用することが可能である。これにより、異なる材料を口唇の異なる部位に導入することができる。
- カニューレの挿入と引き抜きには感染のリスクをともなう。したがって、カニューレを一旦抜去した場合は再挿入せず交換すべきである。
- カニューレを滅菌されていないものに接触させないことが重要である。
- 治療部位の組織層が離れていると、注入材が均等に行きわたり、凹凸が少なくなる。

#### 予想される副作用

わずかな発赤、まれに炎症、まれに血腫、Nokor針による事前の穿刺により軽い腫れの可能性がある。

#### 好ましくない副作用

炎症、過注入、結節形成、不均一な材料送達による非対称性、壊死。

### 治療プロトコルの概要

- 病歴、患者情報の取得と評価
- インフォームドコンセント
- 「術前」写真資料の取得：処置前後の比較のため
- 治療部位の分析とマーキング
- クリーニング
- 徹底した消毒
- 必要に応じて局所麻酔（リドカインクリーム）
- 注入テクニック：扇形テクニック
- 層：皮下
- 材料：S/M粘性またはS/M軟性 規格品、地域および表示により異なる
- 使用量：1ラインあたり0.05〜0.1 mL
- 針：27G鈍カニューレ
- やさしくマッサージ
- 必要に応じて冷却
- 血腫用ヘパリンクリーム、術後イブプロフェン、アルニカ含有製剤
- 「術後」写真資料の取得：処置前後の比較のため
- 施術後の注意事項説明
- 8〜14日後のリコール

## 9.6 シェイピングと美化

この章で提示するテクニックは、非対称、既治療、遺伝的に欠損した部分の口唇形態を変更、改善することが含まれている。時代の流れと一般的な美しさの理想の基となる流行とファッションには、口唇の表現や形態を変えたいという望みを促進させる影響もある。これは、自然のままの口唇を若返らせ、改善するような「美化」にもまた関与する。例として、キューピッドの弓や結節の強調、口角の挙上、ストミオンの形成がある。この章では、もっとも一般的な適応症に注意を向け、極例は避けることとした。

### 9.6.1 テクニック 37
**わずかな口角挙上**
**（鋭針の使用）**

下口唇側面の輪郭に注射することにより、口角を挙げる。結果として、より明るい表情をもたらす。使用される材料や投与する量は、決定因子となる。このテクニックは、口角の安定を強調し、最小限に支持することに適している。

**患者選択**

- 最小の挙上が必要な、まだ若く治療歴のない口唇

**注入図および計画**（→ テクニック 37 – Fig1、2）

この最小限の注射法は、口角にある程度の支持を与え、回復させる。材料は赤唇の境界部に、口角より始め上口唇内 0.5 〜 1.0 cm 直前に皮下注射される。針は口角に挿入する。

注意：下口唇の治療部分がわずかに上方へカーブし、口角を挙上することを許容するために、上口唇の口角には注射しない。

**テクニック**：線状テクニック
**挿入方向**：口角から始め、口唇の中央に向かって最大 1 cm まで
**層**：皮下
**材料**：粘性 S/M 規格品
**使用量**：1 ライン当たり 0.05 〜 0.1 mL
**針**：27 〜 29 G 鋭針
**麻酔**：リドカインクリーム

テクニック 37：わずかな口角挙上（鋭針の使用）

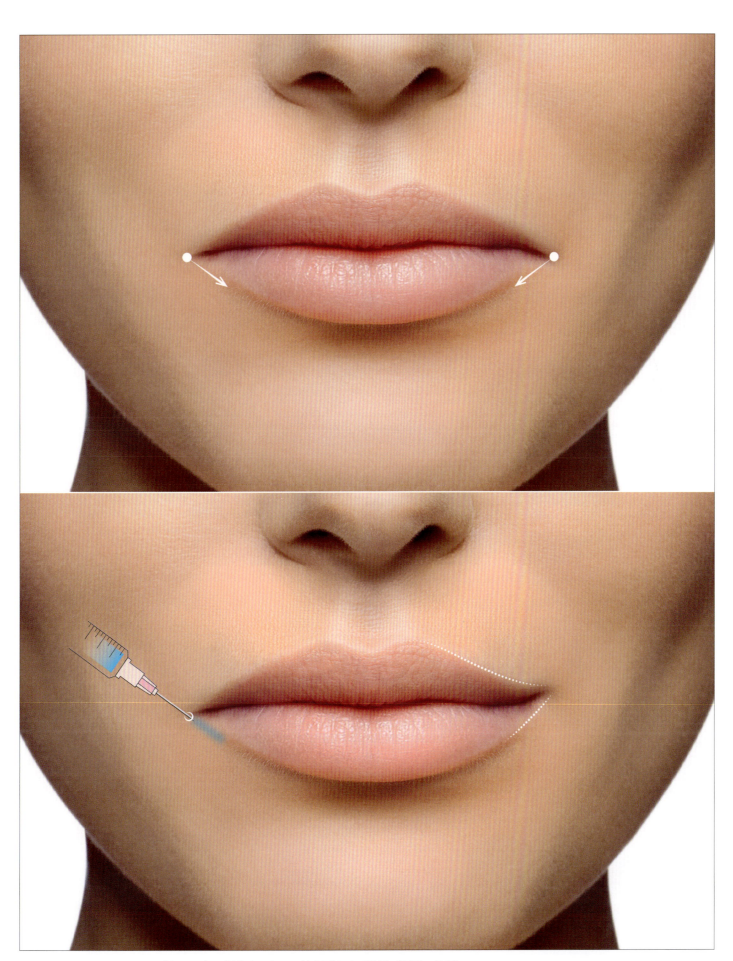

**テクニック 37 − Fig1、2** わずかに口角を挙上するための注入図および計画（鋭針の使用）。

### 治療方法（→ テクニック 37 – Fig3、4）

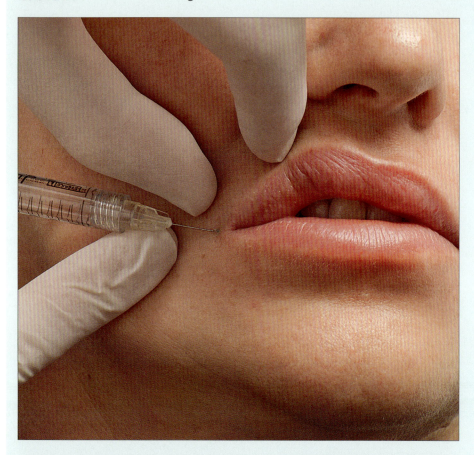

**テクニック 37 – Fig3** 口角がはっきりと見えるようにするために、わずかにこの口唇部分を引っ張る。下口唇の口角部に正確に針を挿入する。

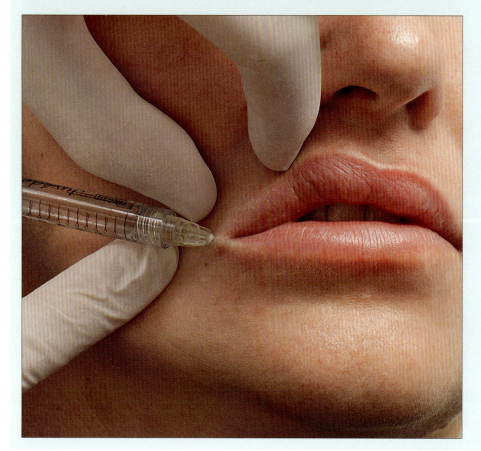

**テクニック 37 – Fig4** 下口唇の輪郭に 0.05 ～ 0.1 mL 程度投与する。口唇の輪郭内で、針先を 0.5 cm ほど内側へ進める。口角に向かって針を引きながら注射し、材料を送り込む。

## テクニック 37：わずかな口角挙上（鋭針の使用）

### 注意事項

- 加齢により、すでに肌の損傷があり、重力によって口角が下がっている場合には、満足できる結果を達成するために次のテクニック（テクニック 38）を使用する。
- 口角の顕著なたるみがある場合、マリオネットラインも同様に治療する必要が生じうる。

#### 予想される副作用

わずかな発赤、まれに炎症、まれに血腫、まれに軽度な腫脹。

#### 望ましくない副作用

結節形成や材料の不均一な注入による非対称、浅すぎる注射によるチンダル現象、壊死。

### 治療プロトコルの概要

- 病歴、患者情報の取得と評価
- インフォームドコンセント
- 「術前」写真資料の取得
- 治療部位の分析とマーキング
- クリーニング
- 徹底的な消毒
- 必要であれば局所麻酔（リドカインクリーム）
- 注入テクニック：線状テクニック
- 層：皮下
- 材料：粘性 S/M 規格品
- 使用量：1 ライン当たり 0.05 ～ 0.1 mL
- 針：27 ～ 29 G 鋭針
- やさしいマッサージ
- 必要であれば冷却
- 血腫に対しヘパリンクリーム、術後イブプロフェン、アルニカ含有製剤
- 「術後」写真資料の取得
- 施術後の注意事項説明
- 8 ～ 14 日後のリコール

## 9.6.2 テクニック 38
### 従来の口角挙上
### （鋭針の使用）

　下口唇側方の輪郭に注射することにより口角は挙上される。大きな修正が必要な場合は、上口唇にも注射する。結果として、より明るい表情となる。口角のたるみの程度により水平線を超えて引っ張るため、いつも挙上できるとは限らない。しかしながら、口角を水平にすることで、表情により好ましい変化をもたらす可能性がある。

　適応によって、ごくわずかな違いを示す2つのアプローチをここに提示する。使用材料と投与する量が決定因子となる。2つの方法のどちらも、口角のたるみの程度によって考慮すべきである。

**患者選択**

・さまざまな範囲の口角のたるみ

**注入図および計画**（→ テクニック 38 – Fig1～6）

　口角がわずかに下向きに曲がっている場合、口唇を越えて笑筋まで広げた仮想線に沿って、下口唇の赤唇境界に皮下注射する（右図を参照）。針は下口唇内に口角から0.5 cmほど挿入し、該当部位に向けて進める。挙上効果を失うという点で、上口唇への注射は推奨できない。

　口角が非常に下向きに曲がっている場合、より多くの材料（2ライン分）を口角に注入し、上唇も治療計画に含める。始めの穿刺は、口角より1 cmほど短く、下唇の輪郭を基準とする。そして針は笑筋まで進める。口角部分には、下から来る2本目の材料のラインが追加され、口角に向かって方向づけられることで、さらなるサポートと強化が施される。さらに、口角付近に1～2ライン上唇へ注射する。挙上効果を確保するために、上口唇に材料を投与することは避け、上からの圧力がかからないようにし、口角の口唇縁から1～3 mmにはどの材料も注射しないことが重要である。

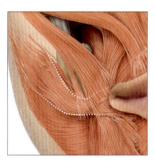

*笑筋と口腔領域の筋組織。*

**テクニック**：線状テクニック
**挿入方向**：口角から笑筋に向かって1.0 cmほど手前；上唇：口角から口唇中央に向かいおよそ0.5 cm
**層**：皮下
**材料**：粘性 S/M 規格品
**使用量**：1ライン当たり最大0.1 mL、総計で0.4 mL程度
**針**：27～29 G 鋭針
**麻酔**：リドカインクリーム

# テクニック 38：従来の口角挙上（鋭針の使用）

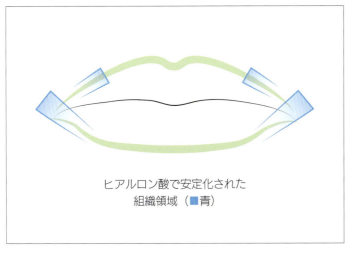
ヒアルロン酸で安定化された組織領域（■青）

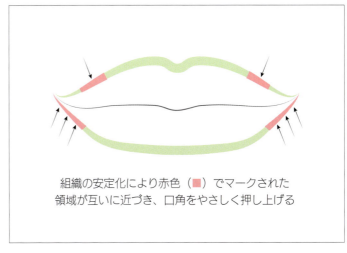
組織の安定化により赤色（■）でマークされた領域が互いに近づき、口角をやさしく押し上げる

**テクニック 38 － Fig1、2** 上口唇に材料を1ライン投与することで、上口唇領域をさらに強調できる。投与は口角近心側から 0.5 cm ほど離して始め、やさしく上唇領域を下へ押す。上口唇の口角に近い部分には投与しないでおくと、この部分が下口唇からの圧力によって押し上げられる。つまり口角をわずかに挙上することで、口元に笑顔を与え、ポジティブな表情となる。これを達成するには、口角上部の唇縁始めの1〜2 mm に材料を注射しないようにする必要がある。

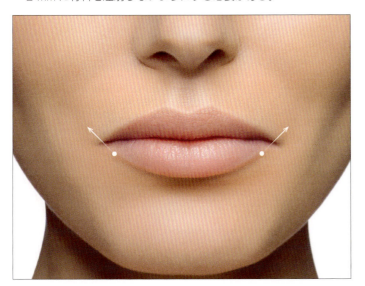
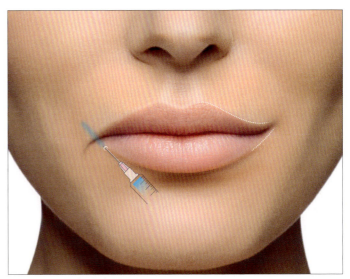

**テクニック 38 － Fig3、4** バリエーション1の注入図および計画：口角の注射による従来の挙上（鋭針の使用）。

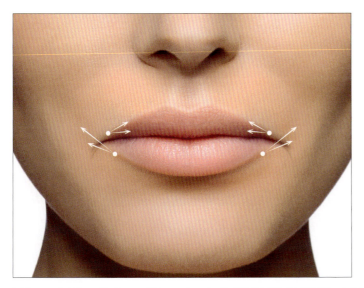
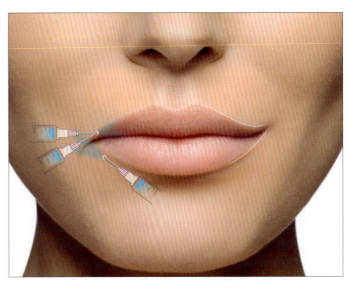

**テクニック 38 － Fig5、6** バリエーション2の注入図および計画：上口唇と下口唇への注射による従来の挙上（鋭針の使用）。

口唇治療のための45のテクニック

**治療方法**（→ テクニック 38 – Fig7 ～ 10）

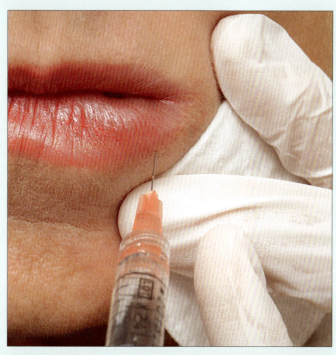

**テクニック 38 – Fig7（バリエーション 1+2）**：口角の 0.5 ～ 1 cm 手前に針を挿入する。針が正確に進んでいるか、わずかに口唇をめくり確認する。

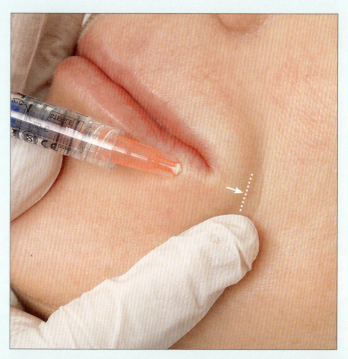

**テクニック 38 – Fig8（バリエーション 1）**：口角を越えて笑筋までに、1 ラインの材料を注射する。

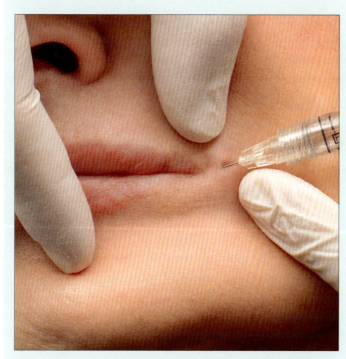

**テクニック 38 – Fig9（バリエーション 1+2）**：口角側面からアプローチする方法もある。口角を越えて 0.5 ～ 1.0 cm に材料を注射することが重要である。

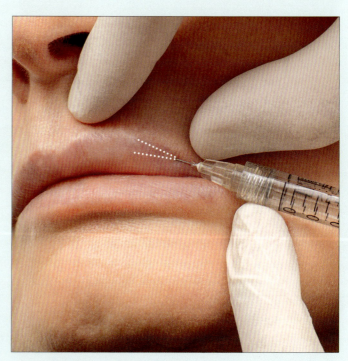

**テクニック 38 – Fig10（バリエーション 2）**：口角から 3 ～ 5 mm ほど離して、扇形テクニックを使用して逆行性注射で、上唇に 1、2 ラインの材料を 0.7 cm 程度の長さで投与する。これにより、口角挙上の効果が高まる。注射中は、反対の手で口唇をやさしく引き伸ばす。

## 注意事項

- 口角のたるみが目立っている場合、マリオネットラインも同様に治療する必要が生じうる。

### 予想される副作用

わずかな発赤、まれに炎症、血腫、中等度の腫脹。

### 望ましくない副作用

結節形成や不均一な材料投与が原因となる非対称、表層すぎる注射によるチンダル現象、壊死。

## 治療プロトコルの概要

- 病歴、患者情報の取得と評価
- インフォームドコンセント
- 「術前」写真資料の取得
- 治療部位の分析とマーキング
- クリーニング
- 徹底的な消毒
- 必要であれば局所麻酔（リドカインクリーム）
- 注入テクニック：線状テクニック
- 層：皮下
- 材料：粘性 S/M 規格品
- 使用量：1ライン当たり最大 0.1 mL、総計 0.4 mL 程度
- 針：27〜29G 鋭針
- やさしいマッサージ
- 必要であれば冷却
- 血腫に対しヘパリンクリーム、術後イブプロフェン、アルニカ含有製剤
- 「術後」写真資料の取得
- 施術後の注意事項説明
- 8〜14日後のリコール

### 9.6.3 テクニック 39
### わずかなボリューム増大 – 結節の明確化
### （鋭針の使用）

このテクニックにより、口唇結節がわずかに強調される。特にアジアでは美しさの特徴とみなされている口唇のハート型が強調される。

**患者選択**

- 結節、均一な口唇形態を持つ患者で、これらの印象を変えたいと思っている患者
- 結節を強調したいと望んでいる患者

**注入図および計画**（→ テクニック 39 – Fig1、2）

明瞭な内側結節は、口角の上口唇のラインを下向き方向にし、ハート形状の口唇を与える。非常に単純なテクニックである。選択した部位の中央に材料を注射する。ここで示すような、印象を変える注射の従来のポイントは、必要に応じて変わりうる。上口唇を治療する際、材料が正しい部位に位置することを確実にできるように配慮すべきである。注射がドライ／ウェットラインのさらに下に注射をすると、口唇は顕著に外反し、わずかに拡大する。

**テクニック**：線状テクニック
**挿入方向**：正面からマークポイントの中心に向かって
**層**：正面から、赤唇に 3 ～ 5 mm 深さで
**材料**：S/M ソフト 規格品
**使用量**：1 ライン当たり最大 0.2 mL
**針**：27 ～ 29 G 鋭針
**麻酔**：リドカインクリーム

テクニック 39：わずかなボリューム増大 - 結節の明確化（鋭針の使用）

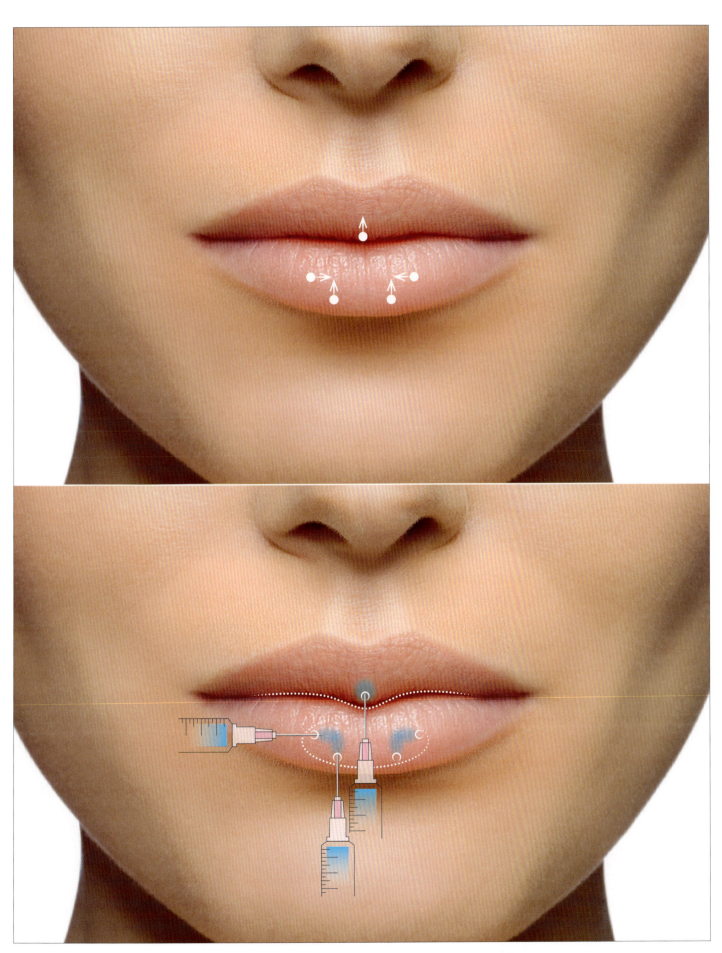

**テクニック 39 - Fig1、2** わずかなボリューム増大 - 結節の明確化（鋭針の使用）の注入図および計画。

**治療方法**（→ テクニック 39 – Fig3 ～ 5）

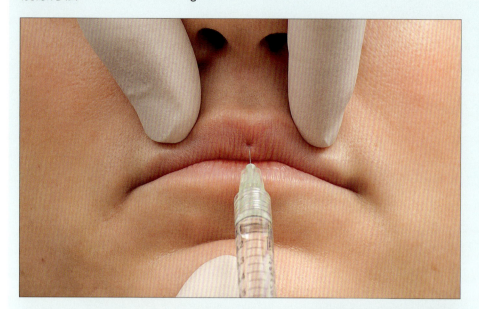

**テクニック 39 － Fig3** 上口唇を示指で軽く裏返し、母指と示指でやさしく押さえる。赤唇の印をつけた箇所に、2 ～ 3 mm の深さまで針を挿入する。シリンジプランジャーを頻繁に確認しながら材料を投与する。患者が舌で刺激性のしこりとして感じることがあるため、材料は口腔粘膜に近づけすぎないようにする。

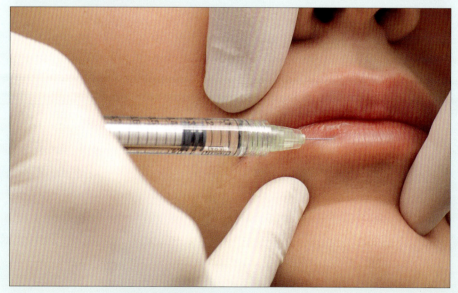

**テクニック 39 － Fig4** 全体的に、少し軟らかくボーラスを分散させたい場合には、下口唇結節への注射をする時に、側面から対象領域に材料を投与する。

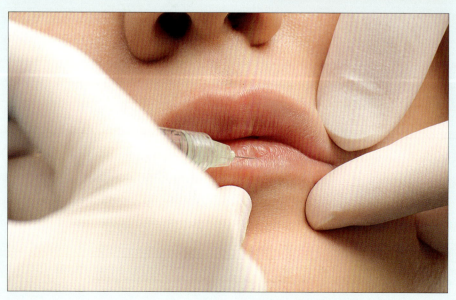

**テクニック 39 － Fig5** 下口唇結節の湾曲をより強調したい場合には、正面から対象領域の中央に材料を注射する。

## テクニック39：わずかなボリューム増大 - 結節の明確化（鋭針の使用）

### 注意事項

- このテクニックは血管損傷が原因で、内出血を生じうる。
- 非常にまれに被包化されるため、両側に多量の材料を注射しすぎない。
- 推奨よりも硬めな架橋の製品を使用した場合、患者が笑顔の時に結節として見えるかもしれない。
- 少量の材料を投与するとしても、腫脹が始めの2〜4日に起き、真の治療結果がわかりづらくなることがある。
- 注射直後の結果は、治療後に患者に口を大きく開けて笑ってもらい伸展させるように指示することで評価できる。これは材料が均一に分布されたか確認するためにも使用できる。
- 低架橋HA製品が推奨される。もし触知・視認できる結節が生じた場合には、必要に応じて簡単にマッサージして取り除くことができる。

### 予想される副作用

わずかな発赤、まれな炎症、血腫、通常は腫脹。

### 望ましくない副作用

口唇の形態と結節形成の結果として生じる過注入、注射が表層すぎる場合の目にみえる隆起、粘膜の境界まで注射した場合の舌で感じることのできる結節、壊死。

### 治療プロトコルの概要

- 病歴、患者情報の取得と評価
- インフォームドコンセント
- 「術前」写真資料の取得
- 治療部位の分析とマーキング
- クリーニング
- 徹底的な消毒
- 必要であれば局所麻酔（リドカインクリーム）、伝達麻酔
- 注入テクニック：線状テクニック
- 層：中央から、赤唇の3〜5 mmの深さ
- 材料：軟性S/M規格品
- 使用量：1ライン当たり最大0.2 mL
- 針：27〜29 Gの鋭針
- マッサージはせず、場合によりやさしいシェイピング
- 必要であれば冷却
- 血腫に対してヘパリンクリーム、術後イブプロフェン、アルニカ含有製剤
- 「術後」写真資料の取得
- 施術後の注意事項説明
- 8〜14日後のリコール

## 9.6.4 テクニック40
### Phillip Changによる口腔周囲ラインの輪郭形成（鋭針の使用）

　この治療の目的は「アヒルぐち効果」を生じさせずに、上唇をわずかに挙上することである。テクニックの効果には、上口唇の皮膚部分のわずかなボリューム増加することが含まれている。材料は全体に行きわたり、軟らかく丸まるようになる。細かい口腔周囲のラインが減少することは、良い副作用である（二次元コードを読みとりPhillip Chang、MDによる「口唇増大テクニック バージニア」動画を参照）。

**患者選択**

- 軽度で、加齢にともなう口唇の萎縮と口唇の部分的な皮膚の伸展
- 正面から口唇が自然に後退しているためボリュームが少なく見える場合

### 注入図および計画（→ テクニック40 – Fig1、2）

　上口唇の輪郭部に平行な皮膚部分と、下口唇の赤唇部に注射する。これによって口唇が上方と外側にわずかに突出し、よりボリュームがあるように見えるようになる。
　輪郭は鋭針（27 G、38 mm）を赤唇境界部に挿入し、1回で注射する。材料は1ライン当たり0.15 mL、逆行性注射により均一に投与する。2本目のラインは、最初のラインの5 mm上方に注射する。これも1回にて皮下注射し、0.15 mLの材料を投与する。下口唇の輪郭で、材料は赤唇の範囲内に注射する（テクニック6、p.148以降も同様に参照）。合計で0.4 mLのHAを、下口唇の輪郭全体に注射する。伝達麻酔が推奨される。

**テクニック**：線状テクニック
**挿入方向**：輪郭に沿って、平行に
**層**：口唇の赤唇／皮膚と皮下、皮膚部分の上唇の輪郭を越えて
**材料**：粘性M 規格品
**使用量**：合計で最大1.0～1.2 mL
**針**：27 G 鋭針、38 mm
**麻酔**：リドカインクリーム、伝達麻酔

テクニック40：Phillip Changによる口腔周囲ラインの輪郭形成（鋭針の使用）

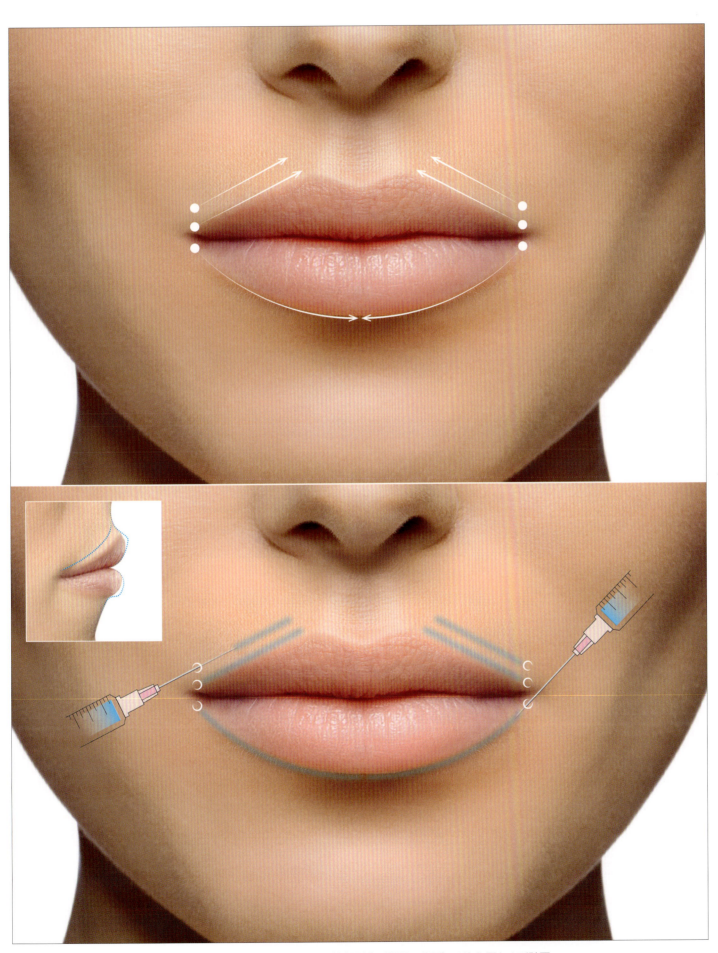

**テクニック40 − Fig1、2** Phillip Changによる口腔周囲ラインの輪郭形成（鋭針の使用）の注入図および計画。

### 治療方法（→ テクニック40 – Fig3、4）

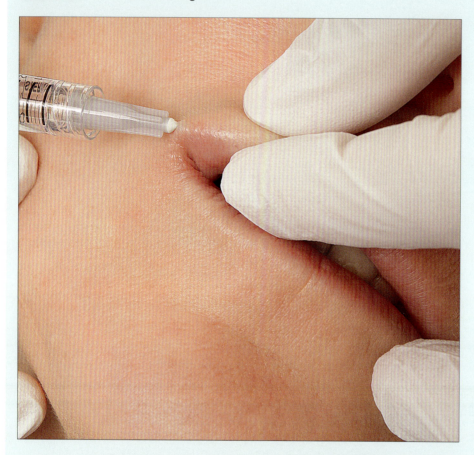

**テクニック40 – Fig3** 最初の注射を上唇の輪郭に正確に位置させるためには、母指と示指で口唇をつかむ。輪郭に入ったら、人中まで針を進める。逆行性注射で材料を投与する。

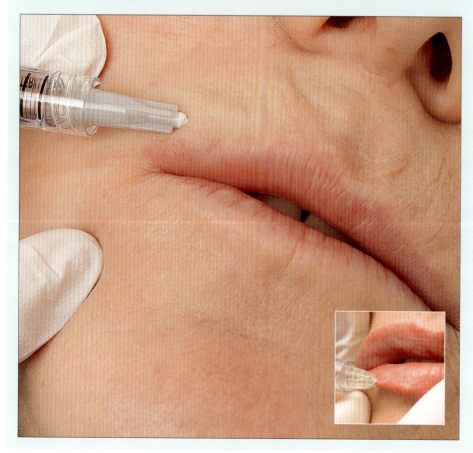

**テクニック40 – Fig4** 2回目の注射は輪郭の5 mm上の皮下に投与する。針を人中のピークまで進める。針先を上げて、正しい層に位置しているか確認する。材料を逆行性注射により投与する。テクニック6に記述した典型的な方法を用い、下口唇の輪郭（挿入画像）に注射する（p.148以降参照）。

テクニック 40：Phillip Chang による口腔周囲ラインの輪郭形成（鋭針の使用）

## 注意事項

### ⚠ 予想される副作用
わずかな発赤、まれに炎症、血腫、腫脹。

### ⚠ 望ましくない副作用
炎症、口唇の形態と結節形成の変化の結果として生じる変化の過注入、材料の不均一な投与による非対称性、壊死。

## 治療プロトコルの概要

- 病歴、患者情報の取得と評価
- インフォームドコンセント
- 「術前」写真資料の取得
- 治療部位の分析とマーキング
- クリーニング
- 徹底的な消毒
- 必要であれば局所麻酔（リドカインクリーム）、伝達麻酔
- 注入テクニック：線状テクニック
- 層：口唇の赤唇／皮膚部分の皮下と、皮膚部分の上口唇の輪郭を越えて
- 材料：粘性 M 規格品
- 使用量：全量で最大 1.0 ～ 1.2 mL
- 針：27 G の鋭針、38 mm
- マッサージはしない
- 必要であれば冷却
- 血腫に対しヘパリンクリーム、術後イブプロフェン、アルニカ含有製剤
- 「術後」写真資料の取得
- 施術後の注意事項説明
- 8 ～ 14 日後のリコール

## 9.6.5　テクニック41
### 口唇中央のくぼみ
### （鋭針の使用）

下口唇の中央のくぼみを作るためにボーラステクニックと1本のデンタルフロスを組み合わせることで、要望に合わせ上口唇も含めて官能的な表情を与える。

**患者選択**

- この方法で、患者が口唇の外観を変更したい場合
- 加齢によって口唇の中央に自然なくぼみが減少していて、患者が修復を望んでいる場合
- 口唇の左右側や、上口唇と下口唇の間のボリュームの違いがある場合

**注入図および計画**（→ テクニック41 – Fig1、2）

この糸を用いた治療は最初に下口唇に使用する。しかしながら、上口唇も同様の方法で治療でき、中央の溝をより目立たせることができる。正確な分析後、上下口唇を4区分するために印をつける。長さ15 cmのデンタルフロスの一端を結び目にして、2本の下顎前歯の間に通すと、結び目が後方で歯の間にひっかかり、引っ張ることができる。上唇の印をつけた点を越えて、顎に向かって糸を引き、口唇を2つに分割する。

同じ規定量のHAを、ピンと張った糸の切り目のそばにある両側の口輪筋に投与することで、望ましい視覚効果を作る人工的な溝が形成される。

必要に応じて、上唇にもこの手技を繰り返す。結果は量に依存する。上唇の中央にとてもボリュームがある、結節が顕著すぎることで、口唇の形が崩れ、不自然な治療結果を生み出してしまう。

**テクニック**：ボーラステクニック
**挿入方向**：筋肉の体内に
**層**：口輪筋の赤唇
**材料**：M 軟性 規格品
**使用量**：1ボーラス当たり最大0.15 mL、全量で0.6～1 mL
**針**：27～29 G 鋭針
**麻酔**：リドカインクリーム、伝達麻酔

テクニック 41：口唇中央のくぼみ（鋭針の使用）

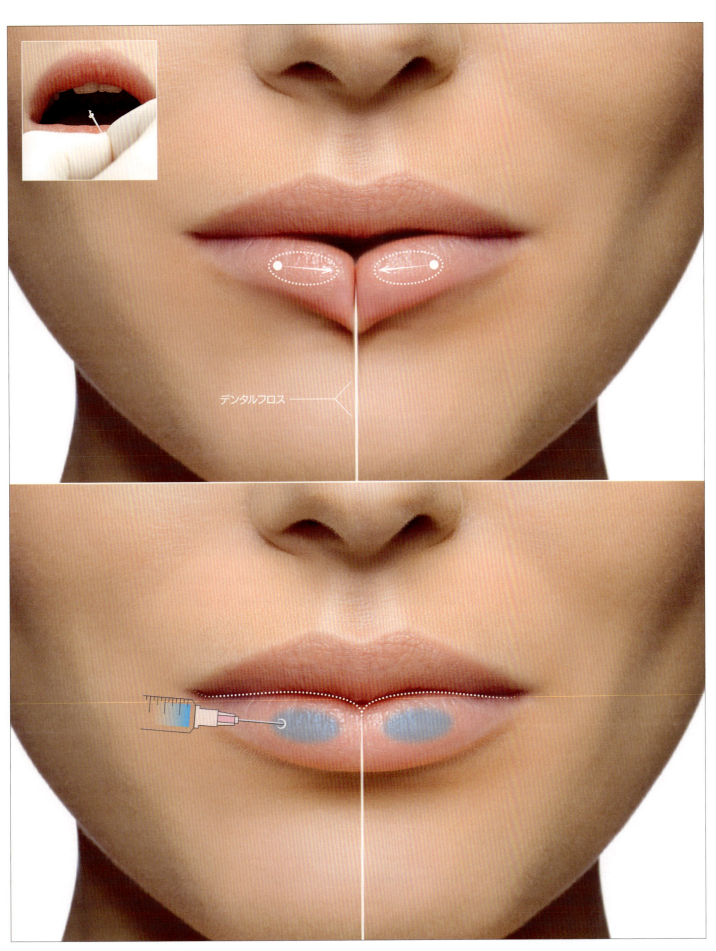

デンタルフロス

**テクニック 41 − Fig1、2** 口唇中央のくぼみのための注入図および計画（鋭針の使用）。

### 治療方法（→ テクニック 41 – Fig3 〜 8）

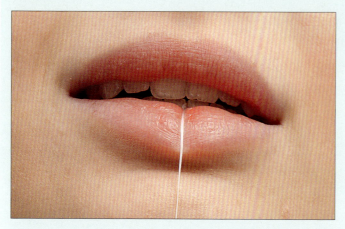

**テクニック 41 – Fig3** フロスの一端を結び、2本の下顎中切歯の間に通し、ちょうど中央に位置させる。助手、術者または患者が、治療中に糸をしっかりと保持し、同じ程度の張力を維持する必要がある。

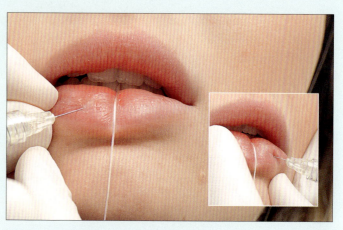

**テクニック 41 – Fig4** 下口唇への初めの投与量は、つねに注射器を注意深く観察し、投与量を確認しながら投与する必要がある。ボーラス注射によって組織に生じた膨らみがはっきりと見える。下口唇の残り半側にも、同量の HA を正確に注射する。

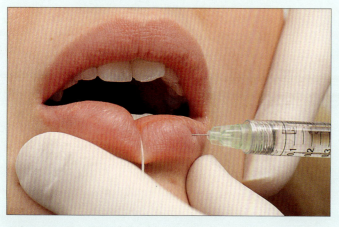

**テクニック 41 – Fig5** 材料が糸に近づくほど、溝はより鋭くなる。反対に、材料が糸から離れるほど、口唇の中央のくぼみが軟らかくなる。

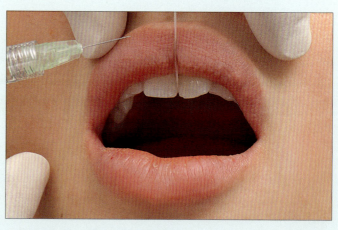

**テクニック 41 – Fig6** 上口唇に対してもこのテクニックをやさしく適用する。糸を結び、結び目を後ろにして2本の上顎中切歯の間に固定し、鼻に向かって上に引っ張る。助手がいない場合は、母指と示指を患者の上口唇に当て保持し、空いているほうの手で糸を上方に引っ張る。

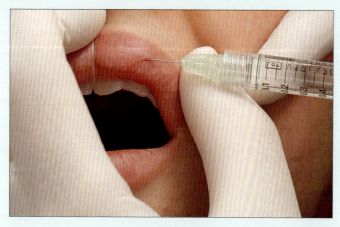

**テクニック 41 – Fig7** あるいは、1本の指で糸を口唇に位置させ保持する。横から針を刺してボーラス注射する。上口唇の反対側でも繰り返す。

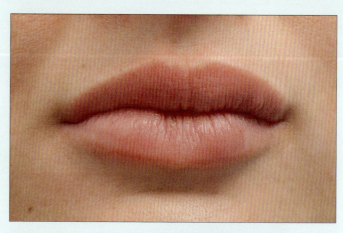

**テクニック 41 – Fig8** 口唇の中央にある望ましいくぼみに、少しマッサージして形を整えることもできる。

## テクニック41：口唇中央のくぼみ（鋭針の使用）

### 💡 注意事項

- 遺伝的に非対称な口唇の場合、術者は両側に異なる量の材料を投与することでバランスをとる必要がある。このため、治療前の分析はとても重要である。
- 患者にブリッジがある、または中切歯間のスペースが狭すぎる場合、この技術は実行できない。スペースが非常に広い場合は、プラスチックのビーズまたは長さ1cmの小さな木片（折った爪楊枝）を糸の端に結び付け、口腔内の歯に固定する。

#### ⚠ 予想される副作用

わずかな発赤、まれに炎症、血腫、軽度かより重度な腫脹。

#### ⚠ 望ましくない副作用

炎症、口唇の形態と結節形成の変化の結果として生じる変化の過注入、材料の不均一な投与による非対称性、壊死。

### 📝 治療プロトコルの概要

- ▶ 病歴、患者情報の取得と評価
- ▶ インフォームドコンセント
- ▶ 「術前」写真資料の取得
- ▶ 治療部位の分析とマーキング
- ▶ クリーニング
- ▶ 徹底的な消毒
- ▶ 必要であれば局所麻酔（リドカインクリーム）、伝達麻酔
- ▶ 注入テクニック：ボーラステクニック、上口唇・下口唇それぞれ2ボーラス
- ▶ 層：口輪筋内の赤唇
- ▶ 材料：軟性M規格品
- ▶ 使用量：1ボーラス当たり最大0.15 mL、全量0.6～1 mL
- ▶ 針：27～29Gの鋭針
- ▶ マッサージはしない、場合によりやさしいシェイピング
- ▶ 必要であれば冷却
- ▶ 血腫に対しヘパリンクリーム、術後イブプロフェン、アルニカ含有製剤
- ▶ 「術後」写真資料の取得
- ▶ 施術後の注意事項説明
- ▶ 8～14日後のリコール

## 9.6.6　テクニック 42
### 下口唇のアーチを広げる
### （鋭針の使用）

　　HAを注射することにより、下口唇のアーチの横方向へのわずかな対称性が調整でき、下口唇をふっくらと広く見せることを目的としている。

**患者選択**

・キューピッドの弓が広がりすぎる、下口唇が小さすぎる場合
・患者が造形・美化の治療を望んでいる場合

**注入図および計画**（→ テクニック 42 – Fig1、2）

　キューピッドの弓に対する下口唇のポイントがわずかに強調される。注射点間の距離が長くなるにつれ、下口唇の横方向への調整がより強調される。注射は線状テクニックで鋭針を使用する。下口唇の輪郭の1 cm下部に針を挿入し、キューピッドの弓の頂点の下に位置する点に、口角から中央に向かって口唇の幅全体の1/3を超えないようにする（**Fig2 左を参照**）。顎から赤唇に向かうラインに沿って、針を上に向けて材料を注入する。針が赤唇内に達した時、材料を投与する。

　赤唇に入れる材料の量は、口唇の端をどの程度強調するかによって決まる。材料は逆行性注射により投与する。下口唇を視覚的に広げることが目的の場合、口角までの距離は短くなる（**Fig2 右を参照**）。

**任意**：2点間の口唇の輪郭をさらに調整し安定させるには、初めの2点間の輪郭に追加のラインを注入する。この線を明瞭にするには、注射中に母指と示指を使って材料に圧力をかけると効果的である。

**テクニック**：線状テクニック
**挿入方向**：下部から上方に
**層**：皮下
**材料**：M粘性 規格品
**使用量**：1ラインボーラス当たり約0.1 mL、合計約0.2 mL
**針**：27 G鋭針
**麻酔**：リドカインクリーム

テクニック 42：下口唇のアーチを広げる（鋭針の使用）

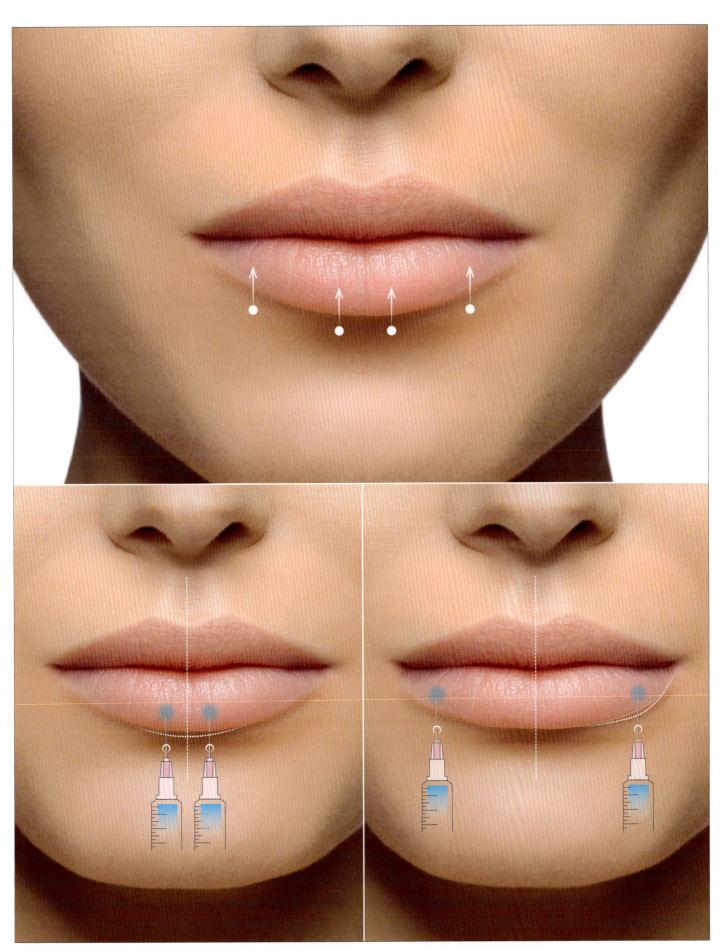

**テクニック 42 − Fig1、2** 下口唇のアーチを広げるための注入図および計画（鋭針の使用）。

## 口唇治療のための45のテクニック

**治療方法**（→ テクニック42 – Fig3、4）

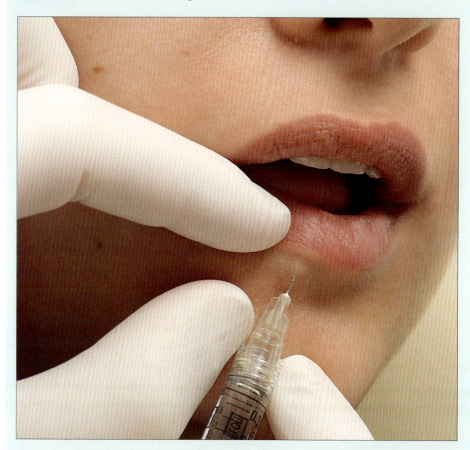

**テクニック42 – Fig3** 注射前に治療する部分をマークする。針を正確に置けるように、口唇を軽く引き上げて保持する。望ましい端を作るために、材料を先端に向かってテーパー状になるようにボーラス投与する。

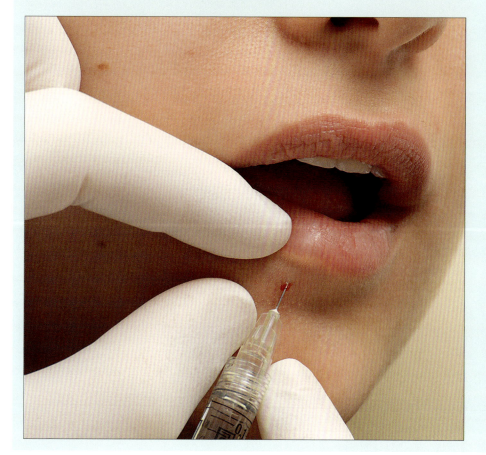

**テクニック42 – Fig4** 材料は、口唇の輪郭に近い小さな膨らみとして現れる。

## テクニック 42：下口唇のアーチを広げる（鋭針の使用）

### 💡 注意事項

- 材料はあまり表面上に位置させるべきではない。針が赤唇中に入ってから注入を始める。
- 口唇の端をより目立たせるために、母指と示指で口唇の形を少し整えるとよいかもしれない。

### ⚠ 予想される副作用

わずかな発赤、まれに炎症、まれに血腫、まれに腫脹。

### ⚠ 望ましくない副作用

炎症、口唇の形態と結節形成の変化の結果として生じる変化の過注入、材料の不均一な投与による非対称性、壊死。

### 📝 治療プロトコルの概要

- 病歴、患者情報の取得と評価
- インフォームドコンセント
- 「術前」写真資料の取得
- 治療部位の分析とマーキング
- クリーニング
- 徹底的な消毒
- 必要であれば局所麻酔（リドカインクリーム）
- 注入テクニック：線状テクニック
- 層：皮下
- 材料：粘性 M 規格品
- 使用量：1 ライン / ボーラス当たり約 0.1 mL、全量約 0.2 mL
- 針：27 G の鋭針
- マッサージはしない、場合によりやさしいシェイピング
- 必要に応じて冷却
- 血腫に対しヘパリンクリーム、術後イブプロフェン、アルニカ含有製剤
- 「術後」写真資料の取得
- 施術後の注意事項説明
- 8 〜 14 日後のリコール

## 9.6.7 テクニック 43
### 既治療の口唇を修正する（鋭針の使用）

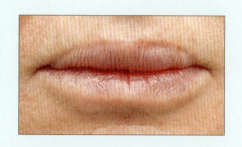

　修正が必要な既治療の口唇である患者が来院した場合、口唇には凹凸、結節、非対称の部分が現れており、視覚または触覚で認識できる（右図を参照）。原因としては、HA のボーラスによる被包化や一部分の過剰な HA の蓄積、不均一な注射、さらには頻繁な注射による瘢痕化などが挙げられる。治療の目標は、結節を破壊または溶解することによって（第 6 章 4.1、p. 87 を参照）、またはここに示すように HA の投与で凹凸を修正することによって、これらの形態異常を修正することである。

　フィラー注入治療の一般的かつ望ましくない副作用の 1 つに、注入された HA が不規則に、あるいは過剰に注入された場合、特定の部分において結合組織と被包化され、吸収されなくなることがある。術者がこれらの材料の被包部を溶解または破壊できない場合には、周囲の組織を軟性 HA で慎重に満たして、凹凸を平らにすることができる。

　さらに、頻繁にボーラス注射が口唇に行われた場合、ボーラスが吸収されると、組織に形成された空洞に残る可能性がある。注入中に材料がこの組織ポケットに「滑り込み」、組織全体に均一に分布しない場合もまた、不規則性を生じる可能性がある。この場合は、注入量を減らすか、2 回に分けて治療を行うことを推奨する。

**患者選択**

・フィラーによる治療後に、口唇に触知できる、または目に見える凹凸がある場合

**注入図および計画**（→ テクニック 43 – Fig1 ～ 6）

　既治療の口唇を修正することは、すべての術者にとっての難題である。まず、どの製品がいつ注入されたかを判断する必要がある。次に、術者は HA で凹凸を平らにするか、他の方法で修正するために注射をするかどうかを決定する必要がある。適応症に応じて、修正治療には線状、ポイント、および／またはボーラステクニックの使用が必要となる。

**テクニック：** どの層に、どの程度の量の材料を注入するかに応じて、線状、ポイント、ボーラステクニックを使い分ける
**材料：** S/M 軟性 規格品
**使用量：** 必要に応じて
**針：** 27 ～ 30 G 鋭針
**麻酔：** リドカインクリーム、伝達麻酔

テクニック 43：既治療の口唇を修正する（鋭針の使用）

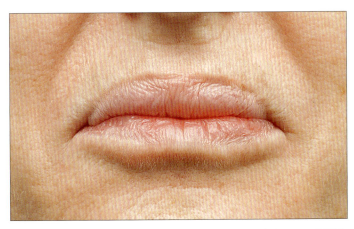

**テクニック 43 − Fig1** 患者が口唇をしっかりと圧迫すると、不要な材料がどこにあるかがはっきりとわかる。

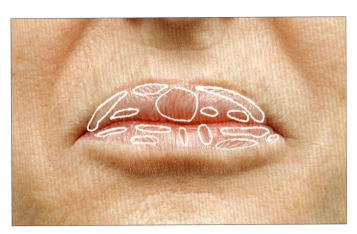

**テクニック 43 − Fig2** マーカーを使用して凹凸を正確にマッピングすることは、治療計画を立てる際に不可欠であり、良好な治療結果を得るための前提条件である。マーキングは以前の治療によって生じた凹凸を示しており、口唇の質感を均一にするために注入が必要な部分を明らかにしている。

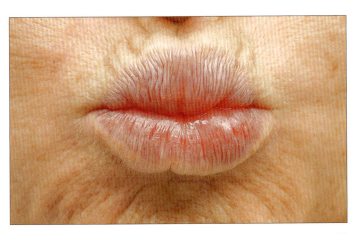

**テクニック 43 − Fig3** 治療要件を包括的に分析するには、口唇の動きを観察する必要がある……。

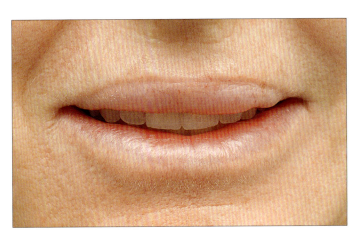

**テクニック 43 − Fig4** ……そして安静時の状態も。

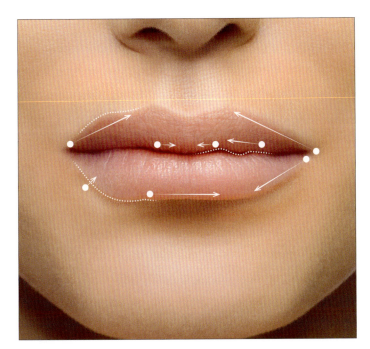

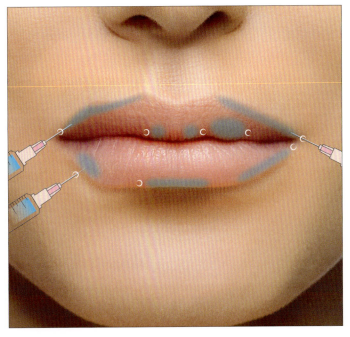

**テクニック 43 − Fig5、6** 既治療の口唇を修正するための注入図および計画（鋭針の使用）。

## 口唇治療のための45のテクニック

### 治療方法（→ テクニック43 – Fig7〜10）

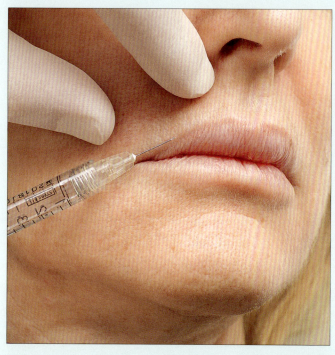

**テクニック43 – Fig7** 痛みを軽減するために、母指と示指で皮膚の部分をやさしく伸ばす。まず、輪郭の下の影に沿って鋭針を赤唇に挿入し、針を人中に向ける。

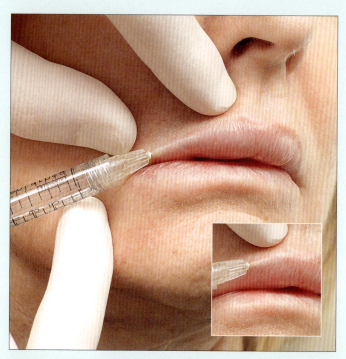

**テクニック43 – Fig8** 材料が投与されている間、材料がどこに入るのかを確認できるように、口唇をリラックスさせる必要がある。

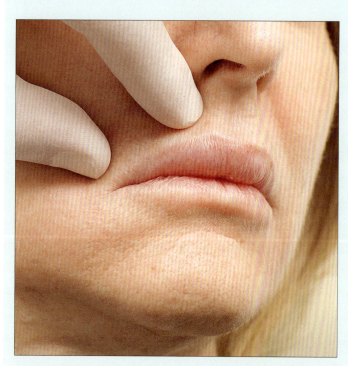

**テクニック43 – Fig9** 視覚的チェック：右上口唇への注射による凹凸を左側と比較して修正した結果。

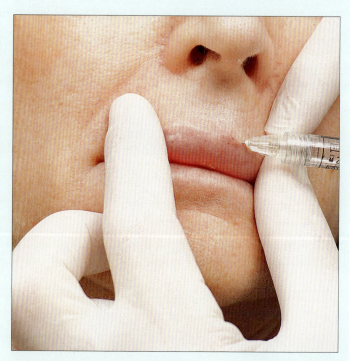

**テクニック43 – Fig10** 前回の治療後に視認できるボーラスが残っている場合は、HAを注射してあらゆる面から均一にする必要がある。組織を伸展させず、保持する。過注入は避けなければならない。

## テクニック43：既治療の口唇を修正する（鋭針の使用）

### 注意事項

- 大きな結節を均一に修正することは総じて難しい。

### ⚠ 予想される副作用

わずかな発赤、まれに炎症、通常血腫、より重度な腫脹、2～3日の疼痛。

### ⚠ 望ましくない副作用

炎症、口唇の形態と結節形成の変化の結果として生じる過注入、材料の不均一な投与による非対称性、壊死。

### 治療プロトコルの概要

- 病歴、患者情報の取得と評価
- インフォームドコンセント
- 「術前」写真資料の取得
- 治療部位の分析とマーキング
- クリーニング
- 徹底的な消毒
- 必要であれば局所麻酔（リドカインクリーム）、伝達麻酔
- 注入テクニック：線状テクニック、ボーラステクニック
- 層：適応症による
- 材料：軟性S/M規格品
- 使用量：必要に応じて
- 針：27～30Gの鋭針
- マッサージはしない
- 必要に応じて冷却
- 血腫に対しヘパリンクリーム、術後イブプロフェン、アルニカ含有製剤
- 「術後」写真資料の取得
- 施術後の注意事項説明
- 8～14日後のリコール

## 9.6.8 テクニック 44
### 非対称部位の修正
### （鋭針／鈍カニューレの使用）

ほとんどの場合、口唇の非対称性は、その原因が怪我によるものか、注射治療の副作用であるか、または遺伝的に決定されているかに関係なく、限られた範囲でしか修正できない。

**患者選択**

・非対称性の口唇形態

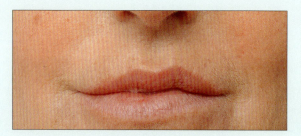
修正が必要な上下口唇の非対称性。

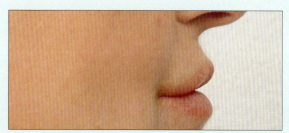
内側に折りたたまれた右上唇の側面図。

### 注入図および計画（→ テクニック 44 – Fig1、2）

解剖学的条件にしばしば限界があるため、非対称な口唇の修正はすべての術者にとって難題である。非対称の原因が特定されたら、次の例のように、口唇を詳細に分析し、治療が必要な部分にマークを付ける。

1. 下唇の左側には色素沈着がない。これは、HA 注射でつねに相殺できるわけではない。左側下唇のさらなる狭小化を引き起こすボリューム不足は、少量のボーラスを対象部位に投与することによって増大させることができる（テクニック 25 または 26、それぞれ p. 226、230 以降を参照）。
2. 右上唇の上部が平らになっている。ここで、術者はカニューレテクニックまたは鋭針を使用してボリュームのバランスをとることができる。
3. 上唇を、口角とキューピッドの弓の間の右側で反転させる。ピラーテクニック（**テクニック 45、p. 306 以降を参照**）を使用してドライ／ウェットラインに HA を注入し、境界をわずかにめくり、前方に引き出し、赤唇をより目立つようにすることができる。
4. 右の人中は平らになっており、右のキューピッドの弓のピーク（頂点）は左側よりも低くなっている。これはテクニック 9 と 10 で調整できる（それぞれ、**p. 160 以降と p. 164 以降を参照**）。

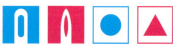

**テクニック**：どの層に、どの程度の量の材料を注入するかに応じて、線状、ポイント、ボーラステクニックを使い分ける
**材料**：S/M 軟性 規格品もしくは S/M 粘性 規格品
**使用量**：必要に応じて
**針**：27 〜 29 G 鋭針、27 G 鈍カニューレ
**麻酔**：リドカインクリーム、伝達麻酔

テクニック 44：非対称部位の修正（鋭針／鈍カニューレの使用）

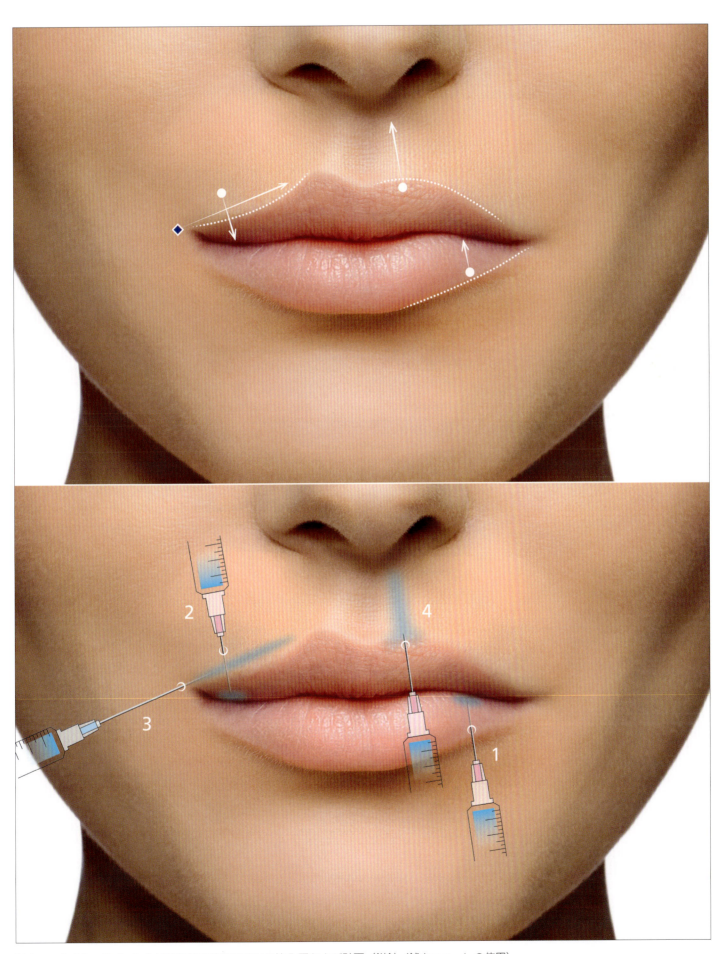

**テクニック 44 − Fig1、2** 非対称部位の修正における注入図および計画（鋭針／鈍カニューレの使用）。

## 治療方法（→ テクニック44 – Fig3〜8）

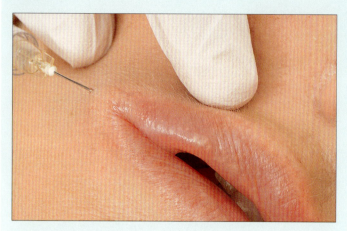

**テクニック44 – Fig3** カニューレを使用した線状テクニックを使用して、ドライ／ウェットラインを越えて右上唇の下部にHAを注入する。

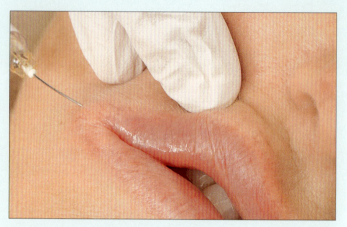

**テクニック44 – Fig4** 反対の手で口唇を上に引っ張り、ドライ／ウェットラインが見えるようにする。カニューレをウェットゾーンに挿入して組織をほぐし、HAを1本または2本の平行線で投与して、右上口唇をより目立つように前方に移動させる。下口唇にも少しボリュームを加える（下口唇は写真なし）。

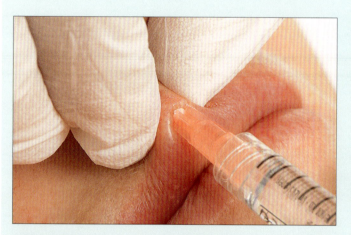

**テクニック44 – Fig5** 右の人中を再建することで、キューピッドの弓をわずかに上に引っ張ることができる。

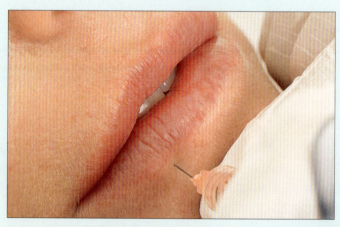

**テクニック44 – Fig6** 口唇の特定のポイントを前に引き出す必要がある場合は、口唇の皮膚部分を介したボーラステクニック（テクニック24）を使用する。

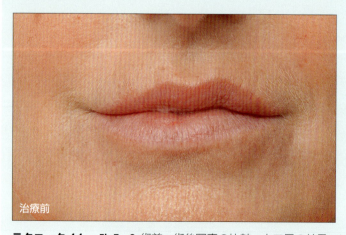

治療前

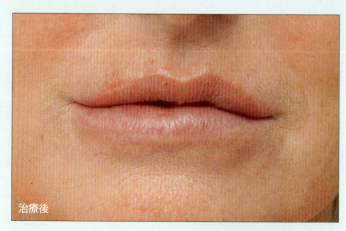

治療後

**テクニック44 – Fig7、8** 術前・術後写真の比較：上口唇の結果では非対称性がわずかに改善されただけであり、より良くするには下口唇をパーマネントメイクアップ（顔料のついた針を刺すことにより、肌に着色していく化粧法）で引きこむ必要がある。

テクニック 44：非対称部位の修正（鋭針／鈍カニューレの使用）

## 注意事項

- 非対称性が存在すると、総じて修正できる限度は厳しくなる。遺伝的に決定された非対称な口唇形態は限られた範囲までしか修正できず、同じことが運動付着部の非対称性にも当てはまる。
- 治療中は、各 HA 注射後に患者を安静位で正面から観察し、形のバランスがとれているかどうかを確認する必要がある。
- 治療が完了したら、患者に「チーズ」と言って、口唇をすぼめ、わずかに開き、緊張せずに閉じて、微笑んでもらう必要がある。この口唇の動きにより、HA が均一に分布しているかどうかを確認することができる（「チーズ」テスト）。

### ⚠ 予想される副作用

わずかな発赤、まれに炎症、一般的な血腫、より重度な腫脹、2〜3 日の疼痛。

### ⚠ 望ましくない副作用

炎症、口唇の形態と結節形成の変化の結果として生じる変化の過注入、材料の不均一な投与による非対称性、壊死。

## 治療プロトコルの概要

- 病歴、患者情報の取得と評価
- インフォームドコンセント
- 「術前」写真資料の取得
- 治療部位の分析とマーキング
- クリーニング
- 徹底的な消毒
- 必要であれば局所麻酔（リドカインクリーム）、伝達麻酔
- 注入テクニック：線状テクニック、ボーラステクニック
- 層：適応症による
- 材料：症例に応じて、軟性 S/M 規格品、粘性 S/M 規格品
- 使用量：必要に応じて
- 針：27〜29 G の鋭針、27 G の鈍カニューレ
- マッサージはしない
- 必要であれば冷却
- 血腫に対しヘパリンクリーム、術後イブプロフェン、アルニカ含有製剤
- 「術後」写真資料の取得
- 施術後の注意事項説明
- 8〜14 日後のリコール

## 9.6.9 テクニック 45
## Anil Rajani による上口唇の増大 – 「ピラーテクニック」（鋭針の使用）

このテクニック（Rajani、2019）は、口唇の平らな部分が反転しすぎて赤唇が見えなくなった場合に、上口唇をわずかに前方に持ってくるのに使用できる。まず分析すべきことは、口唇が内側に折りたたまれていないか、またはボリュームが少ないかどうかである。口唇が非常に薄く、ボリュームがほとんどない場合、このテクニックには限界がある。

**患者選択**

- 上口唇の側面が非常に薄く、逆さまになっている場合
- 中央の口唇部分は正常で、赤唇がかろうじて見える部位

**注入図および計画**（→ テクニック 45 – Fig1、2）

このテクニックでは、ドライ／ウェットラインに上口唇半分ごとに 5、6 の貯留を置く：毎回、針は口唇の輪郭に挿入され、唇の輪郭から赤唇、口輪筋を通って、ドライ／ウェットラインにある口裂まで進められる。材料は、必要に応じて少量のボーラスで逆行性注入によって投与され、輪郭に向かってテーパー状にする。針がドライ／ウェットラインに直線で到達するようにするには、注射中に口唇をわずかに裏返しにし、維持する必要がある。材料は厳密に視認して投与する。

**テクニック**：線状／ボーラスの併用テクニック
**挿入方向**：赤唇境界から始め、ドライ／ウェットラインに向かって
**層**：赤唇内で、口輪筋からドライ／ウェットラインまで
**材料**：M 軟性もしくは M 粘性 規格品
**使用量**：最大 1 ライン／ボーラス当たり 0.05 mL、全量で最大 0.5 mL
**針**：27 G 鋭針
**麻酔**：リドカインクリーム、必要に応じて伝達麻酔

テクニック 45：Anil Rajani による上口唇の増大 -「ピラーテクニック」（鋭針の使用）

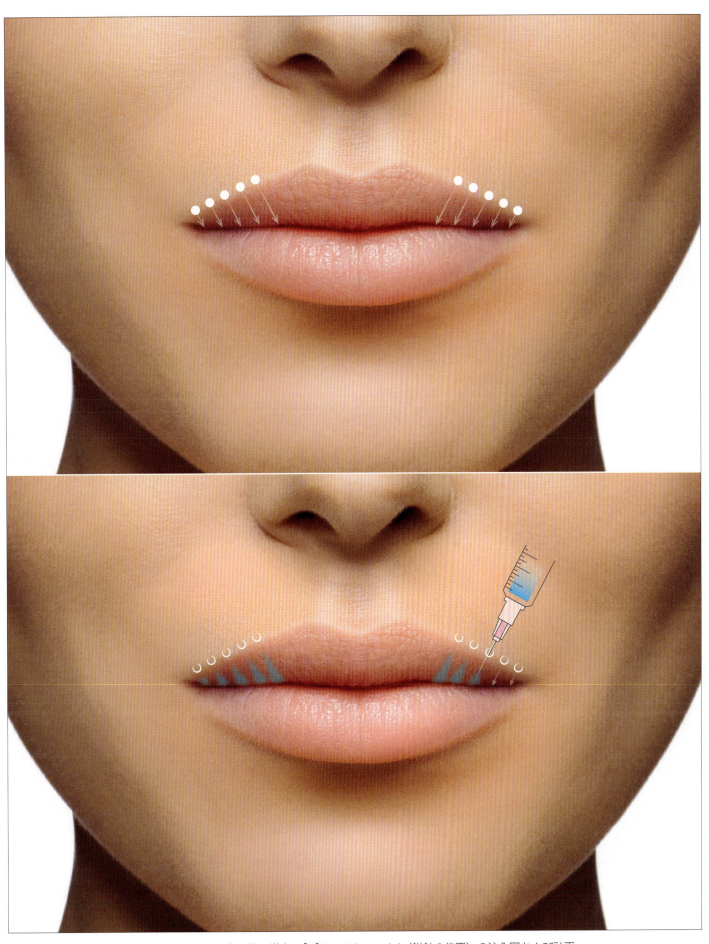

**テクニック 45 − Fig1、2** Anil Rajani による上口唇の増大 -「ピラーテクニック」（鋭針の使用）の注入図および計画。

口唇治療のための45のテクニック

### 治療方法（→ テクニック45 – Fig3、4）

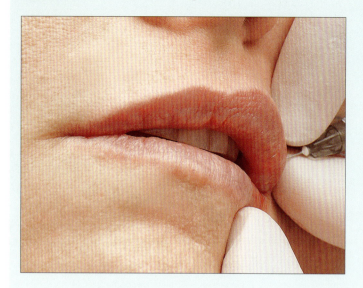

**テクニック45 – Fig3** 上口唇のドライ／ウェットラインに材料を注入する。ドライ／ウェットラインが見えるまで、反対側の手で唇を少し裏返す。輪郭から始めて、皮膚を貫通せず、筋肉を直接通ってドライ／ウェットラインまで鋭針を刺入する。材料を小さな液滴状のボーラスで投与する。ボリューム不足に応じて、口角から口唇の中心までこの手順を繰り返す。

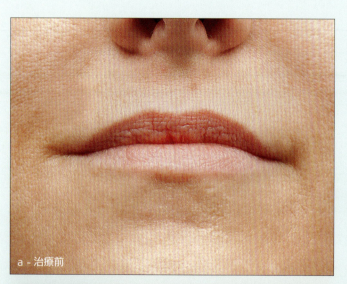
a - 治療前

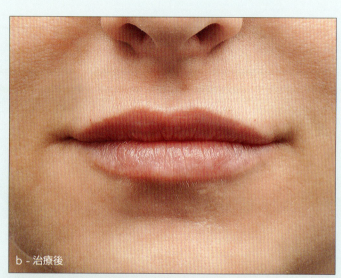
b - 治療後

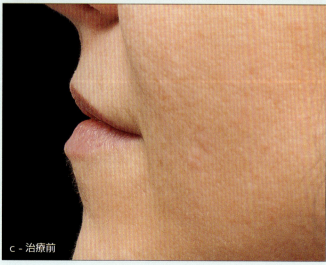
c - 治療前

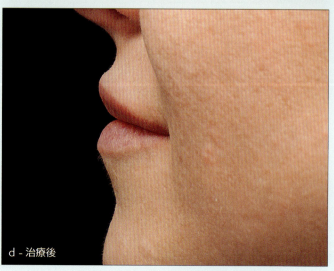
d - 治療後

**テクニック45 – Fig4 a～d** 術前・術後写真の比較：正面と側面観の両方で改善がはっきりとわかる。

## テクニック 45：Anil Rajani による上口唇の増大 -「ピラーテクニック」（鋭針の使用）

### 💡 注意事項

- 口唇が極端に狭く、ボリュームがほとんどない場合、最適な改善は期待できない。
- 治療後、患者に口唇を伸ばして微笑むようにお願いして、凹凸のある部分を明らかにし、修正することができる。

### ⚠ 予想される副作用

まれに炎症、内部血腫、中等度からより重度な腫脹。

### ⚠ 望ましくない副作用

不均一な材料の投与による結節形成や非対称性。

### 📝 治療プロトコルの概要

- 病歴、患者情報の取得と評価
- インフォームドコンセント
- 「術前」写真資料の取得
- 治療部位の分析とマーキング
- クリーニング
- 徹底的な消毒
- 局所麻酔（リドカインクリーム）、必要に応じて伝達麻酔
- 注入テクニック：線状／ボーラスの併用テクニック
- 層：赤唇内で、口輪筋からドライ／ウェットラインまで
- 材料：M 規格品
- 使用量：1 ライン／ボーラス当たり最大 0.05 mL、全量で 0.5 mL
- 針：27 G の鋭針
- マッサージはしない
- 必要に応じて冷却
- 血腫に対しヘパリンクリーム、術後イブプロフェン、アルニカ含有製剤
- 「術後」写真資料の取得
- 施術後の注意事項説明
- 8～14 日後のリコール

Illustrated Guide "リップス"

# 10 45種類の口唇治療テクニック：概要

45種類の口唇治療テクニック　概要リスト ......................................................................... 312

# 10 45種類の口唇治療テクニック：概要

　この章の表には、45種類の口唇治療テクニックとそのおもな特徴がリストされており、術者は各適応症の治療の関連側面を一目で把握できる。各治療目標に対して選択されるテクニックは、術者の裁量に委ねられ、術者のスキルに依存する。特に難しい症例の場合、さまざまなテクニックのトレーニングを受けて経験を積むことをお勧めする。

- **保湿、再活性化**：T1～T4のテクニックは、皮膚の表層に作用する。口唇の皮膚組織を多数の針で穿刺することでコラーゲン新生が促進される。特定の種類のヒアルロン酸（HA）の水結合能力により、組織に水分を補給できる。
- **アクセント**：T5～T10のテクニックでは、口唇の外観を大きく変えずに、口唇の領域に最小限のアクセントを配置する。
- **口元のシワ**：テクニックT11～T14は、放射状シワ、表情シワ、喫煙者シワの治療を目的としている。これらの3種類のシワの境界は流動的であることに注意。
- **口唇のボリューム**：テクニックT15～T28では、さまざまな方法を組み合わせ、口唇を希望する程度に膨らませる。
- **口腔周囲のボリューム**：テクニックT29～T36は、口腔周囲領域のボリューム不足と表情筋活動によって生じる影や凹凸部分を治療する。
- **シェイピングと美化**：テクニックT37～T45は、先天性の非対称性、以前の治療未修正の影響、遺伝的欠陥に対処するために口唇の形状を変更するものである。また、口唇の形状、輪郭、または顔の表情を変えたいという患者の要望に応じて施術される。これには、若かりし頃の口唇の形への整形と改善も含まれており、「美化」とよばれている。このような変更は、ファッションやトレンドに影響された美の理想によって動機付けられることがよくある。

Table10.1 HAフィラーを用いた45種類の口唇治療テクニック：概要リスト（p.314～317へ続く）

| T番号 | 口唇の治療テクニック | 治療カテゴリー | 難易度 | 適応症 |
|---|---|---|---|---|
| T1 | 保湿と活性化－口唇の皮膚部分（鋭針） | 保湿、再活性化 | ◆ | 乾燥肌、日光による皮膚のダメージ、極小のシワ |
| T2 | 保湿－口唇の皮膚部分（鈍カニューレ） | 保湿、再活性化 | ◆◆ | 乾燥肌、日光による皮膚損傷、極小のシワ |
| T3 | 保湿－赤唇（鈍カニューレ） | 保湿、再活性化 | ◆◆ | 乾燥した口唇 |
| T4 | 活性化－赤唇（Patrick Trevidicによる、鋭針） | 保湿、再活性化 | ◆◆ | 乾燥した口唇 |
| T5 | フレッシュアップ（鋭針） | アクセント | ◆ | 平らな口唇、老化した口唇、最小限の口唇の増大を希望する患者 |
| T6 | 輪郭形成と強調（鋭針） | アクセント | ◆ | 不規則または平坦な輪郭、放射状のシワ |
| T7 | 輪郭形成（鈍カニューレ） | アクセント | ◆◆ | 不規則または平坦な輪郭、放射状のシワ、際立った輪郭を望む患者 |
| T8 | キューピッドの弓の輪郭形成/再形成（鋭針） | アクセント | ◆ | キューピッドの弓がはっきりしない |
| T9 | 人中の輪郭形成（鋭針） | アクセント | ◆ | 人中の先天性または加齢による平坦化 |
| T10 | 人中のモデリングとキューピッドの弓（鋭針） | アクセント | ◆◆ | キューピッドの弓と人中が生まれつきまたは加齢により平らになっている患者、ハート型の上口唇を望む患者 |

**Table10.1 HAフィラーを用いた45種類の口唇治療テクニック：概要一覧の略語と記号**

- **T番号** 口唇治療テクニック番号
- 🔹 口唇治療テクニックの難易度：レベル1
- 🔹🔹 口唇治療テクニックの難易度：レベル2
- **SN** 鋭針
- **BC** 鈍カニューレ

**HA粒子サイズ：**
- **XS** 薄い素材で、リフトアップ機能がなく、肌の活性化と保湿に適している。
- **S** 非常に小さな粒子の素材で、最も細かいシワに適している。
- **M** 中程度の厚さで、リフトアップ機能があり、中程度の深さのシワに適している。
- **L** より厚い素材で、リフトアップ機能があり、深いシワに適している。

**HAの硬さ（架橋の程度）：**
- ● ソフト・軟らかい（低架橋ゲル）
- ▲ ストロング・粘性がある（高架橋ゲル）
- **mL** ミリリットル

| 治療目標 | 針/カニューレ | HA粒子サイズ | HA材の粘稠度 | 注入テクニック | 針のサイズ（ゲージ） | HAの総量（おおよそ） |
|---|---|---|---|---|---|---|
| 若返り | SN | XS | ● | ポイントテクニック | 30〜33 | 0.01 mL/ポイント、合計1.0 mL未満 |
| 若返り | BC | XS | ● | 扇形テクニック | 27〜30 | 1.0 mL〜1.5 mL |
| 若返り | BC | XS/S | ● | 線状テクニック | 27〜30 | 1.0 mL |
| 若返り | SN | XS | ● | 扇形テクニック | 27 | 1.0 mL |
| 若返り | SN | S/M | ▲ | ポイントテクニック | 27〜30 | 0.03 mL/ポイント |
| 若返り | SN | S/M | ▲ | 線状テクニック | 27〜30 | 0.5 mL |
| 若返り | BC | S/M | ▲ | 線状テクニック | 27〜30 | 0.5 mL |
| 若返り/美化 | SN | S/M | ▲ | 線状テクニック | 27〜30 | 0.2 mL |
| 若返り/美化 | SN | M | ▲ | 線状テクニック | 27 | 0.2 mL |
| 若返り/美化 | SN | S/M | ▲ | 線状テクニック | 27〜30 | 0.4 mL |

## 45種類の口唇治療テクニック：概要

**Table 10.1**（続き）

| T番号 | 口唇の治療テクニック | 治療カテゴリー | 難易度 | 適応症 |
|---|---|---|---|---|
| T11 | 口腔周囲のシワに対する線状およびフィッシュボーンテクニック（鋭針） | 口元のシワ | 💉 | マリオネットライン、より深い放射状のシワ |
| T12 | 口腔周囲のポイントテクニック、伸張または圧縮による修正（鋭針） | 口元のシワ | 💉 | マリオネットライン、より深い放射状のシワ |
| T13 | 口腔周囲の蒼白化テクニック（鋭針） | 口元のシワ | 💉💉 | マリオネットライン、浅い放射状のシワ |
| T14 | Tom van Eijkによる「シダ様テクニック」（鋭針） | 口元のシワ | 💉💉 | 中程度から深く刻まれた放射状のシワ |
| T15 | 最小限の4ポイントボリューム補充（鋭針） | 口唇のボリューム S（最小限） | 💉 | 非常に微妙な口唇の増大を希望する患者 |
| T16 | 微妙なボリューム補充（鋭針） | 口唇のボリューム S（最小限） | 💉 | ボリューム不足、薄い口唇、年齢を重ねた口唇 |
| T17 | 微妙な口唇の増大（鋭針） | 口唇のボリューム M（中程度） | 💉 | ボリューム不足、薄い口唇、年齢を重ねた口唇 |
| T18 | クラシックな増大（鋭針） | 口唇のボリューム L（強） | 💉💉 | ボリューム不足、薄い口唇 |
| T19 | 中程度の増大（鈍カニューレ） | 口唇のボリューム M（中程度） | 💉💉 | ボリューム不足、薄い口唇、高齢の口唇 |
| T20 | クラシックから強い増大（鈍カニューレ） | 口唇のボリューム L（強） | 💉💉 | 強い口唇の増大を希望する患者 |
| T21 | 極端な増大－急速注入テクニックおよび扇形テクニック（鋭針） | 口唇のボリューム L（強い） | 💉💉 | 強い口唇の増大を希望する患者 |
| T22 | 乾燥/湿潤境界からの増大（鋭針） | 口唇のボリューム S（最小限） | 💉💉 | 非常に薄い口唇 |
| T23 | 粘膜からの増大（鋭針） | 口唇のボリューム S（最小限） | 💉💉 | 非常に薄い、内反した口唇、歯列不正の場合も含む |
| T24 | 結節の強調の有無にかかわらないボリュームアップ（鋭針） | 口唇のボリューム M（中程度） | 💉💉 | 薄い口唇、平らな結節、高齢の口唇、整形と美化を希望する患者 |
| T25 | ボリュームアップ－急速注入テクニック（鋭針） | 口唇のボリューム L（強） | 💉 | 口唇が薄く、ボリュームが欲しい、加齢による萎縮がみられる口唇 |
| T26 | ボリュームアップ－口唇の皮膚部分テクニック（鋭針） | 口唇のボリューム M（中程度） | 💉💉 | ボリュームアップ、非対称部分の修正、整形 |
| T27 | 極端なボリュームアップと整形－複数の注入テクニック（鋭針） | 口唇のボリューム L（強力） | 💉💉 | 強力な増大と口唇の形状定義を希望する患者 |
| T28 | ボリュームアップと整形－Tom van Eijkによる「リップテンティングテクニック」（鋭針） | 口唇のボリューム M（中程度） | 💉💉 | ボリュームアップ、増大、リフレッシュ、シェイプアップを希望する患者 |

概要リスト

| 治療目標 | 針/カニューレ | HA粒子サイズ | HA材の粘稠度 | 注入テクニック | 針のサイズ（ゲージ） | HAの総量（おおよそ） |
|---|---|---|---|---|---|---|
| 若返り | SN | XS/S | ● | 線状テクニック、フィッシュボーンテクニック | 27〜30 | < 0.5 mL |
| 若返り | SN | XS/S | ● | ポイントテクニック、線状テクニック | 27〜30 | < 0.5 mL |
| 若返り | SN | XS/S | ● | ポイント蒼白化テクニック | 27〜33 | 0.01〜0.02 mL/ポイント、合計 < 0.5 mL |
| 若返り | SN | S | ▲ | 短い線状テクニック | 27〜30 | 0.02 mL/ライン |
| 若返り/美化 | SN | M | ● | ポイントテクニック | 27 | 0.2 mL |
| 若返り/美化 | SN | S/M | ● | 線状テクニック | 27 | 0.3 mL |
| 若返り/美化 | SN | S/M | ● | 線状テクニック | 27 | < 0.4 mL |
| 美化 | SN | M/L | ● | 扇形テクニック | 27 | 1.0 mL |
| 若返り/美化 | BC | S/M | ● | 線状テクニック | 27 | 0.5 mL〜1.0 mL |
| 美化 | BC | M/L | ● | 扇形テクニック | 27 | 1.0〜1.2 mL |
| 美化 | SN | M/L | ● | 急速注入/扇形テクニック | 27〜29 | 1.0〜1.5 mL |
| 若返り/美化 | SN | M | ● | 線状テクニック | 27〜29 | 0.6 mL |
| 美化 | SN | M | ● | 急速注入テクニック | 27 | 0.5〜1.0 mL |
| 若返り/美化 | SN | S/M | ● | 急速注入テクニック | 27〜29 | 0.6 mL |
| 若返り/美化 | SN | M/L | ● | 急速注入テクニック | 27 | 1.0 mL < 1.5 mL |
| 若返り/美化 | SN | S/M | ● | 急速注入テクニック | 27〜29 | 0.5 mL |
| 美化 | SN | M | ● | 線状テクニック | 27〜29 | 1.0〜2.0 mL |
| 若返り/美化 | SN | S/M | ▲ | 線状テクニック | 27〜30 | 1.0〜1.5 mL |

## 45種類の口唇治療テクニック：概要

**Table10.1**（続き）

| T番号 | 口唇の治療テクニック | 治療カテゴリー | 難易度 | 適応症 |
|---|---|---|---|---|
| T29 | ボリュームアップ－口唇下垂（鋭針） | 口腔周囲のボリュームアップ | 💉 | 加齢による口唇と顎の間の距離短縮で口唇下部を長くする |
| T30 | 増大－オトガイ領域（鋭針） | 口腔周囲のボリュームアップ | 💉 | オトガイの調和 |
| T31 | ボリュームアップ－垂直注入法（鋭針） | 口腔周囲のボリュームアップ | 💉 | 表情筋運動によって形成される口腔周囲の影 |
| T32 | ボリュームアップ－細かいマリオネットラインⅠ（鋭針） | 口腔周囲のボリュームアップ | 💉 | 口角のたるみ、シワ、口角のシワ |
| T33 | ボリュームアップ－細かいマリオネットラインⅡ（鋭針） | 口腔周囲のボリュームアップ | 💉💉 | 口角のたるみ、シワ、口角のシワ |
| T34 | 増大－マリオネットライン（鋭針） | 口腔周囲のボリュームアップ | 💉💉 | マリオネットライン、影 |
| T35 | 増大－マリオネットライン（鈍カニューレ） | 口腔周囲のボリュームアップ | 💉💉 | マリオネットライン、影 |
| T36 | 増大－風車テクニック：マリオネットライン、口唇、口腔周囲領域（鈍カニューレ） | 口腔周囲のボリュームアップ | 💉💉 | マリオネットライン、影 |
| T37 | 微妙な口角リフト（鋭針） | シェイピングと美化 | 💉💉 | 下がった口角 |
| T38 | クラシックな口角リフト（鋭針） | シェイピングと美化 | 💉💉 | 下がった口角 |
| T39 | 微妙なボリュームアップ－結節の定義（鋭針） | シェイピングと美化 | 💉💉 | 口唇の結節の定義または整形（シェイピング） |
| T40 | Phillip Changによる口元のシワの輪郭形成（鋭針） | シェイピングと美化 | 💉💉 | 上口唇の引き上げ |
| T41 | 口唇の中央のくぼみ（鋭針） | シェイピングと美化 | 💉💉 | 口唇の中央の定義 |
| T42 | 下口唇のアーチを広げる（鋭針） | シェイピングと美化 | 💉💉 | 下口唇が小さすぎる場合の口唇の形の改善 |
| T43 | 以前に治療した口唇の修正（鋭針） | シェイピングと美化 | 💉💉 | 欠損の修正 |
| T44 | 非対称領域の修正（鋭針/鈍カニューレ） | シェイピングと美化 | 💉💉 | 調和 |
| T45 | 上口唇の増大－Anil Rajaniによる「ピラーテクニック」（鋭針） | シェイピングと美化 | 💉💉 | 上唇の調和と整形 |

概要リスト

| 治療目標 | 針/カニューレ | HA粒子サイズ | HA材の粘稠度 | 注入テクニック | 針のサイズ（ゲージ） | HAの総量（おおよそ） |
|---|---|---|---|---|---|---|
| 若返り/美化 | SN | M/L | ●▲ | 急速注入テクニック、貯留テクニック | 25 | 0.5 mL |
| 美化 | SN | M/L | ▲ | 急速注入テクニック | 25 | < 0.2 mL/ボーラス |
| 若返り | SN | M/L | ●▲ | 急速注入テクニック | 25 | 0.5〜1.0 mL |
| 若返り | SN | M | ▲ | 線状テクニック | 27 | 0.4 mL |
| 若返り | SN | M | ▲ | 急速注入テクニック | 25〜27 | 0.2 mL |
| 若返り | SN | M | ●▲ | 扇形/クリスクロステクニック | 27 | 0.5〜1.0 mL |
| 若返り | BC | M | ●▲ | 扇形テクニック | 27 | 0.5〜1.0 mL |
| 若返り | BC | M | ●▲ | 扇形テクニック | 27 | 0.5〜1.0 mL |
| 美化 | SN | S/M | ▲ | 線状テクニック | 27〜29 | 0.05〜1.0 mL/ライン |
| 美化 | SN | S/M | ▲ | 線状テクニック | 27〜29 | 0.4 mL |
| 美化 | SN | S/M | ● | 線状テクニック | 27〜29 | 0.2 mL |
| 若返り/美化 | SN | M | ▲ | 線状テクニック | 27；38 mm | 1.0〜1.2 mL |
| 美化 | SN | M | ● | 急速注入テクニック | 27〜29 | 0.6〜1.0 mL |
| 美化 | SN | M | ▲ | 線状テクニック | 27 | 0.2 mL |
| 美化 | SN | S/M | ● | 線状テクニック、ポイントテクニック、急速注入テクニック | 27〜30 | 必要に応じて |
| 美化 | SN/BC | S/M | ●▲ | 線状テクニック、ポイントテクニック、急速注入テクニック | SN：27〜29；BC：27 | 必要に応じて |
| 美化 | SN | M | ●▲ | 線状テクニックと急速注入テクニックのコンビネーション | 27 | 最大 0.5 mL |

Illustrated Guide "リップス"

# 11 症例

| | | |
|---|---|---|
| 11.1 | 口元のシワ、萎縮した口元 | 321 |
| 11.2 | 口唇が薄い高齢者の口元 | 322 |
| 11.3 | 治療歴のある口唇 | 323 |
| 11.4 | 口角ライン、薄い下口唇、軽度の非対称性、乾燥した上口唇 | 324 |
| 11.5 | 口元の影と非対称部位 | 325 |
| 11.6 | 非対称な口元 | 326 |
| 11.7 | 若く豊かな口唇の美化 | 327 |
| 11.8 | 輪郭がはっきりしない薄い口唇 | 328 |
| 11.9 | 内側結節が目立つ小さな口元 | 329 |
| 11.10 | 寂しく、若い口元 | 330 |
| 11.11 | 乾燥した口唇 | 331 |

# 11 症例

以下の症例には、日常診療でしばしば遭遇する、「高齢者の口唇」、「口元が薄い」、「治療歴のある口唇」などの扱いにくい適応症が含まれている。高齢者の口唇の治療に関しては、適応症が類似していることが多く、患者の治療に対する希望が決定的な要因となる。術者が選択するテクニックは、適応症、術者の経験、患者の予算によって決まる。本章で紹介する各症例について、術者が基本的なテクニックに集中するか、より複雑な課題に着手するかを選択できるよう、難易度を2段階に分けたテクニックの選択を推奨する：

**テクニック - レベル1**

**テクニック - レベル2**

年齢を重ねた口唇は一般的に、潤い、輪郭、ボリュームの喪失が特徴的であるため、いくつかのテクニックはほぼすべての症例で使用される。われわれの例では、実施可能なすべての治療法を示したが、現実には、予算の制約から、必ずしもこれが可能とは限らない。しかし、幅広い選択肢をもつことで、術者は治療前のカウンセリングの際に、患者に詳細な提案と最適な治療を提示することができる。

本章で紹介するテクニックの選択は、術者の好みに応じて使用することができ、治療目標に基づいている。そのため、例えば、数種類の輪郭形成を推奨しても、実際に使用するテクニックは1つだけである。

さらに、低架橋形成の製品による再活性化は、ほとんどすべての患者において可能で、推奨できるので、治療の範囲が広がる。推奨される手技は2段階の難易度に分けられているため、経験の浅い術者は基本的な手技に集中することができ、経験のある術者はより難易度の高い手技に範囲を広げることができる（**手技の難易度分類については第10章、p. 313参照**）。

下記のトリートメントエリアの色分けにより、術者はそれぞれのトリートメントテクニックがどの項目に該当するかを知ることができる（第10章 p. 312〜参照）：

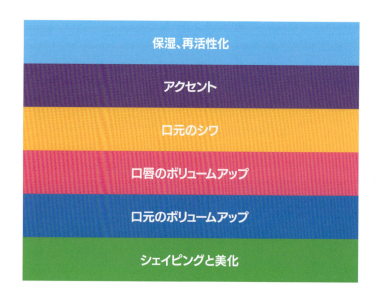

## 11.1 口元のシワ、萎縮した口元

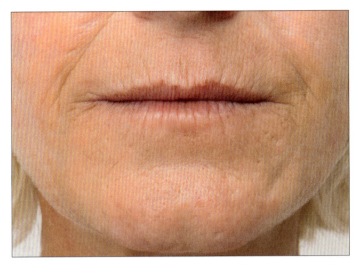
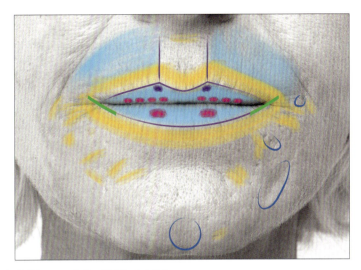

**症状**：50歳女性。喫煙者、更年期障害、光線性皮膚障害、やや萎縮した非常にシワの多い乾燥した口唇。

### 注入量による治療計画

- 口腔周囲の保湿：0.5 mL
  口唇の保湿：0.5 mL

- 輪郭の強調：0.5 mL
  人中を強調：0.3 mL
  フレッシュアップ：0.2 mL

- 口元のラインをなめらかに伸ばす：0.5 mL

- 下口唇のボリュームアップ：0.3 mL
  上口唇のボリュームアップ：0.3 mL

- ほうれい線の修正
  ［垂直（Vertical）注入テクニック］：0.4 mL

- 口角の引き上げ：0.3 mL

### 注意事項

- 治療には綿密な計画が必要であり、特に放射状ラインを治療する場合、その成功は数回の治療（2～3週間間隔で2～3回）に依存するため、患者と合意する必要がある。

- 施術は、患者の希望と予算によって決定されるべきである。

- 口唇のボリュームアップにはさまざまな選択肢がある（下記参照）。

- 口唇のボリュームが必要なレベルまで満たされたら、2～3週間待ってから赤唇を保湿する。

### 術者の好みと経験に応じて使用する口唇治療テクニック

| レベル1 | | レベル2 | |
|---|---|---|---|
| T1 | 保湿 ● | T3 | 保湿（赤唇）● |
| T5 | フレッシュアップ ▲ | T4 | 再活性化（赤唇）Patrick Trevidic による ● |
| T6 | 輪郭形成 ▲ | T7 | 口唇の輪郭形成 ▲ |
| T8 | 輪郭形成（キューピッドの弓）▲ | T13 | 口元のシワ［蒼白化（ブランチング）テクニック］● |
| T9 | 輪郭形成（人中）▲ | T14 | 口元のシワをなめらかにする（シダ様テクニック）▲ |
| T12 | 平滑化（放射状ライン）● | T23 | ボリュームアップ（粘膜）● |
| T15 | 4点ボリューム改善 ● | T38 | 口角の引き上げ ▲ |
| T16 | 口唇のボリュームアップ（繊細）● | | |
| T30 | 増大（オトガイ領域）▲ | | |
| T31 | ボリュームアップ［垂直（Vertical）注入テクニック］▲ | | |

症例

## 11.2 口唇が薄い高齢者の口元

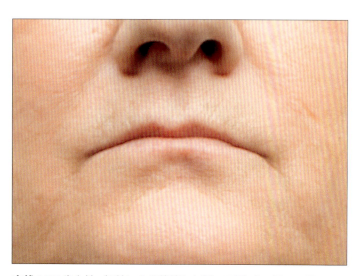
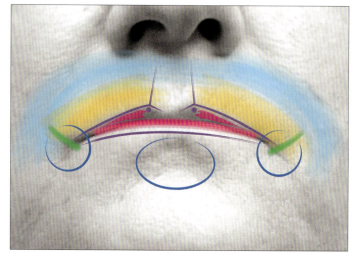

**症状**：55歳女性。加齢により萎縮した薄い口唇、上口唇の口元のシワ、口角周囲のシワ、下がった口角、扁平化した人中、大きな毛穴のある肌質、ぼやけた輪郭、深いオトガイ唇溝。

### 治療計画と注入量

- 口腔周囲の活性化：1.0 mL
- 輪郭形成：0.5 mL
  人中とキューピッドの弓のピークを輪郭形成：0.3 mL
  上口唇のフレッシュアップ：0.1 mL
- 口元のシワをなめらかに伸ばす：0.2 mL
- 上口唇と下口唇の繊細な充填：0.5 mL
- マリオネットラインのボリュームアップ：0.4 mL
  オトガイ唇溝の挙上：0.3 mL
- 口角の引き上げ：0.1 mL

### 注意

- ボリュームアップは、凹凸が適切に修正されるように、小さなステップで行う必要がある。

- 高齢者の口唇の治療は難しい。なぜなら、口腔領域全体に起こる解剖学的変化によって、口唇の形状に影響を与えることができる範囲に限界があるためである（第1章1.4.7, p. 22参照）。この場合は、口唇をやさしくリフレッシュし、口腔周囲を活性化し、マリオネットラインを緩和することを最優先すべきである。その理由は、口唇の増大が不自然な仕上がりになってしまうためである。

| 術者の好みと経験に応じて使用する口唇治療テクニック | | | |
|---|---|---|---|
| レベル1 ✏ | | レベル2 ✏✏ | |
| T1 | 保湿 ● | T7 | 口唇の輪郭形成 ▲ |
| T5 | フレッシュアップ ▲ | T19 | 増大（中程度）● |
| T6 | 輪郭形成 ▲ | T22 | ボリュームアップ（ドライ／ウェットライン）● |
| T8 | 輪郭形成（キューピッドの弓）▲ | T24 | ボリュームアップ（赤唇の結節強調）● |
| T9 | 輪郭形成（人中）▲ | T26 | ボリュームアップ（口唇皮膚部）● |
| T12 | スムージング（放射状ライン）● | T35 | 増大（マリオネットライン）● ▲ |
| T29 | ボリュームアップ（オトガイ唇溝）▲ | T38 | 口角挙上術（強度）▲ |

## 11.3 治療歴のある口唇

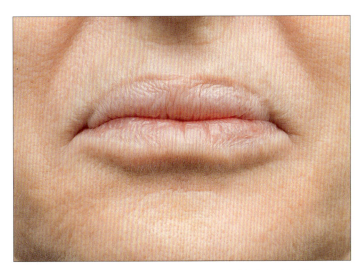
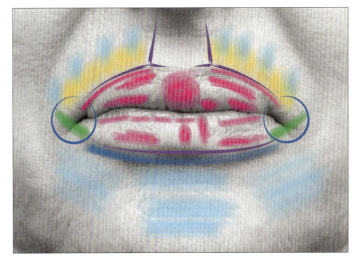

**症状**：38歳女性。過去に口唇の治療歴あり（自家脂肪組織による）、ソフトで不規則な肥厚部位あり（2年前の治療以来、口唇に施術を受けていない）。

### 注入量を用いた治療計画

- 口腔周囲の水分保湿：0.5 mL
- 人中の輪郭とキューピッドの弓：0.2 mL
  上口唇と下口唇の輪郭形成：0.5 mL
- 口元のシワをなめらかに伸ばす：0.3 mL
- 欠損を修正する：0.5 mL
- 下口唇の下の影の修正：0.3 mL
  マリオネットラインのボリュームアップ：0.4 mL
- 口角を上げる：0.4 mL

### 注意

- 口唇の充填と形成による均一な調整が課題である。
- 特別な治療の必要性を見極めるのは容易ではなく、すぐれた観察眼が必要である。
- 最初で最も重要なステップは、既往歴を明らかにすることである：前回の治療ではどのような製品を使用したのか？ 不整を均等にするために何をしたのか？
- さまざまな移行領域を均一になめらかにするために、ボリューム不足を修正する材料として、低架橋形成で粒子の小さい製品を使用する必要がある。

| 術者の好みと経験に応じて使用する口唇治療テクニック | | | |
|---|---|---|---|
| レベル1 | | レベル2 | |
| T1 | 保湿 ● | T7 | 口唇の輪郭形成 ▲ |
| T6 | 輪郭形成 ▲ | T26 | ボリュームアップ（口唇皮膚部）● |
| T9 | 輪郭形成（人中）▲ | T35 | 増大（マリオネットライン、下口唇の輪郭下部の影）● |
| T12 | スムージング（放射状ライン）● | T37 | 口角挙上術（繊細）● |
| T15 | 4点ボリューム改善 ● | T38 | 口角挙上術（強め）▲ |
| | | T43 | 治療歴のある口唇の修正 ● |

症例

## 11.4 口角ライン、薄い下口唇、軽度の非対称性、乾燥した上口唇

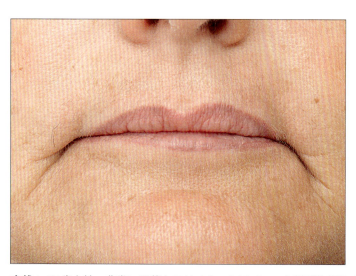
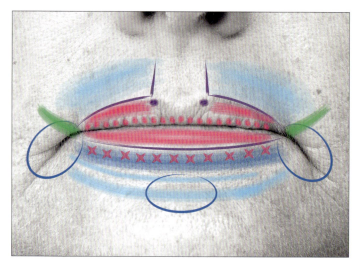

**症状**：45歳女性。非常に顕著なマリオネットライン、右側が先細りする極端に薄い下口唇、右側がわずかに先細りする上口唇、赤唇の極端な乾燥ライン、大きな毛穴のある口唇周囲皮膚。

### 治療計画と注入量

- 口腔周囲の活性化：1.0 mL

- フレッシュアップ：0.2 mL
- 下口唇と上口唇の輪郭：0.5 mL
- 人中の輪郭：0.3 mL

- 下口唇のボリュームアップ：0.5 mL
- 上口唇のボリュームアップ（繊細）：0.2 mL
- 非対称部分の修正：0.2 mL

- 口角をなめらかにする：0.7 mL
- 下口唇とオトガイ唇溝のシワの修正：0.3 mL

- 口角を上げる：0.4 mL

### 注意

- 顕著なマリオネットラインの治療は非常に困難である。
- わずかな改善しか期待できない。
- さらに1〜2回の治療が必要である。

| 術者の好みと経験に応じて使用する口唇治療テクニック | | | |
|---|---|---|---|
| レベル1 ✏️ | | レベル2 ✏️✏️ | |
| T1 | 再活性化 ● | T7 | 口唇の輪郭形成 ▲ |
| T5 | フレッシュアップ ▲ | T22 | ドライ／ウェットラインからの増大 ● |
| T6 | 輪郭形成 ▲ | T26 | ボリュームアップ（口唇皮膚部） ● |
| T9 | 輪郭形成（人中） ▲ | T28 | Tom van Eijkによるリップテンティングテクニック ▲ |
| T15 | 4点ボリューム改善 ● | T33 | ボリュームアップ（マリオネットライン） ▲ |
| T16 | 口唇のボリュームアップ（繊細） ● | T34 | ボリュームアップ（マリオネットライン） ▲ |
| T29 | 口唇のボリュームアップ（オトガイ唇溝） ▲ | T38 | 口角挙上術 ▲ |

口角ライン、薄い下口唇、軽度の非対称性、乾燥した上口唇／口元の影と非対称部位

## 11.5 口元の影と非対称部位

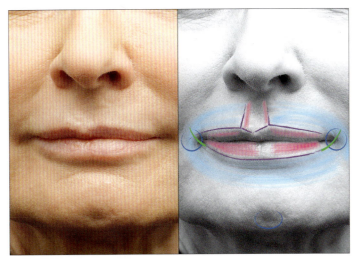
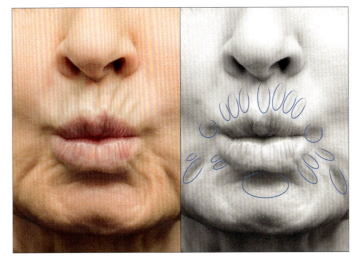

**症状**：60歳女性。意図的に作った表情に非常に顕著な口腔周囲の影、口腔周囲のたるみ、皮膚の乾燥、口唇の非対称領域、不規則な輪郭。

**治療計画と注入量**

- 口腔周囲の水分保湿：1.0 mL
- 下口唇と上口唇の輪郭：0.6 mL
  人中の輪郭 キューピッドの弓：0.2 mL
- 口唇のボリュームアップとわずかな非対称性の修正：0.7 mL
- 口元の影の修正：1.5 mL
  オトガイ唇溝のシワの修正：0.5 mL
- 口角の強調：0.2 mL

### 注意事項

- 口腔周囲の影に関しては、患者の口唇をすぼめた状態で、針を影の部分に直接刺入して注入する。
- 触知可能な不整部分は、やさしくマッサージすることでなめらかにすることができる。

| 術者の好みと経験に応じて使用する口唇治療テクニック | | | |
|---|---|---|---|
| **レベル1** 🖊 | | **レベル2** 🖊🖊 | |
| T1 | 保湿 ● | T3 | 保湿（赤唇）● |
| T6 | 輪郭形成 ▲ | T7 | 口唇の輪郭形成 ▲ |
| T8 | 輪郭形成（キューピッドの弓）▲ | T26 | ボリュームアップ（口唇皮膚部）● |
| T9 | 輪郭形成（人中）▲ | T28 | Tom van Eijkによるリップテンティングテクニック ▲ |
| T12 | 平滑化（放射状ライン）● | T37 | 口角挙上術（繊細）▲ |
| T17 | 口唇増大（繊細）● | T40 | Phillip Chang による輪郭形成術 ▲ |
| T29 | ボリュームアップ（オトガイ唇溝）▲ | T44 | 非対称部位の修正 ● |
| T31 | ボリュームアップ［垂直（Vertical）注入テクニック］● | | |

症例

## 11.6 非対称な口元

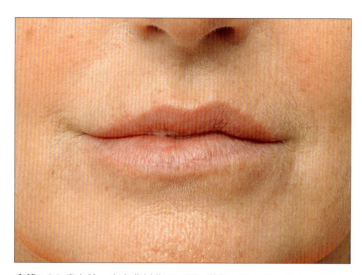
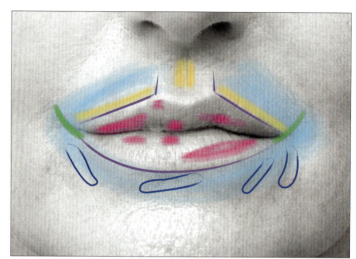

**症状**：38歳女性。左右非対称の口唇、乾燥した口唇、非常に細かい口腔周囲シワ、部分的に欠けた口唇の輪郭、口腔周囲の影。

**治療計画と注入量**

- 口唇と口腔周囲領域の再活性化：1.0 mL
- キューピッドの弓のピークと輪郭の調整：0.7 mL
  人中をわずかに強調：0.1 mL
- 口元のシワをなめらかにする：0.2 mL
- 口唇のさまざまな部分をボリュームアップ：0.6 mL
- 下口唇下部の影を修正：0.5 mL

### 注意

- 非対称な部分を修正するのは簡単な作業ではない。正確な分析と綿密な治療計画が重要で、あまり訓練されていない術者の目でも非対称を識別しやすくなる。
- 非対称部位の修正に使用される術式はさまざまである。ピラーテクニックで陥没した側部を持ち上げたり、カニューレテクニックで充填したり、テクニック24（第9章 p. 222 参照）で修正したり、つねに目で確認しながらテクニックを組み合わせることもある。
- 右の上口唇が先細りの場合は、口唇の皮膚の部分に輪郭を描き、左の上口唇の場合は、赤唇の部分に輪郭を描く。

| 術者の好みと経験に応じて使用する口唇治療テクニック | | | |
|---|---|---|---|
| レベル1 | | レベル2 | |
| T1 | 保湿 ● | T2 | 保湿（口唇皮膚部）● |
| T6 | 輪郭形成 ▲ | T7 | 口唇輪郭形成術 ▲ |
| T9 | 輪郭形成（人中）▲ | T19 | 増大（中等度）● |
| T12 | スムージング（放射状ライン）● | T22 | ドライ／ウェットラインからの増大術 ● |
| T31 | ボリュームアップ［垂直（Vertical）注入テクニック］● | T24 | ボリュームアップ（赤唇と口角の強調）● |
| | | T26 | ボリュームアップ（口唇皮膚部）● |
| | | T35 | 増大（マリオネットライン）● |
| | | T44 | 非対称部位の修正 ● |
| | | T45 | 上口唇の増大 - Anil Rajaniによるピラーテクニック ▲ |

## 11.7 若く豊かな口唇の美化

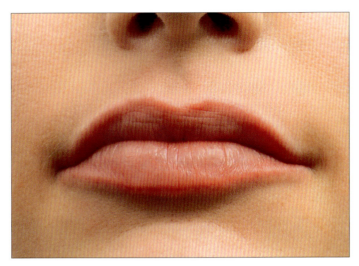
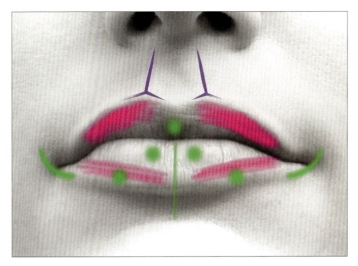

**症状**：25歳女性。豊満で魅力的な口元である。官能的な効果を高めるために口唇の美化を希望している。

### 治療計画と注入量

■ キューピッドの弓とピークを強調：0.05 mL
　人中をわずかに強調：0.1 mL

■ 上口唇と下口唇をわずかにボリュームアップ：0.6 mL

■ 口角を上げる：0.1 mL
　口角にアクセントをつける：0.1 mL
　結節を強調する：0.05 mL
　下口唇のアーチを拡げる：0.1 mL

### 注意

- この治療は「美化」のカテゴリーに属し、患者の希望は流行に左右されることが多い。
- 患者が流行に合わせた治療を希望する場合は、カウンセリングでその内容を詳しく聞き出し、実現可能性について患者と話し合う必要がある。

| 術者の好みと経験に応じて使用する口唇治療テクニック | | | |
|---|---|---|---|
| レベル1 | | レベル2 | |
| T16 | 口唇のボリュームアップ（繊細）● | T10 | 人中とキューピッドの弓のモデリング ▲ |
| T25 | 口唇のボリュームアップ（急速注入テクニック）● | T18 | ボリュームアップ（代表的な）● |
| | | T19 | 増大（中等度）● |
| | | T24 | ボリュームアップ（結節が強調された赤唇）● |
| | | T26 | ボリュームアップ（口唇皮膚部）● |
| | | T27 | ボリュームアップ（極端、マルチプルインジェクションテクニック）● |
| | | T37 | 口角挙上術（軽度）▲ |
| | | T39 | はっきりとした結節とともにボリュームアップ（微小）● |
| | | T41 | 口唇中央部のくぼみ ● |
| | | T42 | 下口唇のアーチを拡げる ▲ |

症例

## 11.8 輪郭がはっきりしない薄い口唇

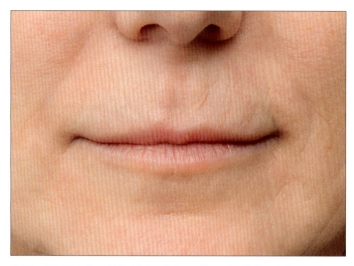
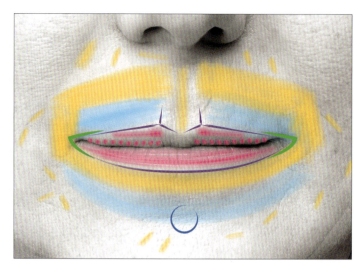

**症状**：32歳女性。輪郭がはっきりせず、口唇が薄く反転し、細かいマリオネットラインで皮膚が引きつっており、口角がわずかに下垂し、小さな瘢痕がある。

### 治療計画と注入量

- 水分保湿可能：0.3～0.5 mL

- 口唇の輪郭形成：0.2 mL
  キューピッドの弓を強調：0.1 mL
  輪郭形成：0.5 mL

- 口腔周囲皮膚の質感（きめ）と傷跡を整える：1.0 mL
  マリオネットラインをなめらかにする：0.3 mL

- 微小から中等度の下口唇の充填：0.4 mL
  わずかに上口唇とドライ／ウェットラインの充填：約0.2 mL

- オトガイ唇溝の挙上：0.3 mL

- 口角の強調：0.2 mL

### 注意

- 上口唇も下口唇も薄いので、輪郭形成材をリップロールに注入すると、口唇が非常に緩やかに上方にカーブし、ソフトな増大が得られる。

- 重要な注意：ここでは基礎となる解剖学的条件を尊重する必要がある。歯質と顎の配置が術式の決定要素である。

- ボリュームを出しすぎると「アヒルぐち効果」をもたらすリスクがある。

| 術者の好みと経験に応じて使用する口唇治療テクニック | | | | |
|---|---|---|---|---|
| **レベル1** | | | **レベル2** | |
| T6 | 輪郭形成 ▲ | | T3 | 保湿（赤唇）● |
| T9 | 輪郭形成（人中）▲ | | T4 | 再活性化（赤唇）Patrick Trevidicによる ● |
| T15 | 4点ボリューム改善 ● | | T7 | 口唇の輪郭形成 ▲ |
| T29 | ボリュームアップ（オトガイ唇溝）● | | T10 | モデリング（人中とキューピッドの弓）▲ |
| | | | T14 | 口腔周囲ライン（シダ様テクニック）▲ |
| | | | T19 | 増大（中程度）● |
| | | | T22 | ボリュームアップ（ドライウェットライン）● |
| | | | T24 | ボリュームアップ（赤唇と結節の強調）● |
| | | | T27 | ボリュームアップ（極端、マルチプルインジェクションテクニック）● |
| | | | T28 | Tom van Eijkによるリップテンティングテクニック ▲ |
| | | | T37 | 口角挙上術（繊細）▲ |
| | | | T45 | 上口唇の増大 - Anil Rajaniによるピラーテクニック ● |

## 11.9 内側結節が目立つ小さな口元

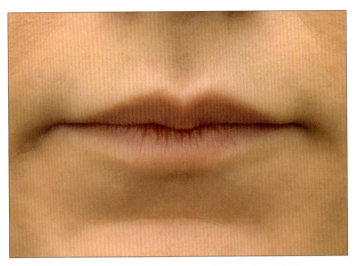
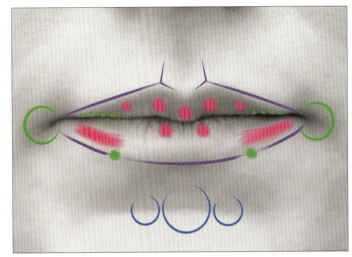

**症状**：25歳女性。口が小さく、下口唇が薄く、やや非対称。

### 治療計画と注入量

- 輪郭形成（繊細）：0.3 mL

- 下口唇の繊細な充填：0.4 mL
  上口唇の繊細な充填：0.1 mL
  左右非対称（下口唇）の修正：0.05 mL

- オトガイ唇溝の挙上：0.3 mL

- 口角の強調：0.2 mL
  下口唇のアーチを拡げる：0.2 mL
  上口唇の領域を口角に近づける：0.2 mL

### 注意事項

- この治療は、口唇がまだ若いため、「美化」のカテゴリーに分類される。

- 必要なのは、ボリューム不足を改善し、形をよりはっきりさせることだけである。

| 術者の好みと経験に応じて使用する口唇治療テクニック | | | |
|---|---|---|---|
| レベル1 | | レベル2 | |
| T6 | 輪郭形成 ▲ | T7 | 輪郭形成 ▲ |
| T25 | ボリュームアップ（急速注入テクニック）● | T19 | 増大（中程度）● |
| T29 | ボリュームアップ（オトガイ唇溝）● | T23 | 粘膜からの増大 ● |
| | | T24 | ボリュームアップ（赤唇と結節の強調）● |
| | | T26 | ボリュームアップ（口唇皮膚部）● |
| | | T37 | 口角挙上術（軽度）▲ |
| | | T42 | 下口唇のアーチを拡げる ▲ |
| | | T45 | 上口唇の増大 - Anil Rajaniによるピラーテクニック ▲ |

症例

## 11.10 寂しく、若い口元

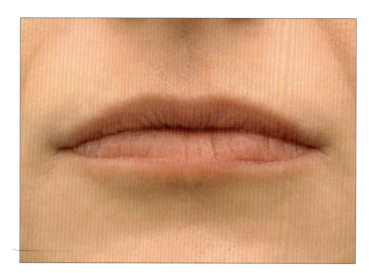
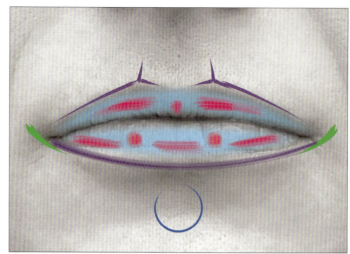

**症状**：35歳女性。寂しい口元、乾燥した口唇の皮膚感、下口唇縁の不規則な後退と下向きの口角、人中、キューピッドの弓と輪郭の乏しさ。

### 治療計画と注入量

- ■ 水分保湿（赤唇）可能：0.4 mL

- ■ 人中の最小輪郭形成：0.05 mL
  キューピッドの弓のピークを最小で輪郭形成：0.05 mL
  輪郭形成：0.5 mL

- ■ 中程度の下口唇の充填：0.4 mL
  繊細な上口唇の充填：0.2 mL

- ■ オトガイ唇溝の挙上：0.3 mL

- ■ 口角を強く引き上げる：0.2 mL

> **注意**
>
> ・下口唇縁の牽引は困難な場合がある。その場合は、カニューレで緩め（組織層を引き離す）、慎重に充填する必要がある。大きく修正しすぎないように注意する！

| 術者の好みと経験に応じて使用する口唇治療テクニック | | | |
|---|---|---|---|
| レベル1 | | レベル2 | |
| T6 | 輪郭形成 ▲ | T3 | 保湿（赤唇）● |
| T15 | 4点ボリューム改善 ● | T7 | 口唇の輪郭形成 ▲ |
| T25 | ボリュームアップ（急速注入テクニック）● | T10 | モデリング（人中とキューピッドの弓）▲ |
| T29 | ボリュームアップ（オトガイ唇溝）▲ | T19 | 増大（中程度）● |
| | | T26 | ボリュームアップ（口唇皮膚部）● |
| | | T34 | 輪郭形成（マリオネットライン）▲ |
| | | T38 | 口角挙上術（強度）▲ |

## 11.11 乾燥した口唇

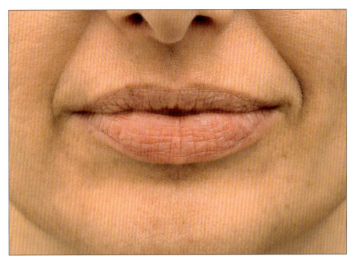
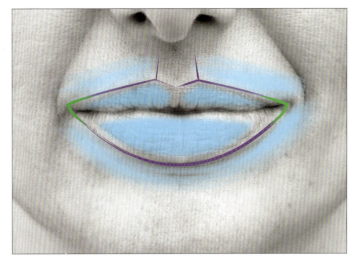

**症状**：45歳女性。極度に乾燥した口唇の膨らみ、極度の乾燥肌による口唇周囲のシワ、菲薄なオトガイ唇溝とキューピッドの弓の輪郭形成、わずかな口唇溝。

### 治療計画と注入量

■ 口唇周囲の保湿：1.0 mL
　低架橋形成ジェルによる口唇の水分保湿：1.0 mL

■ 口唇の輪郭形成：0.1 mL
　キューピッドの弓のピークの輪郭形成：0.1 mL
　輪郭形成：0.5 mL

■ 口角の強調：0.1 mL

### 注意事項

・この治療は、鋭針で何度も注射するため、侵襲性が高く、強い腫れをともなう。

・長期的な効果は非常に良好である。

| 術者の好みと経験に応じて使用する口唇治療テクニック | | | |
|---|---|---|---|
| レベル1 | | レベル2 | |
| T1 | 保湿 ● | T2 | 水分保湿（口唇皮膚部）● |
| T6 | 輪郭形成 ▲ | T3 | 水分保湿（赤唇部）● |
| T9 | 輪郭形成（人中）▲ | T4 | 再活性化（赤唇）Patrick Trevidicによる ● |
| T29 | ボリュームアップ（オトガイ唇溝）● | T7 | 口唇の輪郭形成 ▲ |
| | | T37 | 口角挙上術（繊細）▲ |

Illustrated Guide "リップス"

# 12 付録

参考文献一覧 .................................................................................................... 334

動画・資料データリンク先一覧 ........................................................................ 336

参照 Web サイト一覧 ......................................................................................... 339

画像資料 ............................................................................................................ 339

索引 ................................................................................................................... 340

## 参考文献一覧

André P, Azib N, Berros P, et al. (2012): Anatomy and Volumising Injections. Master Collection 2. Paris: E2e Medical Publishing.

Azib N (2011): Anaesthesia of the Lips prior to Filler Injection. In: Azib N, Charrier JP, Cornette de Saint Cyr B, et al.: Anatomy & Lip Enhancement. Master Collection 4. Paris: E2e Medical Publishing.

Becker-Wegerich PM (2011): Sexy Lippen. Lippenmodellierung mit der Becker-Wegerich-Technik – die sanfte Perfektionierung der individuellen Natur. Annabelle Issue 15/11:122.

Becker-Wegerich PM (2016a): Filler – Grundlagen: Lippen und Umgebung. Anatomie, Rheologie und Tipps zur Therapievorbereitung. Dermatologie Praxis 26(3):21–25.

Becker-Wegerich PM (2016b): Filler – Praxis: Lippen und Umgebung. Lippeninjektionstechniken und zu berücksichtigende unerwünschte Wirkungen. Dermatologie Praxis 26(4):26–30.

Benedetto AV (ed) (2018): Botulinum Toxins in Clinical Aesthetic Practice. 2 volumes. 3rd ed. Boca Raton: CRC Press.

Braun M, Braun S, van Eijk T (2010): Lip tenting: a simple technique for better lip enhancement. J Drugs Dermatol 9:559–560.

Brusco D (2019): Dentoskelettale Einflüsse auf die Ästhetik der Lippen. Unpublished manuscript.

Brusco D, Triaca A (2013): Skelettale und dentoalveoläre Maßnahmen zur Profiloptimierung. J Ästhet Chir 6:21–25.

Bunte.de Redaktion (2018): Geheimnis gelüftet – Das verrät deine Lippenform über deinen Charakter! https://www.bunte.de/beauty/geheimnis-gelueftet-das-verraet-deinelippenform-ueber-deinen-charakter.html (last accessed 15.12.2019).

Chang P (2014): Lip Augmentation Technique Virginia: Phillip Chang, MD. https://www.youtube.com/watch?v=93dQNCWjbWc (last accessed 09.08.2020).

Charrier JB (2011): Bone Support of the Lips: how adult orthognathic surgery can enhance the smile. In: Azib N, Charrier JP, Cornette de Saint Cyr B, et al.: Anatomy & Lip Enhancement. Master Collection 4. Paris: E2e Medical Publishing.

Cotofana S, Pretterklieber B, Lucius R, et al. (2017): Distribution Pattern of the Superior and Inferior Labial Arteries: Impact for Safe Upper and Lower Lip Augmentation Procedures. Plast Reconstr Surg 139:1075–1082.

Criollo-Lamilla G, DeLorenzi C, Karpova E, et al. (2017): Anatomy & Filler Complications. Master Collection 5. Paris: E2e Medical Publishing.

Criollo-Lamilla G, Garcia P, Trévidic P (2011): Lips and Botulinum Toxin. In: Azib N, Charrier JP, Cornette de Saint Cyr B, et al.: Anatomy & Lip Enhancement. Master Collection 4. Paris: E2e Medical Publishing.

DeLorenzi C (2014): Complications of injectable fillers, part 2: vascular complications. Aesthet Surg J 34:584–600.

DeLorenzi C (2017): New High Dose Pulsed Hyaluronidase Protocol for Hyaluronic Acid Filler Vascular Adverse Events. Aesthet Surg J 37:814–825.

Dmitrieva I (2011): Lip Enhancement: Modern Injection Products. In: Azib N, Charrier JP, Cornette de Saint Cyr B, et al.: Anatomy & Lip Enhancement. Master Collection 4. Paris: E2e Medical Publishing.

DocCheck Flexikon: Lippe. https://flexikon.doccheck.com/de/Lippe (last accessed 13.12.2019).

dpa-Meldung (2016): Wenn Schönheit zur Sucht wird. Zeit Online. https://www.zeit.de/news/2016-03-09/gesellschaft-wenn-schoenheit-zur-sucht-wird-09104802 (last accessed 13.12.2019).

Galderma (Ed.) (no date): Die Gesichtsanatomie. Information leaflet, 80 pp.

Goisis M, Guareschi M (2017): Anatomy and Proportions in Asian Patients. Paris: E2e Medical Publishing.

Gout U (2011): History of Lip Treatment. In: Azib N, Charrier JP, Cornette de Saint Cyr B, et al.: Anatomy & Lip Enhancement. Master Collection 4. Paris: E2e Medical Publishing.

Hesse Z (2016): Handbuch Faltenunterspritzung mit Hyaluronsäure. Datteln: MediNostik-Verlag.

Ibhler N, Penna V, Stark GB (2011): Ageing of the Lips: Photomorphometry, Magnetic Resonance Imaging and Histology. In: Azib N, Charrier JP, Cornette de Saint Cyr B, et al.: Anatomy & Lip Enhancement. Master Collection 4. Paris: E2e Medical Publishing.

Karam AM, Goldman MP (2014): Rejuvenation of the Aging Face. A Comprehensive Approach to Treatment. London: JP Medical Ltd.

Kechichian E, El Khoury R, Helou J (2017): Less Pain, More Gain: Lip Augmentation with Insulin Syringes. Dermatol Surg 43:979–981.

Kerscher M, Bayrhammer J, Reuther T (2008): Rejuvenating influence of a stabilized hyaluronic acid-based gel of nonanimal origin on facial skin aging. Dermatol Surg 34:720–726.

Kim H-J, Seo KK, Lee H-K, Kim J (2016): Clinical Anatomy of the Face for Filler and Botulinum Toxin Injection. Singapore: Springer Science+Business Media.

Lemaire T, Garcia P (2011): Anatomy of Lips. In: Azib N, Charrier JP, Cornette de Saint Cyr B, et al.: Anatomy & Lip Enhancement. Master Collection 4. Paris: E2e Medical Publishing.

Noël X (2011): Ageing of Upper Lips: Clinical Analysis. In: Azib N, Charrier JP, Cornette de Saint Cyr B, et al.: Anatomy & Lip Enhancement. Master Collection 4. Paris: E2e Medical Publishing.

Oberhofer E (2015): "Passen diese Lippe zu Ihnen?". Interview mit Dr. P Becker-Wegerich. Der Deutsche Dermatologe 63:51.

Padey H (2011): Male Lip Enhancement Guidelines. In: Azib N, Charrier JP, Cornette de Saint Cyr B, et al.: Anatomy & Lip Enhancement. Master Collection 4. Paris: E2e Medical Publishing.

Pavicic T (2011): Complications of Lip Treatments. In: Azib N, Charrier JP, Cornette de Saint Cyr B, et al.: Anatomy & Lip Enhancement. Master Collection 4. Paris: E2e Medical Publishing.

Penna V, Stark GB, Voigt M, Mehlhorn A, Iblher N (2015): Classification of the Aging Lips: A Foundation for an Integrated Approach to Perioral Rejuvenation. Aesthetic Plast Surg 39:1–7.

Radlanski RJ, Wesker KH (2012): Das Gesicht. Bildatlas klinische Anatomie. Berlin: KVM – Der Medizinverlag.

Rajani A (2019): Watch Lip Filler Pillar Technique with Before and After-Portland Oregon. https://youtu.be/pojaM40u2pU (last accessed 13.12.2019).

Rejuvent, Medical Spa & Surgery (2017): The Secret to Natural and Beautiful Lips – with Dr. Bouzoukis. https://www.youtube.com/watch?v=3SRk7ZZ2RlE (last accessed 15.12.2019).

Sattler G, Sommer B (2015): Bildatlas der ästhetischen Augmentationsverfahren mit Fillern. Dosierung, Lokalisation, Anwendung. 2nd Ed. Berlin: KVM – Der Medizinverlag.

Snozzi P, Van Loghem J (2018): Complication Management Following Rejuvenation Procedures with Hyaluronic Acid Fillers—an Algorithm-based Approach. Plast Reconstr Surg Glob Open 6(12):e2061.

Swift A (2017): Defining Facemaps. https://www.youtube.com/watch?v=1gILW6DCjeQ (last accessed 09.08.2020).

Swift A, Remington K (2011): BeautiPHIcation™: a global approach to facial beauty. Clin Plast Surg 38:347–377.

Thess K (2010): Körperdysmorphe Störung oder die Angst hässlich zu sein. PDP – Psychodynamische Psychotherapie 9:235–248.

Tonnard PL, Verpaele AM, Bension RH (2018): Centrofacial Rejuvenation. New York: Thieme.

van Eijk T (2007): The Fern Pattern Technique using Restylane. https://tomvaneijkkliniek.nl/fern-pattern-technique-english/ (last accessed 10.02.2020).

van Eijk T (2014): Lip Tenting Technique, Restylane Refyne. https://www.youtube.com/watch?v=uIZ0Y1yo-mA/ (last accessed 10.02.2020).

van Eijk T (2017): Lip Augmentation: Lip Tenting Technique. CosMedicList. https://www.cosmediclist.com/lip-augmentation-lip-tenting/ (last accessed 10.02.2020).

van Eijk T (2017): Lip lines injections, Fern Pattern technique. Tom van Eijk Academy. https://youtu.be/UXaMjLufB0o (last accessed 10.02.2020).

van Eijk T, Braun M (2007): A novel method to inject hyaluronic acid: the Fern Pattern Technique. J Drugs Dermatol 6:805–808.

Verner I (2011): Lip Augmentation Techniques. In: Azib N, Charrier JP, Cornette de Saint Cyr B, et al.: Anatomy & Lip Enhancement. Master Collection 4. Paris: E2e Medical Publishing.

付録

## 動画・資料データリンク先一覧

＊動画内の説明はドイツ語と英語である。一部音声あり。

| 動画名 | ページ | 二次元コード | URL |
|---|---|---|---|
| テクニック1 | 128 | | http://media.kvm-verlag.de/DIE_LIPPE/T01.mp4 |
| テクニック2 | 132 | | http://media.kvm-verlag.de/DIE_LIPPE/T02.mp4 |
| テクニック3 | 136 | | http://media.kvm-verlag.de/DIE_LIPPE/T03.mp4 |
| テクニック5 | 144 | | http://media.kvm-verlag.de/DIE_LIPPE/T05.mp4 |
| テクニック6 | 148 | | http://media.kvm-verlag.de/DIE_LIPPE/T06.mp4 |
| テクニック7 | 152 | | http://media.kvm-verlag.de/DIE_LIPPE/T07.mp4 |
| テクニック8 | 156 | | http://media.kvm-verlag.de/DIE_LIPPE/T08.mp4 |
| テクニック9 | 160 | | http://media.kvm-verlag.de/DIE_LIPPE/T09.mp4 |
| テクニック10 | 164 | | http://media.kvm-verlag.de/DIE_LIPPE/T10.mp4 |
| テクニック11 | 168 | | http://media.kvm-verlag.de/DIE_LIPPE/T11.mp4 |
| テクニック12 – バリエーション1 | 174 | | http://media.kvm-verlag.de/DIE_LIPPE/T12a_Punkt-technik.mp4 |
| テクニック12 – バリエーション2 | 175 | | http://media.kvm-verlag.de/DIE_LIPPE/T12b_Dehnungstechnik.mp4 |
| テクニック12 – バリエーション3 | 176 | | http://media.kvm-verlag.de/DIE_LIPPE/T12c_Kompressionstechnik.mp4 |
| テクニック13 | 178 | | http://media.kvm-verlag.de/DIE_LIPPE/T13.mp4 |

| 動画名 | ページ | 二次元コード | URL |
|---|---|---|---|
| テクニック14 | 182 | | http://media.kvm-verlag.de/DIE_LIPPE/T14.mp4 |
| テクニック15 | 186 | | http://media.kvm-verlag.de/DIE_LIPPE/T15.mp4 |
| テクニック16 | 190 | | http://media.kvm-verlag.de/DIE_LIPPE/T16.mp4 |
| テクニック17 | 194 | | http://media.kvm-verlag.de/DIE_LIPPE/T17.mp4 |
| テクニック18 | 198 | | http://media.kvm-verlag.de/DIE_LIPPE/T18.mp4 |
| テクニック19 | 202 | | http://media.kvm-verlag.de/DIE_LIPPE/T19.mp4 |
| テクニック21 | 210 | | http://media.kvm-verlag.de/DIE_LIPPE/T21.mp4 |
| テクニック22 | 214 | | http://media.kvm-verlag.de/DIE_LIPPE/T22.mp4 |
| テクニック23 | 218 | | http://media.kvm-verlag.de/DIE_LIPPE/T23.mp4 |
| テクニック24 | 222 | | http://media.kvm-verlag.de/DIE_LIPPE/T24.mp4 |
| テクニック25 | 226 | | http://media.kvm-verlag.de/DIE_LIPPE/T25.mp4 |
| テクニック26 | 230 | | http://media.kvm-verlag.de/DIE_LIPPE/T26.mp4 |
| テクニック27 | 234 | | http://media.kvm-verlag.de/DIE_LIPPE/T27.mp4 |
| テクニック28 | 238 | | https://www.youtube.com/watch?v=uIZ0Y1yo-mA&feature=youtu.be |

付録

## 動画・資料データリンク先一覧（続き）

| 動画・資料名 | ページ | 二次元コード | URL |
|---|---|---|---|
| テクニック29 | 242 | | http://media.kvm-verlag.de/DIE_LIPPE/T29.mp4 |
| テクニック30 | 246 | | http://media.kvm-verlag.de/DIE_LIPPE/T30.mp4 |
| テクニック31 | 250 | | http://media.kvm-verlag.de/DIE_LIPPE/T31.mp4 |
| テクニック32 | 254 | | http://media.kvm-verlag.de/DIE_LIPPE/T32.mp4 |
| テクニック34 | 262 | | http://media.kvm-verlag.de/DIE_LIPPE/T34.mp4 |
| テクニック37 | 274 | | http://media.kvm-verlag.de/DIE_LIPPE/T37.mp4 |
| テクニック38 | 278 | | http://media.kvm-verlag.de/DIE_LIPPE/T38.mp4 |
| テクニック39 | 282 | | http://media.kvm-verlag.de/DIE_LIPPE/T39.mp4 |
| テクニック40 | 286 | | https://www.youtube.com/watch?v=93dQNCWjbWc |
| テクニック41 | 290 | | http://media.kvm-verlag.de/DIE_LIPPE/T41.mp4 |
| テクニック42 | 294 | | http://media.kvm-verlag.de/DIE_LIPPE/T42.mp4 |
| テクニック43 | 298 | | http://media.kvm-verlag.de/DIE_LIPPE/T43.mp4 |
| テクニック45 | 306 | | https://www.youtube.com/watch?v=pojaM40u2pU&feature=youtu.be |
| 膨疹 | 80 | | http://media.kvm-verlag.de/DIE_LIPPE/Clip_Lidocain_Quaddel.mp4 |

動画・資料データリンク先一覧（続き）

| 資料名 | ページ | 二次元コード | URL |
|---|---|---|---|
| 患者同意書 | 60 | | https://www.quint-j.co.jp/web/theQuintessence/lips/1.pdf |
| 問診票 | 60 | | https://www.quint-j.co.jp/web/theQuintessence/lips/2.pdf |
| チェックリスト ― 備品 | 97 | | https://www.quint-j.co.jp/web/theQuintessence/lips/3.pdf |
| チェックリスト ― 治療の流れ | 105 | | https://www.quint-j.co.jp/web/theQuintessence/lips/4.pdf |

## 参照 Web サイト一覧

### カニューレ

**TSK Laboratory Europe B.V.**
www.tsklab.com

**Thiébaud S.A.S.
(Thiébaud Biomedical Devices)**
www.thiebaud-surgical.com

**Soft Medical Aesthetics**
www.sonewa.com

**Needle Concept**
www.needleconcept.fr

**HYPODERMIC NEEDLES**
www.bbraun.com
www.bd.com/en-eu/
www.micro-tech-europe.com

### フィラー材

**Allergan GmbH**
www.allergan.com
www.juvederm.com

**Croma-Pharma GmbH**
https://at.croma.at/home-en/

**Galderma**
www.galderma.com
www.restylane.com

**Merz Pharmaceuticals GmbH**
www.belotero.com
www.merz-aesthetics.com
www.merz.com

**Teoxane SA**
https://www.teoxane.com/en

※海外製品であるため、参照にあたっては最新の日本の適用状況を確認すること。

## 画像資料

表紙のメイン画像
© Svetography, www.shutterstock.com

p. 41– 43, 1.7 – Merzスケール
© Merz Pharmaceuticals GmbH
www.merz.com

p. 49, Fig. 2.2 – "蜂に刺されたような口唇"
© Volodymyr TVERDOKHLIB
www.shutterstock.com

p. 49, Fig. 2.3 – "ハート型の口唇"
© www.doctorappleclinic.com

p. 94, Fig. 7.16 – ヒアルロニダーゼ
© RIEMSER Pharma GmbH
www.riemser.com
※注：日本未承認（2024年11月現在）

p. 119, Fig. 8.22, 8.23 – カニューレ
© TSK Laboratory Europe B.V.
www.tsklab.com

付録

# 索引

## あ

アクセント 52, 75, 144, 312, 320
厚さ 110
圧縮テクニック 115
アヒルぐち（効果） 39, 48, 150, 198, 201, 210, 213, 238, 286, 328
石畳様オトガイ 37, 40, 64, 245
萎縮 20, 24, 148, 186, 190, 214, 218, 286
インフォメーションセッション 51, 60
美しさの特徴（美しさの理想） 2, 32, 274, 282, 312
鋭針 104, 110, 122, 128, 331
　―の鋭さ 108, 110, 124
衛生 92
鋭利物専用廃棄ボックス 95, 97
壊死 87, 122, 258
炎症 28, 50, 87
扇形テクニック 113, 313
黄金比 32, 35
オトガイ 4, 20, 31, 36, 40, 54, 64, 242, 246
　―孔 17, 82
　―神経 9, 12, 17, 82, 249
　―唇溝 4, 23, 28, 31, 37, 55, 57, 110, 242, 322
　―唇溝の治療 242, 322
　―領域 4, 17, 99, 246, 316

## か

改質 66
外的要因 20, 28, 128, 140, 168, 178, 182
解剖学 3, 36, 82, 109, 218, 302
概要表 68, 75, 312
顔の皮膚の凹凸 28, 61, 90
顔の表情 24, 39, 62, 64, 274, 278, 312
　―と動き 39, 64, 242
架橋構造 66
拡大鏡 96, 97
下口唇 2, 4, 14, 22, 28, 35, 42, 84, 103, 125
　―の治療 136, 140, 144, 148, 152, 168, 172, 186, 190, 194, 198, 202, 206, 210, 214, 218, 222, 226, 230, 234, 238, 270, 282, 286, 290, 294, 302, 324, 329, 330
　―ブロック 84
過注入 27, 87, 108, 115, 139, 185, 205, 258
顎骨 20, 22
カニューレ 97, 118, 124
　―テクニック 118, 120
　―のサイズ 120, 122
カメラと撮影機材 60
加齢の過程 20, 24, 28
眼窩下孔 12, 82
眼窩下神経 9, 12, 80, 82
　―ブロック 80, 82, 83
患者管理 98
患者資料 51, 60, 98, 105
患者の希望 24, 48, 98, 327
感染 50, 87, 101, 155, 273
　―予防 101
機材 92
期待 48, 98, 102
急速注入テクニック 114
キューピッドの弓 5, 24, 28, 32, 37, 312, 322
局所麻酔 84, 94, 97, 102, 105
禁忌事項 50
筋肉組織 6, 11, 13
　―の測定 6, 11, 20, 28
筋肉内 18, 109
筋肉内注射 110
口から鼻を保護するマスク 92, 97

口の皮膚領域　4, 14, 19

口元のシワ　20, 23, 43, 52, 75, 168, 312, 320

クリスクロステクニック　113

グリッド　29, 30, 53

形態・形状の測定　29, 35, 43, 64

血管系への併発症　87

　　―内への誤注入　84, 88, 97, 122

血腫　86, 97, 110, 118

結節　5, 25, 28, 54, 290, 314, 316

　　―形成　87

　　―の治療　222, 282, 329

検査　28, 51

口角　2, 5, 20, 23, 25, 28, 30, 40, 44, 50, 53, 64, 113, 125, 242, 324

　　―交連　5, 28

口腔周囲領域（口元領域）　43, 68, 322

口腔前庭前方部　17, 83

口腔領域　4, 14

　　―の加齢の過程　20

　　―の神経支配　9

　　―の動脈供給　7

甲状腺機能低下症　51

口唇　2, 27, 51, 53

　　―および口元（唇周囲）の治療に使用するフィラー材　68

　　―周囲のボリューム　242

　　―増大直後の術後計測　103

　　―中央のくぼみ治療　290

　　―のアーチの犬歯領域　5, 28, 238

　　―の圧迫　86, 102, 162

　　―の色　14, 28, 86, 150

　　―の解剖　3, 15

　　―の機能　3

　　―の蝶形　146, 235

　　―の美　2, 32

　　―の非対称　28, 30, 40, 53, 87, 104

　　―の皮膚　19, 109

　　―の表情　2, 24, 39

　　―の分析　27, 39

　　―のボリューム　29, 32, 45, 52, 186

　　―のボリューム治療　186, 190, 194, 198, 202, 206, 210, 214, 218, 222, 226, 230, 234, 238, 282, 306, 312

　　―の老化　20, 22

　　―をつまむ　78

口縁はドライ／ウェットラインを参照　4, 28, 222

骨膜　18, 109, 243, 248

　　―上　18, 67, 110

　　―上注射　110

ゴムボートあるいは小舟様リップ　2, 49

コラーゲン新生　54, 128, 132, 140, 168, 178, 182, 312

コンサルテーション　48

コントロール　90, 134, 145, 170

## さ

再活性化　52, 75, 113, 118, 128, 312, 320

三次元分類　29

三世代の症例　22, 23

サンドウイッチテクニック　114

シェイピング　52, 75, 127, 238, 274, 312, 320

自己免疫疾患　50

歯周組織　14

シダ様テクニック　117, 182

質感（きめ）　19, 20, 28

刺入部位　118, 122

　　刺入点・アクセス・アクセスポイントは刺入部位を参照

脂肪組織　6, 18, 20, 22, 28, 41, 108, 242, 250

　　脂肪層は脂肪組織を参照

　　脂肪領域は脂肪組織を参照

付録

写真資料（資料用写真） 28, 39, 51, 60, 87, 105
腫脹（腫れ） 39, 66, 78, 86, 104, 110, 118
出血 122, 184
術後に使用するクリーム 97, 103, 105
術前・術後写真 60, 87, 304, 308
術前計測 98
上口唇 2, 4, 14, 22, 28, 35, 37, 42, 125
　―の治療 132, 140, 144, 148, 152, 164, 168,
　　172, 178, 182, 186, 190, 194, 198, 202,
　　206, 210, 214, 218, 222, 226, 230, 234,
　　238, 270, 282, 286, 298, 302, 306, 324
　―ブロック 79, 83
照射 61
小出血（血管損傷） 86, 92, 105, 238, 285
消毒 79, 83, 92, 97, 101
静脈領域 8
症例 23, 53, 320
触診 42
所見 51, 60
資料 48, 51, 60
シワ 5, 19, 20, 23, 28, 40, 43, 52, 61, 66, 78, 82,
　　86, 90, 96, 108, 111, 113, 116, 122, 132,
　　140, 148, 152, 168, 169, 172, 182, 286,
　　312, 314
　―の頂点 122, 173, 182
神経支配 9
神経ブロック 80
靭帯 20
身体醜形障害 48
人中 5, 22, 28, 30, 32, 53, 68, 144, 156, 160, 312
　―（およびキューピッドの弓）の輪郭形成テクニック
　　160, 164
　―の治療 160, 164, 302, 322, 323, 327, 330,
　　331
真皮 14, 18, 20, 108, 111

真皮下注射 108
深部増大（より深い増大） 73, 74, 110
診療用機材 90
スイートスポット 124, 172, 182
垂直（Vertical）テクニック 250, 316
ストミオン 5, 28, 31, 34, 36, 274
ストレッチングテクニック 115
すぼめた口唇 41, 43, 53, 64, 250, 252
スマートフォン 61
制御 124, 208, 232, 238, 266
赤唇 4, 14, 23, 37, 109, 121
　―治療 136, 140, 148, 186, 190, 194, 198, 202,
　　206, 210, 214, 218, 222, 226, 230, 234,
　　238, 282, 286, 290, 294, 306
セグメント マッピング 30, 53
線維芽細胞の形成 128, 176
線状テクニック 112, 136, 148, 152, 156, 160, 164,
　　168, 172, 182, 190, 194, 202, 214, 222,
　　234, 238, 254, 274, 278, 282, 286, 294,
　　298, 302
線状滴下（linear droplet）テクニック 112
浅層の増大 70, 108
増大 2, 39, 54, 67, 194, 198, 202, 206, 210, 218
　―治療 194, 198, 202, 206, 210, 214, 218, 222,
　　246, 262, 266, 270
　―に使われるフィラー材 72
蒼白化（ブランチング）テクニック 116, 178
蒼白化（ブランチング効果） 86, 97, 108, 116, 147,
　　151, 159, 163, 167, 171, 177, 185, 201
測定 29, 35

## た

対称の測定 2, 28, 87
タブレット 61
たるみ 22, 53, 242, 267, 325

弾性　67

「チーズ」テスト　39, 41, 64, 197, 305

チェックリスト　97, 105

治癒　50, 96

注射　80, 108, 128
　―針のカット面　108, 110, 124
　―針の交換　124
　―針の針先　124

中深部増大　72, 108

注入テクニック　108, 127, 312, 320

蝶形　146, 235

貯留テクニック　114

治療　54, 125, 127, 128, 144, 168, 186, 242, 274, 312, 320
　―計画　52, 321
　―の注意事項　131, 135, 139, 143, 147, 151, 155, 159, 163, 167, 171, 177, 181, 185, 189, 193, 197, 201, 205, 209, 213, 217, 221, 225, 229, 233, 237, 241, 245, 249, 253, 257, 261, 265, 269, 273, 277, 281, 285, 289, 293, 297, 301, 305, 309

チンダル現象　86, 108, 110, 112, 151, 171, 177, 185, 277, 281

鎮痛剤　67

ディンギー（ゴムボートあるいは小舟様）リップ　2, 49

テクニック　108, 127, 312, 321

伝達麻酔　82

同意書　51, 60

疼痛（痛み）　66, 78, 82, 86, 88

ドライ／ウェットライン　5, 28, 188, 214, 218, 222, 282, 304, 306

鈍針カニューレ注射　118

トンネルテクニック　112

## な

内装　90

内的要因　20, 28, 128, 140, 168, 178, 182

粘性　66

粘膜　14, 28, 80, 83, 110, 219, 314
　―上　109
　―上注射　110
　―ブロック　80

ノギス　35, 124

## は

歯　14, 20, 36
　―・骨格の変異　37
　―・骨格の変化　21

ハート型口唇　49

ハリ　20, 42

針の交換　124

針の先端　118, 124

ヒアルロニダーゼ　86, 96, 97

ヒアルロン酸　66
　―の改質　66
　―の架橋構造　66
　―の材料の注入（送達）　123
　―の弾性　67
　―の注入の制御　123
　―の鎮痛剤　67
　―フィラーの性質と特性　66
　―の粘性　66
　―のフィラー材　67
　―のフィラー材一覧表　68
　―の顆粒のサイズ　66

美化　23, 45, 52, 226, 234, 274, 294, 312, 327, 329

皮下組織　18, 109

皮下注射　110

皮下注射針　108, 110, 124
皮下　18, 109
微小穿刺テクニック　111
非対称　27, 40, 50, 54, 87, 302, 312, 325
　―に対する治療　298, 302, 325, 329
皮内　18, 108
　―注射　108
美の方程式　32, 193
皮膚　18, 50, 60, 66, 86
　―層　18
　―層に応じた注入テクニック　108
　―の加齢　20
　―の再生　128, 132, 168, 178, 182
　―の洗浄　92, 101
　―用フィラー　66
表在性筋膜（SMAS）　20, 28
表情筋　39, 62, 64, 242, 312
表皮　14, 18, 109
表面麻酔クリーム　78, 94
ピラーテクニック　306
比率　30, 31, 35
ファッションおよびトレンド（流行）　49
フィッシュボーンテクニック　117, 168
フィラー材（フィラー）　66
　―の表　68
　―選択ガイド　67, 75
　―注入治療　21, 48, 50, 86, 108, 128, 312, 320
風車（windmill）テクニック　118, 270
フォルド（深層）テクニック　116
副作用　60, 84, 86, 98
　―壊死　143, 147, 151, 159, 163, 167, 171, 177, 181, 185, 189, 193, 197, 201, 204, 209, 213, 221, 225, 229, 233, 237, 241, 245, 249, 253, 257, 261, 265, 269, 273, 277, 281, 285, 289, 293, 297, 301, 305

―炎症　131, 135, 139, 143, 147, 151, 155, 159, 163, 167, 171, 177, 181, 185, 189, 193, 197, 201, 204, 209, 213, 217, 221, 225, 229, 233, 237, 241, 245, 249, 253, 257, 261, 265, 269, 273, 277, 281, 285, 289, 293, 297, 301, 305, 309
―過注入　135, 139, 147, 151, 155, 159, 163, 167, 171, 177, 181, 185, 189, 193, 197, 201, 204, 209, 213, 217, 221, 225, 229, 233, 237, 241, 245, 253, 257, 261, 265, 269, 273, 285, 289, 293, 297, 301, 305
―血腫　139, 143, 147, 151, 155, 159, 163, 167, 171, 177, 181, 185, 189, 193, 197, 201, 204, 209, 213, 217, 221, 225, 229, 233, 237, 241, 245, 249, 257, 261, 265, 269, 273, 277, 281, 285, 289, 293, 297, 301, 305, 309
―結節形成　131, 171, 177, 185, 189, 193, 197, 201, 204, 209, 213, 217, 221, 225, 229, 233, 237, 241, 245, 249, 253, 257, 261, 265, 269, 273, 277, 281, 285, 289, 293, 297, 301, 305, 309
―腫脹　131, 135, 139, 143, 147, 151, 155, 159, 163, 167, 171, 177, 181, 185, 189, 193, 197, 201, 204, 209, 213, 217, 221, 225, 229, 233, 237, 241, 245, 249, 253, 257, 261, 265, 269, 273, 277, 281, 285, 289, 293, 297, 301, 305, 309
―疼痛　143, 201, 209, 213, 237, 241, 245, 301, 305

―非対称　135, 139, 143, 147, 151, 155, 159, 163, 167, 171, 177, 185, 189, 193, 197, 201, 204, 209, 213, 217, 221, 225, 229, 233, 237, 241, 245, 253, 257, 261, 265, 269, 273, 277, 281, 285, 289, 293, 297, 301, 305, 309

　―発赤　131, 135, 139, 143, 147, 151, 155, 159, 163, 167, 171, 177, 181, 185, 189, 193, 197, 201, 209, 213, 221, 225, 229, 233, 237, 241, 245, 249, 253, 257, 261, 265, 269, 273, 277, 281, 285, 289, 293, 297, 301, 305

浮腫　86

　―形成　86

フレッシュアップ　144, 312, 321, 322, 324

文化的背景　19, 32, 48, 50

分析　27, 51, 53

併発症　84, 86

変色　86

ポイントテクニック　111

膨疹　80, 111

ほうれい線（鼻唇溝）　5, 37, 44, 113

　―の治療　262, 266

ポジショニング　62, 82, 90, 99

保持靭帯　20

保湿　52, 54, 66, 128

　―治療　128, 132, 136, 168, 312, 320

　―フィラー材　70

発赤　86

ボリュームの増大　186

## ま

マーキング　54, 60, 62, 93, 101, 321

マイクロパピュールテクニック　111

麻酔クリーム　78, 94, 102

麻酔方法　78, 102

マッサージ　83, 87, 104

マルチプルインジェクションテクニック　234

マリオネットライン　20, 23, 45, 66, 99, 118, 242, 281

　―治療　254, 258, 262, 266, 270, 322, 324

モチベーション　48, 51

問診　50, 60

　―票　50, 60

## や

矢状断面の測定　15, 109

誘導　52, 208

予算管理（予算）　50, 51, 52, 108

## ら

ランドマーク　30, 36

理想的なプロファイル　27, 36

　―からの逸脱　36

リップテンティングテクニック　238

リップロール　5, 22, 28, 238, 328

リドカイン　67, 78, 80, 97, 105

　―の応用　79, 102, 122

　―の直接塗布　79

粒子のサイズ　66

輪郭形成　67, 118, 144, 274, 320

冷却（冷やす）　78, 86, 96, 102, 104

冷刺激　78, 102

## わ

湾曲　146, 150, 151, 160, 162, 164, 194, 198, 222, 228, 235, 238, 284

湾曲部の治療　194, 198, 222, 228, 235, 238, 284

付録

**数字**

24Kゴールドビューティーバー　97

4分割テンプレート　54

4分割領域　30, 54

45の注入テクニックの治療計画のプロトコル　131, 135, 139, 143, 147, 151, 155, 159, 163, 167, 171, 177, 181, 185, 189, 193, 197, 201, 205, 209, 213, 217, 221, 225, 229, 233, 237, 241, 245, 249, 253, 257, 261, 265, 269, 273, 277, 281, 285, 289, 293, 297, 301, 305, 309

**英**

Anil Rajani　306, 316

Daniel Bruscoによるアプローチ　20, 29, 36

Marzスケール　43

　―口元のシワ　43

　―口角／口角部　44

　―口唇のボリューム　45

　―すぼめた口唇　43

　―ほうれい線（鼻唇溝）　44

　―マリオネットライン　45

Nokor針　97, 105, 120, 122

Patrick Trevidic　140, 312

Phillip Chang　286, 316

Tom van Eijk　117, 182, 238, 314

クインテッセンス出版の書籍・雑誌は、
弊社Webサイトにてご購入いただけます。

PC・スマートフォンからのアクセスは…

歯学書　検索

弊社Webサイトはこちら

QUINTESSENCE PUBLISHING 日本

## リップス
口唇の美容治療のための注入テクニック45

2025年2月10日　第1版第1刷発行

| | |
|---|---|
| 著　者 | Regine Reymond／Christian Köhler（レジーヌ レイモンド／クリスチャン ケーラー） |
| 監　訳 | 五十嵐　一（いがらし はじめ）／森本太一朗（もりもと たいちろう）／近藤尚知（こんどう ひさとも）／森　弘樹（もり ひろき） |
| 翻訳統括 | 長尾龍典（ながお たつのり）／脇田雅文（わきた まさふみ）／今　一裕（こん かずひろ） |
| 翻　訳 | 今井　遊（いまい ゆう）／落合久彦（おちあい ひさひこ）／上妻　渉（こうづま わたる）／大黒英莉（だいこく えり）／髙藤恭子（たかふじ きょうこ）／中島航輝（なかじま こうき）／野尻俊樹（のじり としき）／三浦　基（みうら もとい）／毛利国安（もうり くにやす） |
| 発 行 人 | 北峯康充 |
| 発 行 所 | クインテッセンス出版株式会社<br>東京都文京区本郷3丁目2番6号　〒113-0033<br>クイントハウスビル　電話(03)5842-2270(代表)<br>　　　　　　　　　　　(03)5842-2272(営業部)<br>　　　　　　　　　　　(03)5842-2279(編集部)<br>web page address　https://www.quint-j.co.jp |
| 印刷・製本 | 株式会社創英 |

Printed in Japan　　　　　　　　　　　　　禁無断転載・複写
ISBN978-4-7812-1107-7 C3047　　　　　落丁本・乱丁本はお取り替えします
　　　　　　　　　　　　　　　　　　　　定価はカバーに表示してあります